《健康大讲堂》编委会 主编

小儿常见病饮食调养

黑龙江出版集团
黑龙江科学技术出版社

图书在版编目（CIP）数据

小儿常见病饮食调养 /《健康大讲堂》编委会主编 .
-- 哈尔滨 ： 黑龙江科学技术出版社， 2015.6
ISBN 978-7-5388-8416-6

Ⅰ．①小… Ⅱ．①健… Ⅲ．①小儿疾病－常见病－食物疗法 Ⅳ．① R247.1

中国版本图书馆 CIP 数据核字（2015）第 152263 号

小儿常见病饮食调养

XIAOER CHANGJIANBING YINSHI TIAOYANG

主　　编　《健康大讲堂》编委会
责任编辑　徐　洋
策划编辑　成　卓
封面设计　郑欣媚
出　　版　黑龙江科学技术出版社
　　　　　地址：哈尔滨市南岗区建设街 41 号　邮编：150001
　　　　　电话：(0451)53642106　　传真：(0451)53642143
　　　　　网址：www.lkcbs.cn　　www.lkpub.cn
发　　行　全国新华书店
印　　刷　深圳雅佳图印刷有限公司
开　　本　723 mm×1020 mm　1/16
印　　张　15
字　　数　200 千字
版　　次　2016 年 1 月第 1 版　　2016 年 1 月第 1 次印刷
书　　号　ISBN 978-7-5388-8416-6/R・2505
定　　价　29.80 元

【版权所有，请勿翻印、转载】

序言 PREFACE

身体发育尚未成熟的儿童，往往比成人更容易遭受疾病的侵袭。感冒、发热、咳嗽、厌食、腹泻……这些经常出现的健康问题，不仅使孩子遭受恼人的病痛折磨，更让在一旁照料的父母忧心不已。不少家长由于缺乏育儿知识，孩子一生病，往往除了打针、吃药，就不知如何是好。日常生活中如何让孩子少生病？怎样应对孩子可能出现的健康问题？孩子生病应该如何进行饮食调理？

其实，在日常生活中，多注意孩子的饮食调养，可谓是预防疾病的重中之重。中国历代医学家都强调“药食同源，药食一体，食药同功”。合理的饮食，不仅能让孩子拥有自己的免疫力，而且还可以有效减少各种常见病的发生。在孩子生病时，它更是一剂缓解症状、减轻病痛的良方。俗话说“是药三分毒”，孩子的身体尚未发育完全，如果一生病就打针、吃药，副作用会非常大。若是能够通过简单的日常饮食调养就达到预防疾病和缓解病痛的目的，让孩子从此少打针、少吃药，做父母的，何乐而不为呢？

为此，我们特别为家长朋友们编写了这本《小儿常见病饮食调养》，在讲解不同年龄段儿童的日常保健和疾病预防的基础上，详细介绍30种小儿常见病的主要症状、饮食调理等实用内容，并相应推出多道对症调养食谱，为孩子提供最安全、最有效的饮食调养方法。

此外，我们考虑到儿童在患病期间可能存在的食欲低、不爱吃饭等问题，为妈妈提供关于小儿患病期间饮食选择的贴心指导，妈妈可根据孩子的具体情况灵活选择饮食类型。同时，我们还为患儿量身制定了4种不同类型的食谱，其制作方法简便易行，即便是很少下厨的年轻父母，按照书中所说，也可轻松烹饪出适合儿童患病期间食用的营养膳食，让孩子在日常饮食调养中逐渐增强身体免疫力。除书中所推荐的调养食谱外，您还可以扫描图片下方附带的二维码或下载“掌厨”APP，获取更多适合孩子的美味营养食谱。

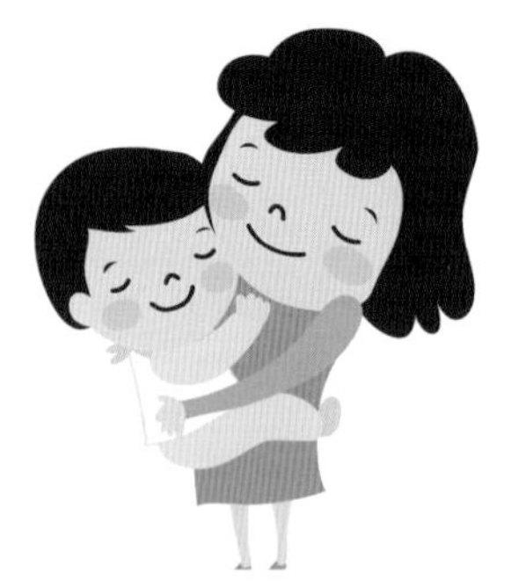

Contents 目录

PART 1 未雨绸缪，打赢小儿健康保卫战

PART 2 出奇制胜，直面小儿常见病

PART 3 稳操胜券，正确选择患病期膳食

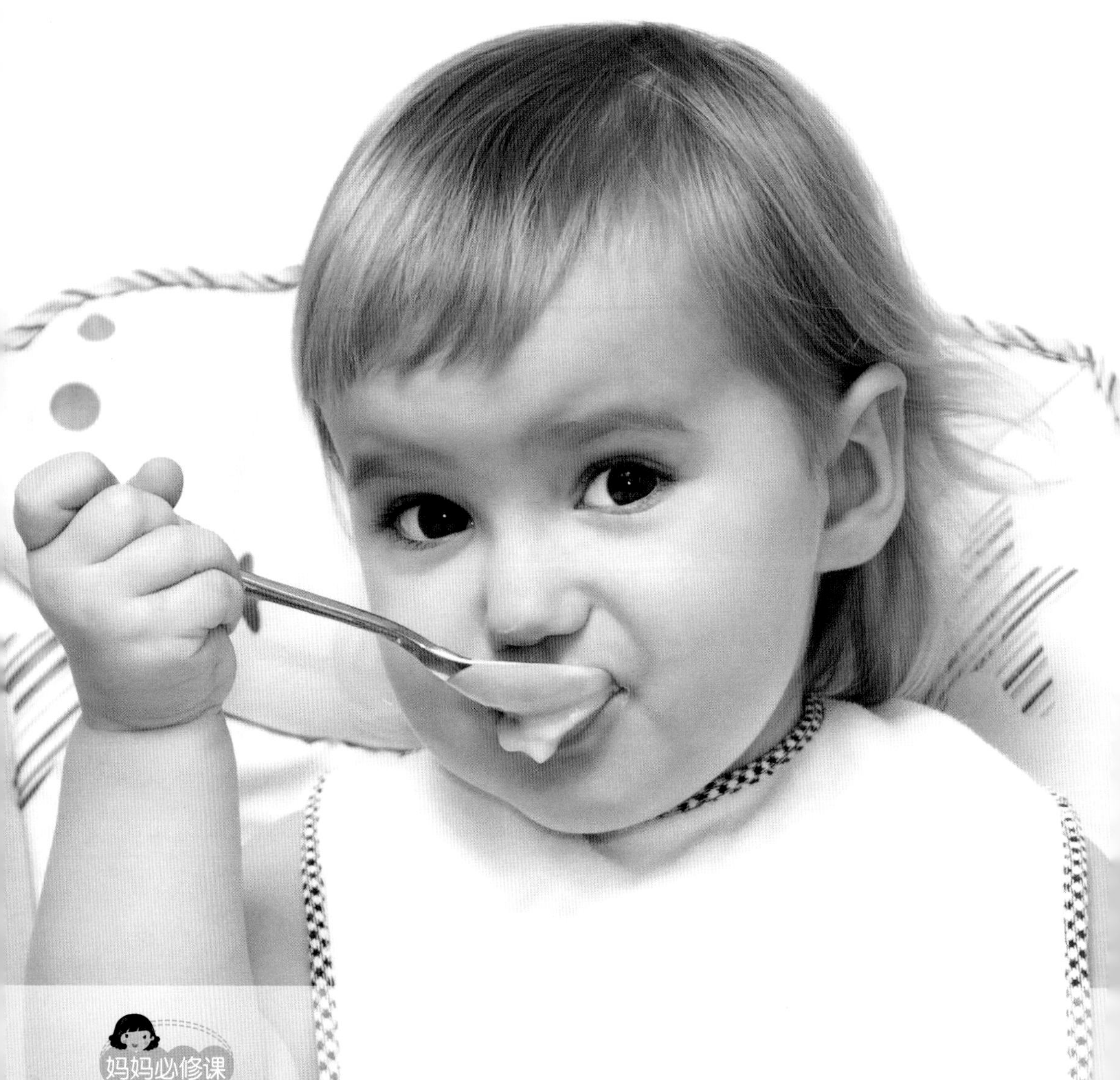

妈妈必修课

儿童生长发育尚未完全，身体抵抗力较大人来说相对较弱，难免会受到细菌和病毒的感染，出现各种小毛病。孩子生病，做父母的总是万分着急，不知如何是好。如果父母能多了解一些关于儿童保健及疾病预防的知识，并根据各年龄段儿童的特征及各种疾病的不同特点，做好孩子的日常饮食调理和日常保健，就能够轻松增强孩子的免疫力，预防可能出现的各种常见疾病，为孩子的健康打下坚实的基础。

未雨绸缪，
打赢小儿健康保卫战

儿童常见病特点早知道

各年龄段儿童的保健

儿童日常保健锦囊

儿童健康的关键营养素

儿童患病时期膳食指导

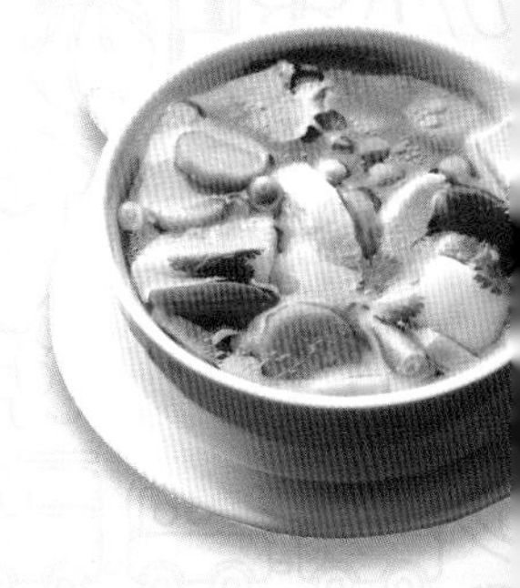

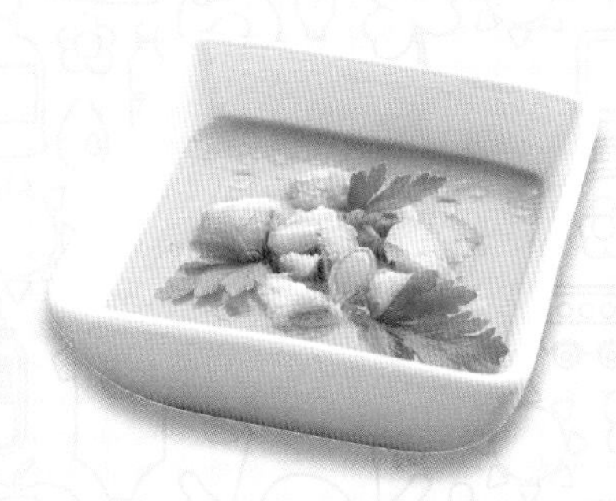

儿童常见病特点早知道

儿童与成人处于漫漫人生路上的两个不同阶段。儿童正处于生长发育期，机体各项功能还未发育完全；而成人已结束发育。因此，即便是感冒，小儿感冒和成人感冒也有很大的差异。防治小儿常见病，还需要先了解其特点。

容易发病

孩子生病是其生长发育过程中的自然现象。处于生长发育期的儿童，抗病能力较弱，容易受到疾病的“侵扰”。尤其是孩子出生半年后，从母体获得的先天性免疫力基本消失，感染疾病的风险更高。

疾病类型

儿童新陈代谢旺盛，对营养物质需求量大，但胃肠功能又不成熟，极易造成营养缺乏和消化功能紊乱，故小儿患消化道疾病的概率比成人高。此外，儿童因免疫力较低，感染性疾病发病率较高；而婴幼儿患先天性遗传疾病较多见。受生理因素影响，小儿更容易患肺、脾、肾这三大系统的疾病，因此，感冒、咳嗽、哮喘、呕吐、腹泻、遗尿等均属于小儿常见病。

临床表现

儿童患病后的临床表现会因为年龄的差异而有所不同，例如，儿童患急性传染病或感染性疾病，往往起病急，来势凶，病情变化快，容易并发败血症、呼吸衰竭、循环衰竭、水和电解质紊乱；新生儿患感染性疾病则表现为各方面反应差、白细胞数量减少等。

另外，小儿疾病的特殊临床表现在年龄较小的儿童中较为明显。由于婴幼儿对疾病的反应能力较差，生病后常常表现出体温不升、不哭、表情淡漠等特征。婴幼儿发热往往容易发生惊厥，腹泻患儿很容易出现脱水和酸中毒表现，小儿肺炎较易并发心力衰竭。

容易康复

小儿疾病往往来势汹、变化多样，但是小儿生长发育迅速，细胞的修复再生能力强，经过及时、合理的治疗，其病情好转也比成人快，较少变为慢性疾病或留下后遗症。例如，小儿哮喘、紫癜等疾病康复率就比成人要高。

不过，年龄较小、体弱、营养不良的患儿发病后，病情容易突变，恶化也较快，家长需仔细观察，积极处理，帮助孩子安全度过危险期。

各年龄段儿童的保健

用“一天一个样”来形容孩子的变化，一点儿也不为过。即便每天在一起，父母也能看到孩子每一天的成长。随着宝宝的长大，其营养需求和保健要点也大不相同，父母们一定要先了解这些，才能在孩子的成长过程中给予他们最好的照顾。

新生儿期

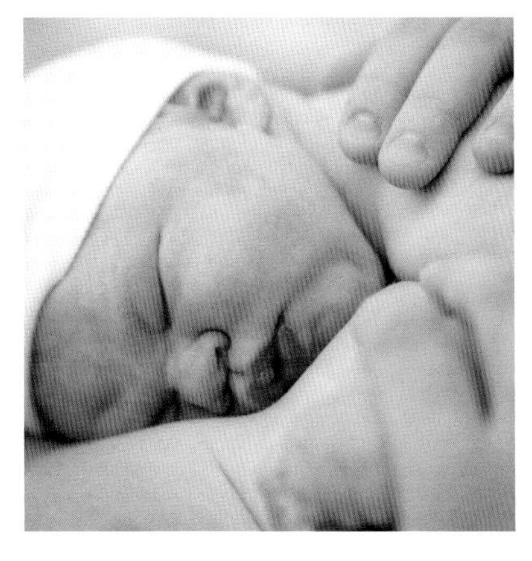

从宝宝出生到出生后28天，为新生儿期，共4周。这一阶段，宝宝的免疫功能尚未完善，还没有接触过子宫外环境的各种病原，也没有接触过食物蛋白等抗原性物质，属于宝宝的脆弱期。作为父母，在享受新生命带来的喜悦时，还应做好宝宝的护理工作。

具体来说，应注意以下几点：①提倡母乳喂养，且新妈妈要掌握正确的哺乳方法。②新生儿调节体温的功能差，室温以保持在20～22℃为宜，尤其是早产儿，体重低，更要注意保暖。③宝宝脐带未脱落前，应保持脐带及根部的干燥，并用纱布包裹；脐带脱落后，如果脐窝部潮湿或有少许分泌物渗出，可用75%的酒精擦拭，及时去医院就医。④新生儿皮肤柔嫩，易擦伤感染，要尽量保持宝宝的皮肤清洁，为宝宝选择柔软的衣物。⑤保持宝宝口腔和呼吸道的卫生，避免感染。⑥出生后要及时接种卡介疫苗和乙型肝炎疫苗。⑦尽量避免与过多外来人员接触。

婴儿期

孩子出生后28天至1周岁前的这段时期，被称为婴儿期。这是小儿出生后发育最为迅速的一个阶段。这个阶段小儿的喂养、护理、疾病预防、早教及智力开发是保证小儿健康成长的关键。就小儿日常保健而言，应注意以下几个方面：

①前期坚持母乳喂养，自4～6个月开始添加辅食，到10～12个月时逐渐断奶。②多给开始出牙的宝宝喂白开水，并提供稍硬的食物如苹果、饼干，锻炼宝宝的咀嚼能力。③多带婴儿到户外呼吸新鲜空气，晒太阳，或与孩子一起做主被动操，以促进骨骼发育。④可以为宝宝提供适宜的玩具，如毛绒小动物、积木等，多做亲子游戏，促进宝宝智力发育。⑤定期带孩子进行体格检查，便于及早发现营养不良、发育异常等疾病，并及时予以干预和治疗。⑥按时给孩子进行疫苗接种，做好基础免疫。⑦谨防异物吸入气管。

幼儿期

1～3岁，为幼儿期。这一阶段，幼儿的体格发育逐渐减慢，但大脑功能和智力的发育日益完善，逐渐能独立行走及初具行动能力，语言理解能力也迅速发展。对幼儿的护理，应尽量做到以下几点：

①合理安排孩子的睡觉时间，培养其独立安静入睡的习惯。②除了吃和睡，父母在休闲时间可多陪孩子玩耍，或带他到户外散步、做简单运动，以增进亲子感情，培养孩子的活动能力。③父母平时要多关注孩子牙齿颜色、形状和数量的变化，少给孩子吃糖果、巧克力，帮孩子清洁牙齿，预防龋齿。④面对孩子的提问，父母应给予简单明了的回答，不要嘲笑或哄骗孩子。⑤注意预防幼儿易发的呼吸道疾病、胃肠道疾病及某些传染病，如感冒、腹泻、水痘等。⑥预防孩子骨折、脱臼、烧烫伤及异物吸入等伤害。

学龄前期

小儿出生后经过三年的发育，进入学龄前期。这是人一生中很重要的一个阶段，人的许多基本能力，如口头语言、基本动作以及某些生活习惯都在这个阶段形成。学龄前儿童的护理，尤其应注意以下几点：

①保证孩子热量摄取充足的同时注意饮食均衡，让孩子养成吃早餐的习惯。②除了对孩子智力、品德的培养，还应多关注孩子的心理健康，爱孩子，但不溺爱。③多引导孩子进行户外锻炼，鼓励他与同龄人玩耍，并在玩耍中遵守游戏规则和学会与人交往。④每年定期进行1～2次健康检查，进行视力、龋齿、缺铁性贫血等常见病的筛查与矫正。⑤预防严重的外伤、溺水、误食药物、急性中毒等情况。

学龄期

学龄期指步入小学直到青春期的年龄阶段。这个时期孩子体格仍稳步生长，尤其是智力发育较之前更成熟，控制、理解、分析、综合能力等逐步增强，是长知识、接受文化科学教育的重要时期。这一阶段儿童保健的重点是：

①在为孩子提供营养、健康的饮食之余，营造良好的进餐气氛和培养健康的饮食习惯也是非常重要的，不要让孩子边看电视边吃饭，更不要在进餐时批评教育孩子。②保证孩子充足的睡眠，一般6～7岁儿童平均每日睡眠时间为10～12小时，7岁以上儿童为9～10小时。③学龄期儿童每天需要有户外活动和体格锻炼的机会，如做体操、参加团体游戏或比赛等，还可为孩子安排空气浴、日光浴、温水浴或游泳等活动。④培养儿童正确的坐、立、行走和读书、写字的姿势，预防脊柱异常弯曲等畸形的发生。⑤加强品德教育，培养孩子良好的性情和品格，陶冶高尚情操。⑥预防龋齿、肠道寄生虫病等疾病，并对儿童进行安全知识教育，预防溺水、骨折、交通意外等。

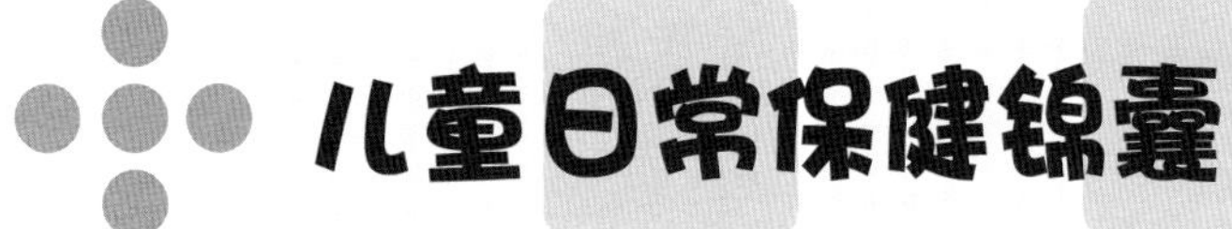

儿童日常保健锦囊

每到换季时节，发热、咳嗽、感冒就成了抵抗力差的宝宝的“家常便饭”。据不完全统计，孩子们通常每年会感冒6～8次。尽管如此，没有哪个父母不希望孩子少生病。想要让孩子远离疾病的“困扰”，父母又该做些什么呢？不妨看看我们为您提供的小锦囊吧！

锦囊一：日常护理

日常护理看似简单，却大有学问，稍有不当则可能为宝宝健康埋下各种隐患。宝宝健康无小事，哪怕是所处的环境和衣物的选择，父母都不可掉以轻心。

保持室内空气清新

居室的卫生条件直接影响宝宝免疫系统的工作状况。我们习惯在大冷天里紧闭门窗，造成室内空气流通性差，病毒细菌容易滋生。其实，居室要多通风，保持空气新鲜。尤其在冬季，室温应保持在20～22℃，且湿度以55%为宜。气候干燥时，可使用加湿器增加空气湿度，避免因上呼吸道黏膜干燥而引发疾病。流感流行季节，可使用食醋熏蒸房间，这样有利于减少空气中的有害病菌数量，给免疫系统创造一个洁净的环境。

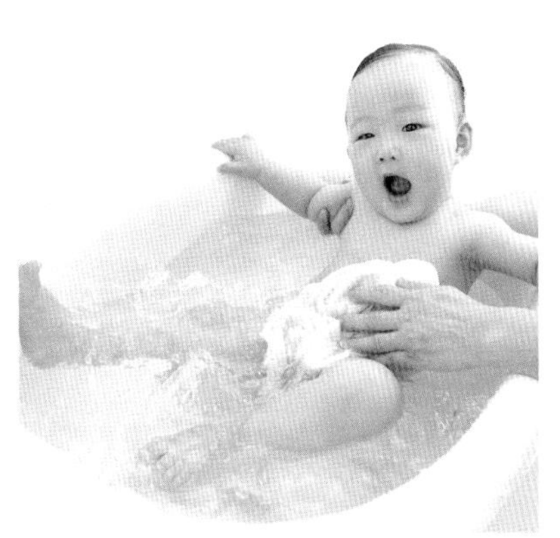

适时增减衣物

小儿身体娇弱、抵抗力差，衣物作为孩子的“第二层”皮肤，尤为重要。首先，就小儿衣物的选择而言，宜选择颜色浅而柔和、质地柔软、舒适的纯棉织物。衣服款式尽量简单大方，做工精细的衣物，要保证纽扣、带子等小物件不易脱落。为婴儿最好选择连体衣裤或背带裤。宝宝的胸腹部不要约束过紧，否则会影响胸廓的运动或者造成胸廓畸形。不宜给宝宝选择化纤的衣服和高领毛衣、绒衣。存放儿童衣物的衣柜内不宜放置樟脑丸。

其次，儿童对外界气温的敏感度较差，父母还要注意适时给孩子增减衣物，预防疾病。给孩子穿多少衣服，最好在早上决定，如果天气没有发生突变，则不需要额外增减衣服。父母可适时去摸孩子的小手，如果不感觉冰凉或有汗，就不需要为孩子增减衣服。如果宝贝背部有汗，千万不要马上脱掉衣服，也不宜立即洗澡、吃冷饮，可以先用干毛巾擦去孩子脸部及背部的汗液，并让孩子安静地坐一会儿，使汗自然消下去。尤其是在春季，天气变化多端，早晚温差大，父母可在早晚给孩子多穿一件外套，中午气温高时再适当减少，忌盲目给孩子“春捂”。

锦囊二：定期预防接种与健康检查

孩子是祖国的花朵，也是父母的心头肉，尽管各方面都在尽心尽力为孩子健康“保驾护航”，但病菌之多，往往也是防不胜防。如何为孩子的健康打造第一道防御屏障？家长怎样客观了解孩子的生长发育情况？接下来将会为您解答。

预防接种

婴儿出生以后，体内由母体获得的免疫力逐渐减弱或消失，加之外界环境不可避免地包含有数千种细菌和抗原，宝宝的健康该如何保证？接种疫苗就是孩子抵御疾病的第一道防御屏障。

根据我国卫生部规定，婴儿1岁内必须完成卡介疫苗、脊髓灰质炎疫苗、百白破混合制剂、麻疹疫苗、乙肝疫苗接种的基础免疫。按照疾病流行地区和季节的差异，或家长的意愿，有时也需要进行乙型脑炎疫苗、流感疫苗、水痘疫苗、甲型肝炎疫苗等的接种。

孩子预防接种前后，家长需要关注以下几点：

（1）如有以下情况，是否接种应由医生决定：感冒；患有哮喘、荨麻疹、心肝肾疾病、结核病和神经系统疾病；接种部位有严重皮炎、皮癣、湿疹及化脓性皮肤病。

（2）接种当天禁止洗澡，并注意注射部位的清洁卫生，以防局部感染。

（3）接种疫苗后，应让小孩在家休息，多饮用白开水。少数儿童可能出现发热或接种处红、肿、热、痛等现象，家长不必紧张，属正常现象，一般2～3天即可恢复。极个别儿童会出现高热（体温高于38.5℃），或持续发热数日，或出现其他异常反应，这些情况下应及时带孩子就医。

（4）脊髓灰质炎疫苗（俗称糖丸）遇热会降低药效，需要低温保存，家长不可自行带回家给孩子服用，不可用水、奶水送服。口服糖丸30分钟后，才能进食或喝水。另外，患腹泻的婴幼儿不宜服用糖丸。

中国儿童免疫接种程序表

疫苗种类	防治疾病	接种时间
卡介疫苗	结核病	宝宝出生后1周即可接种
脊髓灰质炎疫苗	小儿麻痹症	在宝宝出生后2个月开始接种，连续接种3次，每次间隔1个月；4岁时需要再接种1次
百白破混合制剂	百日咳、白喉、破伤风	第一次接种在出生后3个月，连续3次，每次接种间隔时间为1个月；第三次接种1年后再加强1次
麻疹疫苗	麻疹	初种在宝宝出生后的8个月，到7岁时加强1次
乙肝疫苗	乙肝	分别为出生后、1个月、6个月时，共接种3次

健康检查

定期进行健康检查是保护和促进儿童健康成长的重要措施。健康检查通过对小儿的健康状况、生长发育等进行连续监测，了解孩子的健康状况，及时预防和处理小儿常见病及某些特殊疾病，并对孩子的营养和教育提供指导。

目前，我国儿童保健推行“四二一”制度，即1岁内查体4次，即每隔3个月检查1次；1~3岁查体2次，即每半年检查1次；3岁以后每年查体1次。儿童健康检查的内容包括以下几个方面：

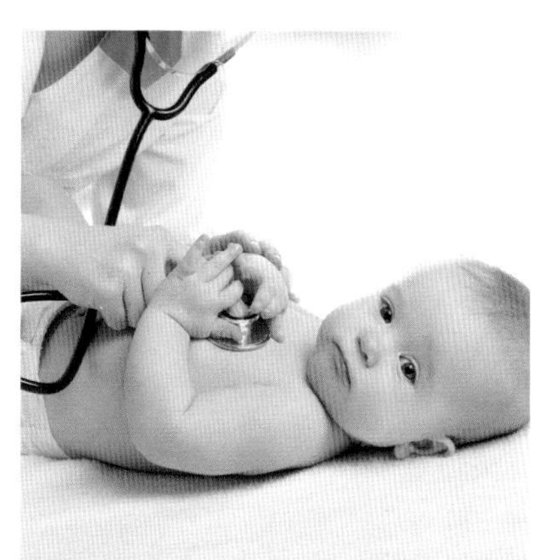

（1）监测生长发育的各个指标。3岁之内的儿童，需要检查身高、体重、头围、胸围。随着年龄的增长，会逐渐增加坐高、牙齿、视力和血压等项目。

（2）全身系统检查。对全身各系统进行检查，及早发现某些先天性、遗传性疾病，及早发现佝偻病、贫血、营养不良等疾病，并予以治疗。

（3）检测末梢血红蛋白含量。通过监测血红蛋白水平，协助诊断有无贫血，并确定贫血的程度。一般半年至1年检测1次。

（4）健康询问。保健医师会详细了解孩子的喂养、日常护理等情况，并予以指导。保健医师还会指导父母如何加强孩子生活能力、智力、神经系统方面的保健。

锦囊三：增强孩子自身免疫力

人体的免疫系统就像一个对病菌作战的兵团，一旦有病菌入侵或遇到感染病毒的袭击，身体的免疫系统便会与之交锋，进行反击，使宝宝健康地成长。宝宝少生病，增强免疫力是关键。为此，我们特地为父母们准备了以下增强孩子免疫力的方法，让疾病无可乘之机。

母乳喂养

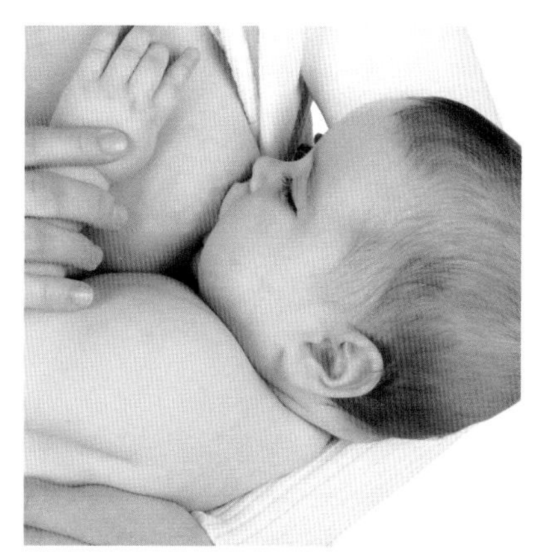

免疫球蛋白具有对抗细菌、病毒、变应原的作用，母乳尤其是初乳中含有较丰富的免疫球蛋白。除此之外，能促进乳酸杆菌生长、抑制大肠杆菌、减少肠道感染的因子在母乳当中含量较为丰富，这些因子在预防小儿肠道或全身感染方面都有积极的作用。不难发现，母乳喂养有助于婴儿免疫系统的建立，并增强其抗病能力。

婴儿，尤其是早产儿更需要母乳喂养。正常足月的新生儿在出生后30分钟内，就可以开始哺乳。

婴儿满月前，应按需哺乳，以促进乳汁分泌；满月后的婴儿，只要母乳充足，可逐渐采取定时哺乳的方式。一般健康母亲的乳汁分泌量可满足4～6个月婴儿的营养需求。

母乳喂养期的妈妈要摄取充足、均衡的营养，保持愉悦的心情，并采取正确的哺乳姿势，早开奶、勤哺乳，为宝宝免疫系统的建立打好基础。

养成良好的生活习惯

饮食习惯：

（1）培养孩子不偏食、不挑食、少吃零食的习惯。当孩子开始对食物进行挑拣时，父母应及时劝说指导，可更换烹调方式或隔段时间再给孩子吃，但不要逼迫孩子进食，以免形成逆反心理。父母尽量不要用零食作为奖励孩子的手段或在餐前给孩子喂零食，以免让孩子不吃饭而只爱吃零食。

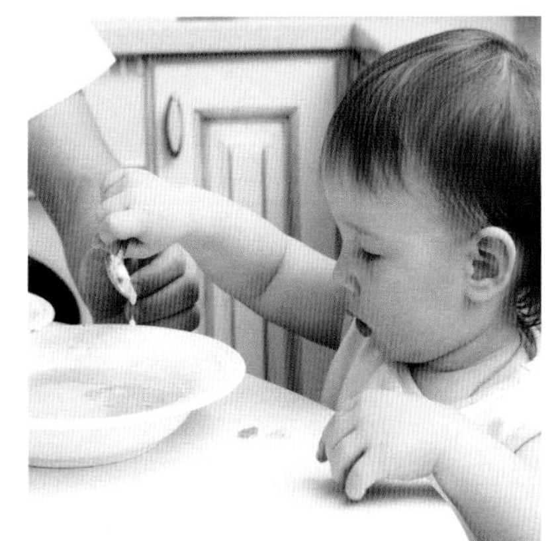

（2）定时定量进餐，忌暴饮暴食。父母要合理安排孩子的进餐时间，一般一日三餐的进餐时间宜固定，零食或加餐最好在两餐之间进行，这样不仅可以让孩子好好吃饭，还能保持胃液的正常分泌。

（3）每顿饭持续时间宜为20～30分钟，让孩子细嚼慢咽，忌大口吞咽食物。细嚼慢咽更有利于食物的消化吸收，而大口吞咽，不但无法感受到食物的味道，还可能造成消化不良，影响孩子的食欲。

（4）餐前餐后洗手，以防“病从口入”。

（5）尽早让孩子自己吃饭，且在吃饭时禁止孩子玩玩具、看电视或做其他事情。

卫生习惯：

自婴儿期开始，父母就应该培养孩子良好的卫生习惯，勤帮孩子洗澡、洗头、更换衣物、修剪指甲，不让孩子随地大小便、吐痰。3岁之后，父母应培养孩子早晚刷牙、饭后漱口、饭前便后洗手的好习惯。

要从小教育孩子不吃不卫生的东西，地下捡的东西绝对不能随便往嘴里放，生吃瓜果前一定要先洗干净。

睡眠习惯：

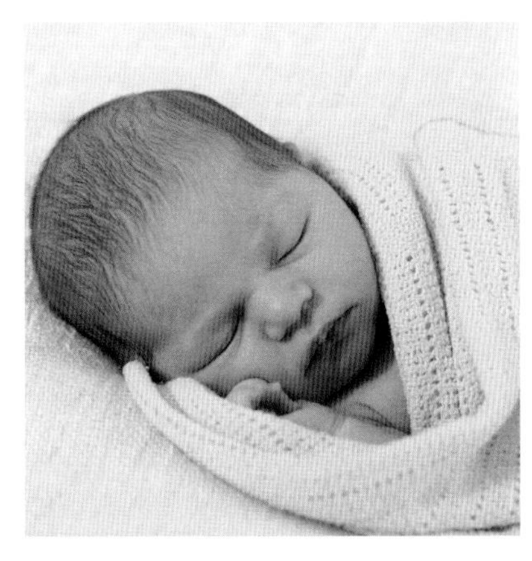

（1）从小培养孩子按时睡觉、按时起床的好习惯，以保证充足的睡眠。

（2）睡前避免让孩子玩过于兴奋的游戏，也不宜让孩子过分紧张，更不要采用粗暴、强制、吓唬的办法让孩子入睡。

（3）尽量不改变孩子的睡姿，只要孩子睡得舒服，无论仰卧、俯卧都可以。孩子睡得舒适就不易惊醒，但俯卧时间过长时要帮他翻身改变睡姿。

（4）发现孩子有蒙头睡、含奶头、咬被角、吮手指等现象时要及时矫正，以防养成不良习惯，以后更难以入睡。

多喝白开水

儿童的新陈代谢比成人快，但其肾脏浓缩功能较弱，排尿量较多，需水量也较成人要多。通常，婴儿除了摄入食物中的水之外，每日还需要喂食适量的白开水；1岁以上的儿童，要养成多喝水的习惯。

儿童饮用水以白开水最佳，要尽量少喝加工饮料、碳酸饮料、浓茶及冰水，不宜将纯净水、矿泉水当作日常饮用水。最佳饮水时间为早晨、午睡起床后。另外，在运动、洗澡、游泳过程中，身体内水分流失较多，家长一定要为孩子及时补水。同时还要注意，运动后不宜立即大量饮水。

白开水无色无味，可能对很多孩子来说并没有什么吸引力，父母平时要多以身作则，并告诉孩子喝水的好处，还可以为孩子准备一只漂亮的水杯，以激发孩子的喝水兴趣。

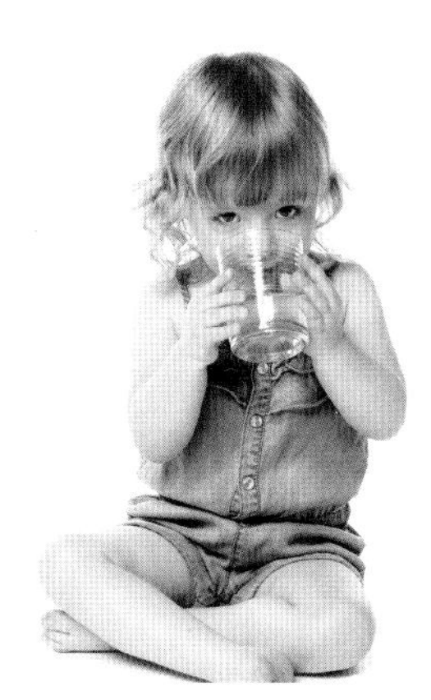

及时补充锌元素

锌是人体必需的微量元素之一，可促进儿童的生长发育、智力发育，增强免疫力以及机体对铁的吸收，还能保护肝脏和皮肤健康，维持并增进孩子食欲，促进伤口愈合，抑制肠道对铅的吸收，预防儿童铅中毒。因此，儿童适量补充锌元素，对其健康成长至关重要。

儿童对锌的需求会随年龄的增长逐渐增加，母乳中锌含量较高，且吸收率也较高，母乳喂养期的宝宝不需要额外补锌。但是，自宝宝断乳开始，妈妈就需要及时给孩子补锌了。除了市面上销售的各种补锌制剂外，日常饮食中很多食物都含有较为丰富的锌，如鸡蛋、牛肉、羊肉、牡蛎、虾米、黑米、豆类、木耳、南瓜、猕猴桃等，容易被人体吸收，是孩子补锌不错的选择。

父母在给孩子饮食补锌时应注意：动物性食物的含锌量往往高于植物性食物；避免给孩子食用过于精细的食物；给孩子制作补锌食物时，不要加味精，以免影响机体对锌的吸收。

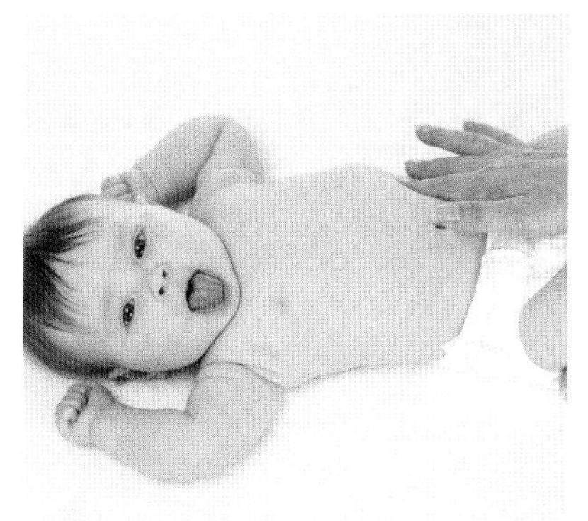

体格锻炼

生命在于运动，科学运动有益健康，对儿童来说更是如此。

抚触：

父母对孩子轻柔的爱抚，不仅是皮肤间的接触，更是一种爱的传递。尤其是对年龄较小的婴儿来说，抚触还可促进消化吸收，增强免疫力。

抚触最好选择在孩子洗澡之后进行，室温以25℃左右为宜，抚触时可播放一段轻音乐。开始给宝宝抚触时手法要轻柔，等宝宝适应后逐渐增加力度。每次抚触时间约持续20分钟，一天2～3次。父母可为宝宝选择的抚触部位有头、脸、胸、肚子、背以及四肢。

胸部抚触：妈妈双手放在孩子两侧肋缘，右手向上滑至宝宝右肩后复原，左手以同样方法进行。

腿部抚触：抚触婴儿的大腿、膝部、小腿，从大腿至踝部轻轻挤捏，然后按摩脚踝及足部。接下来双手夹住婴儿的小腿，上下搓滚，并轻捏婴儿的脚踝和脚掌。

户外活动：

只要天气好，户外活动一年四季都可以进行。儿童多参与户外活动，与阳光、新鲜空气相伴，能促进骨骼生长、增强免疫力。

儿童进行户外活动需注意：①随身携带白开水，及时补充水分。②提前对孩子进行安全教育，并确立活动的“界限”。③每次户外活动的时间不少于1小时，夏季应避开11～15点太阳暴晒的时间，而冬天则宜选择阳光充足的10～16点。④孩子年龄越大，活动的强度也越大，如学龄前儿童可选择玩溜溜球、骑四轮小车等，学龄期儿童则可选择跳绳、踢毽子等。⑤户外活动中以及活动后，都要教育孩子不要随便将手放入口中，并及时清洗双手，以防“病从口入”。

体育运动：

婴幼儿的体育锻炼应尽量顺应孩子的生长发育特点进行。6个月以内的婴儿，可在父母的帮助下做四肢伸展运动；7个月至1岁的婴儿，则可逐渐通过训练孩子坐、爬、双手抓物体等动作，达到运动的目的；孩子1岁之后，可慢慢扶着他进行走路训练；到了2岁左右可跟孩子一起做一些简单的动物模仿操。

当孩子进入幼儿园后，滑梯、短跑、舞蹈等项目可量力而行进行选择；进入小学后，孩子的体格发育更趋完善，且运动项目也变得更为丰富多样，球类运动、广播体操、健美操、跳绳等活动基本上都可以选择。不过，对于成人式跳跃、倒立、举重、跳山羊等运动，则尽量不要让孩子尝试，以防造成运动伤害，影响孩子正常发育。

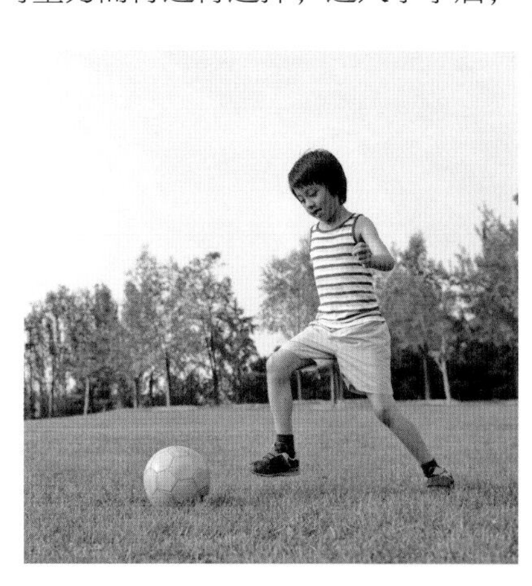

最后值得说明的是，不论参加哪项体育活动，都要量力而行。开始时运动量可小一些，等孩子适应后逐渐加大运动量。体质弱的孩子要从轻体育活动开始，也可以选择下棋或做其他各种游戏，切不可勉强。

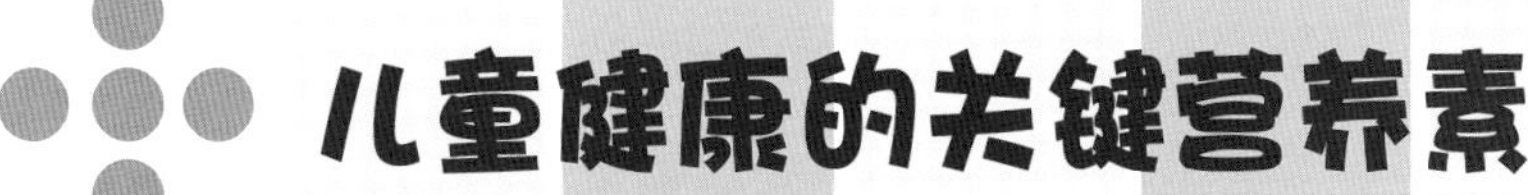

儿童健康的关键营养素

孩子是否健康是父母最关心的问题。健康，需要父母方方面面的悉心呵护，也离不开营养素的供应。充足的营养是孩子健康成长的基础，也是增强孩子免疫力的保证。

糖类——机体的主要成分

糖类是人体需求量最大的一种营养素，其最主要的作用是给孩子提供能量，有保持体温、促进新陈代谢、驱动肢体运动和维持大脑神经系统正常功能的作用。同时，未精炼的糖类，还能为小儿提供纤维素。

通常，2岁以上儿童每日膳食中糖类的摄入量占总热量的55%～65%。保证充足的糖类摄入，对儿童的健康非常重要。

糖类的主要来源：蔗糖、小麦、大麦、燕麦、大米、糙米、高粱等。

脂肪——能量提供者

脂肪是机体的第二类功能营养素，其主要功能是供给热量及促进维生素A、维生素D、维生素E、维生素K的吸收，并维持正常体温，保护内脏。饱和脂肪酸和不饱和脂肪酸是脂肪的主要组成部分，其中不饱和脂肪酸在人体内不能合成，必须由食物供给。6个月以内的宝宝，每日脂肪供给为总热量的45%～50%；6个月至2岁的宝宝，每日脂肪供给为总热量的35%～40%；2岁以上的儿童，每日脂肪供给为总热量的30%～35%。

脂肪的主要来源有：猪肉、牛肉、羊肉、鸡肉、鸡蛋、花生、核桃、芝麻、松子及食用油等。

蛋白质——生命的载体

蛋白质是人体结构的主要成分，是构成人体细胞、组织和器官的主要材料。儿童的生长发育离不开蛋白质。在人体内新陈代谢起催化作用的酶、调节生长的各种激素以及具有免疫功能的抗体都是由蛋白质构成的，蛋白质还被人体用于新组织的生长和受损细胞的修复。儿童每日由蛋白质提供的热量应占每日总热量的8%～15%。

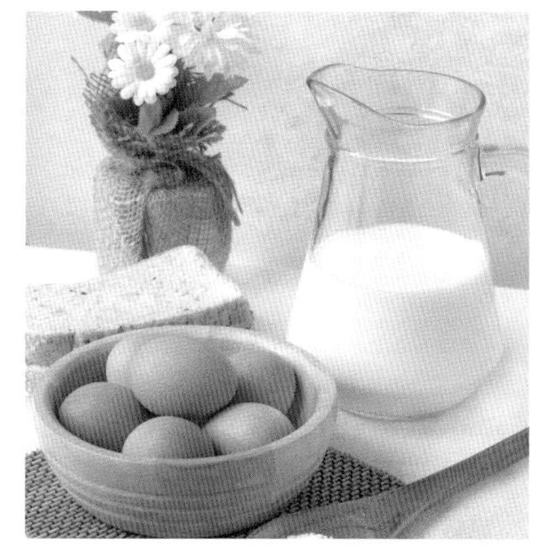

蛋白质的主要来源：鸡蛋、牛奶、鱼、瘦肉等动物性食物、大豆及其制品。

维生素——生命元素

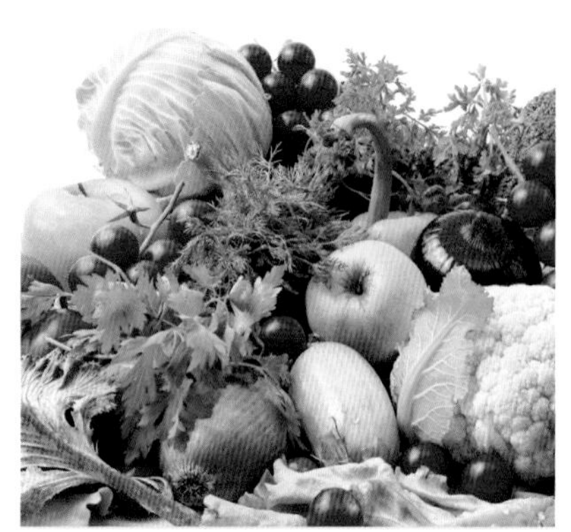

维生素既不参与构成人体细胞，也不为人体提供能量，但是，维生素在人体的生长、代谢以及发育过程中，发挥着非常重要的、不可或缺的作用。维生素能促进儿童的身体、情绪和精神的成长，如维生素A、B族维生素、维生素C、维生素D、维生素E、维生素P等。

大部分维生素都无法由身体内部产生或合成，需要通过食物摄取。维生素主要存在于新鲜的蔬菜、水果中，少数的动物性食物也含有维生素。

矿物质——人体必需元素

虽然矿物质在人体内的总量不及人体体重的5%，也不能提供能量，但矿物质是人体必需的元素，是构成机体组织的重要原料，如钙、磷、镁是构成骨骼、牙齿的主要原料；铁是造血的主要原料，还能提高机体的抵抗力；锌能增强孩子的食欲，促进其生长发育；钾有助于防止小儿腹泻等。

矿物质在体内无法自己产生、合成，必须从食物和饮水中摄取。因此，儿童食物来源应多样化，以保证营养素的全面、均衡。

膳食纤维——健康卫士

膳食纤维被誉为人类第七大营养素，可减少有害物质对肠道壁的侵害、促使排便通畅、减少小儿便秘及其他肠道疾病的发生。

婴儿食物以母乳和配方奶粉为主，缺乏膳食纤维，因此需要额外补充，父母可适当给婴儿喝一些新鲜蔬菜汁、果汁。1岁以上的儿童，可在饮食中增加纤维素的摄入，平时可多吃软烂的粗粮、小块的新鲜蔬果。

水——生命之源

人体内所有的营养素都需要水才能发挥作用。水是人体赖以生存的营养来源。水不仅是体内细胞的主要成分，还是输送养分和排泄废物的媒介，且能为机体提供一些矿物质。

1岁以内的宝宝每日每千克体重需水量为125～150毫升，以后每长3岁，每千克体重需水量减少25毫升。孩子每日需水量的60%～70%来自于食物，而剩下的30%～40%则需要靠日常饮水补充。

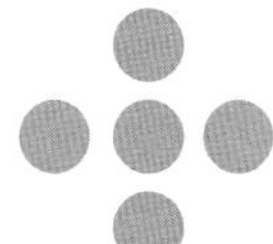

儿童患病时期膳食指导

再没有比宝宝生病更让妈妈担心的了。妈妈们在心疼之余，一定要正确地进行护理，这样才能帮孩子战胜病痛，早日康复。其中，宝宝患病期饮食的选择与制作，就是护理的一个重要方面。如何为宝宝制作合适的膳食？想必妈妈们已经迫不及待想要了解了吧！

儿童患病时饮食原则

（1）流质和半流质食物应被优先考虑。无论是孩子，还是成人，生病期间一般都更偏爱流食。未开始添加辅食的小宝宝应尽可能多喝奶；辅食添加阶段的宝宝除了增加喝奶量，还可以适当增加白开水和米汤的摄入量；大一些的孩子除了以上这些，还可以适当多喝些清淡的汤。

（2）孩子喜欢的营养食物应被优先考虑。孩子因生病导致食欲下降时，尤其要尊重孩子的胃口。通常，除了忌加重孩子病情的食物外，孩子想吃什么都不妨给孩子吃一点儿。

（3）婴儿患病期间不宜添加新的辅食。宝宝在患病期间消化系统功能减弱，机体也可能正处于高致敏状态，此时摄入新的食物容易引发过敏等疾病。

（4）多给孩子喝白开水。水可加速孩子体内有害物质的排泄，帮助宝宝恢复健康。

（5）少食多餐，避免大量进食和进食不容易消化的食物。

（6）不强迫孩子进食。强迫孩子进食不但会引起孩子的不满情绪，还可能伤害脾胃功能。在孩子患病期间，即使很长时间没进食父母也不要强求，孩子会根据自己的需要吃东西，一旦身体康复，他的食欲自然也会逐渐好转。

（7）忌食油腻、辛辣、寒凉的食物。

儿童患病时正确选用膳食

根据儿童的营养需求特点和疾病治疗需要，为生病期儿童选择合适的膳食，有助于疾病的治疗和身体的康复。不当的饮食则可使病情加重，甚至危及生命。患病期膳食包括：流质膳食、半流质膳食、软食和普通膳食。

流质膳食，全部为液体，基本无渣，如牛奶、豆浆、藕粉、米汤、果汁以及汤水等，不需要咀嚼就能吞咽，比较适合高热、患消化系统疾病、患急性感染病的儿童。

半流质膳食，食物呈半流质状态或羹状，如稀粥、烂面、鸡蛋羹等，适用于消化道功能尚弱，不能咀嚼吞咽大块固体食物的患儿。

软食，食物较普通膳食细、软、烂，如稠粥、面条、肉末、鱼泥等，适用于消化系统还未完全恢复或咀嚼能力较弱的患儿。

普通膳食，宜选用容易消化吸收，且营养丰富的食物。

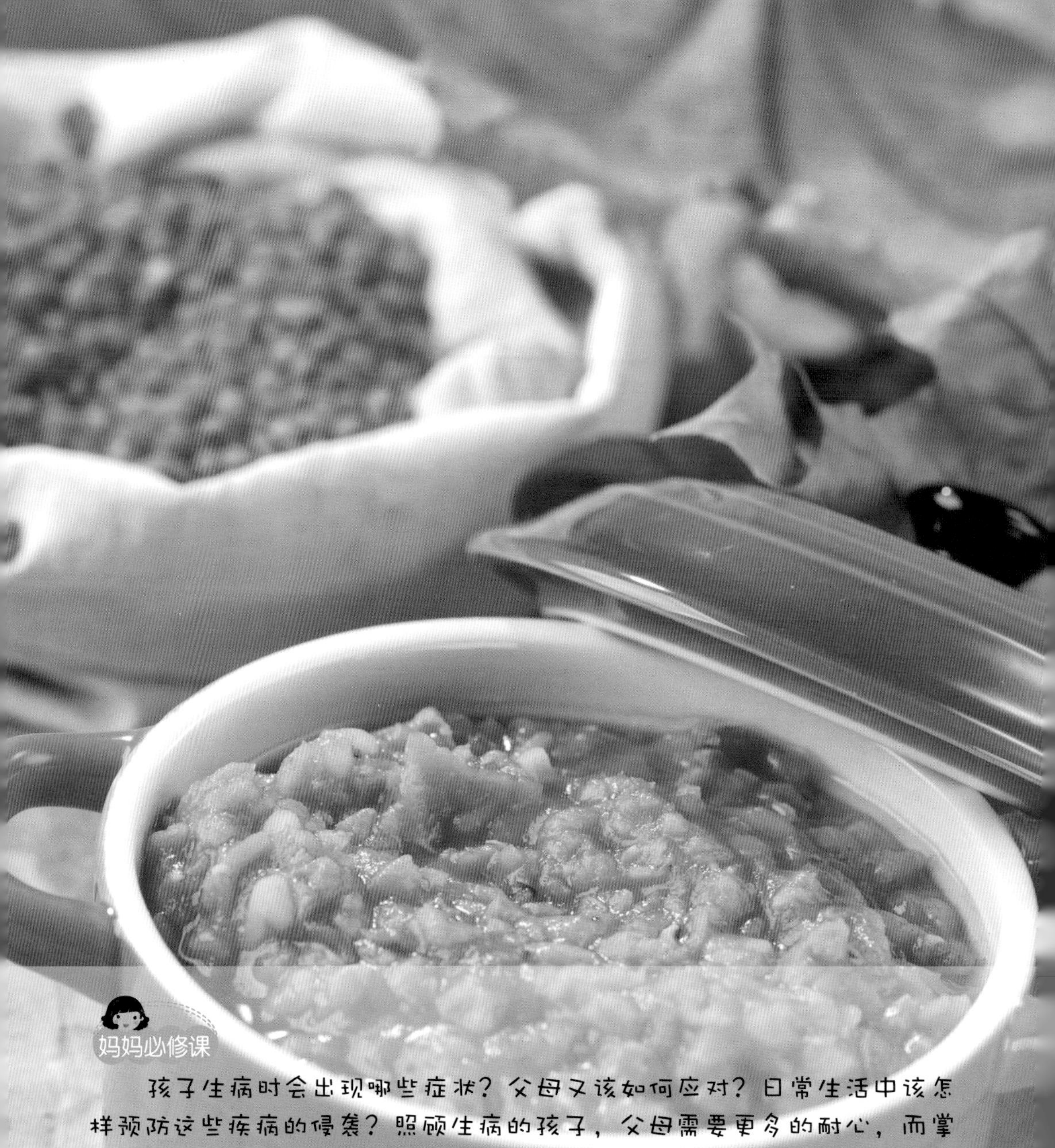

妈妈必修课

孩子生病时会出现哪些症状？父母又该如何应对？日常生活中该怎样预防这些疾病的侵袭？照顾生病的孩子，父母需要更多的耐心，而掌握一些实用、正确的护理知识更是必不可少。本章重点介绍了30种小儿常见疾病的病情特点、主要症状、饮食调理和日常防护等内容，并针对不同病症，分别列举出多种宜吃忌吃食物，同时推荐出6道经典的食疗方，让父母能够成为孩子最好的家庭营养医生。

出奇制胜，直面小儿常见病

- 咳嗽
- 感冒
- 发热
- 小儿肺炎
- 小儿哮喘
- 便秘
- 腹泻
- 腹痛
- 呕吐
- 厌食
- 疳积
- 寄生虫病
- 营养不良
- 肥胖
- 贫血
- 佝偻病
- 小儿惊厥
- 百日咳
- 水痘
- 麻疹
- 手足口病
- 流行性腮腺炎
- 湿疹
- 荨麻疹
- 过敏性紫癜
- 小儿遗尿
- 急性肾炎
- 流涎
- 多汗
- 中耳炎

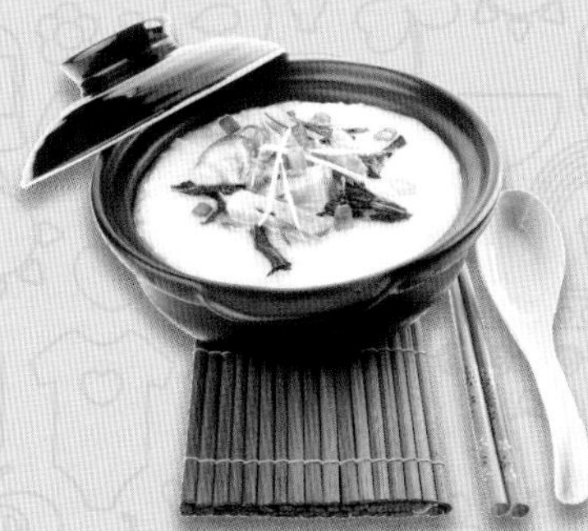

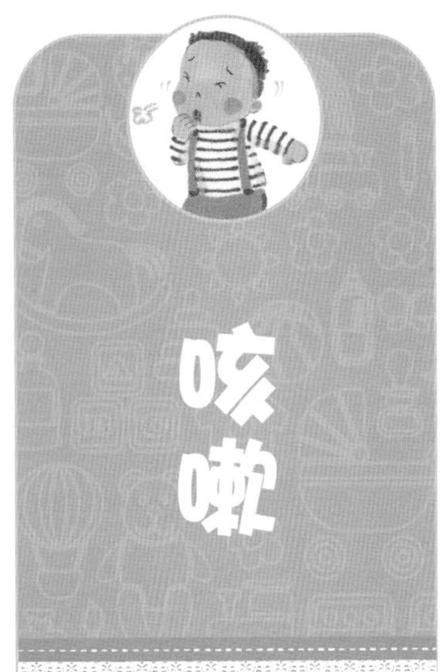

咳嗽

咳嗽是气管或者肺部受到刺激，机体自发形成的一种保护性呼吸反射动作。小儿咳嗽是小儿呼吸道疾病常见症状之一。异物吸入是儿童，尤其是1～3岁儿童慢性咳嗽的重要原因。另外，二手烟或有害气体吸入，许多病原微生物如百日咳杆菌、结核杆菌、病毒等引起的呼吸道感染也是儿童慢性咳嗽常见的原因。

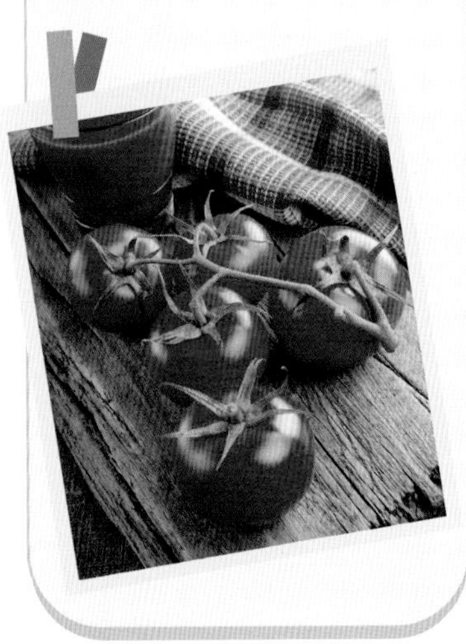

主要症状

上呼吸道感染引发的咳嗽，常表现为嗜睡、流鼻涕等症状，有时还伴随发热，但体温不超过38℃，或者伴有精神差、食欲不振等，出汗退热后，症状消失，咳嗽仍持续3～5日。过敏性咳嗽多为持续或反复发作性的剧烈咳嗽，多呈阵发性发作，宝宝活动或哭闹时咳嗽加重，但痰很少。夜间咳嗽比白天严重，通常持续3个月左右。

饮食调理

1.饮食宜清淡，以富有营养并易消化和吸收为宜。

2.多喝温开水。宝宝咳嗽时要喝足够的水，以满足其生理代谢需要。而且，充足的水分可帮助稀释痰液，便于痰咳出，但绝不能用饮料来代替白开水。

3.多食用新鲜蔬菜及水果。新鲜蔬果可提供足够的无机盐及维生素，对宝宝康复很有益处。可多食含有胡萝卜素的蔬果，如西红柿、胡萝卜等；富含维生素A的食物对呼吸道黏膜的恢复也很有帮助。

4.忌寒凉、肥甘厚味的食物。

5.忌虾蟹。这类食物不但会加重咳嗽症状，还有可能致使小儿过敏。

6.忌咸酸食物。食物太咸易诱发咳嗽，而酸食会敛痰，使痰不易咳出。

日常防护

1.肺部减压。宝宝咳嗽痰多时，应将宝宝的头抬高，促进痰液排出，减少腹部对肺部的压力。

2.保证睡眠质量。孩子体内的激素在入睡1小时后分泌最为旺盛，父母要培养孩子良好的睡眠习惯，以抵御呼吸道感染。

3.及时就医。若咳嗽较重，时间较长，应及时就医，不得滥用止咳药物，以免抑制排痰反射。

宜吃食物

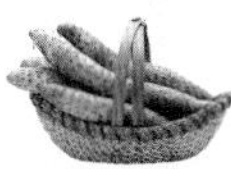

山药 含较多的黏液蛋白，可燥湿化痰、理气止咳。

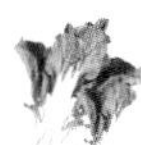

小白菜 富含多种维生素，能抑制躁动、平喘定神。

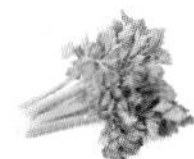

芹菜 含有甘露醇，有清热除烦、缓解咳嗽的作用。

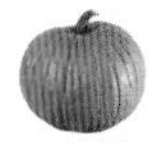

南瓜 南瓜能润肺益气、化痰止咳，减轻气道炎症。

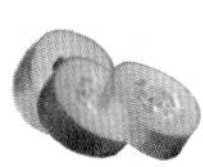

冬瓜 常食冬瓜能清热解毒、利水消肿、润肺生津。

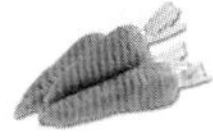

胡萝卜 胡萝卜具有化痰止咳、清热解毒的功效。

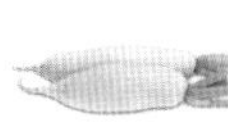

白萝卜 白萝卜对小儿咳嗽、咯痰等有食疗作用。

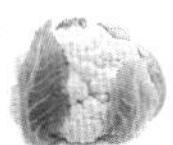

花菜 富含维生素C，能够滋阴润燥、益气补虚。

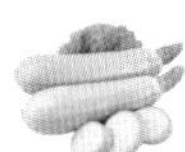

西葫芦 西葫芦能降低呼吸中枢兴奋性，镇咳平喘。

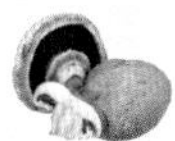

蘑菇 蘑菇具有明显的镇咳和稀释痰液的作用。

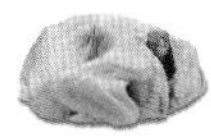

鸡肉 鸡肉味甘，性温，能滋阴润肺、止咳化痰。

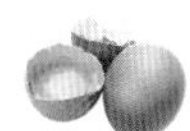

鸡蛋 鸡蛋营养均衡，能清热止咳、顺气降火。

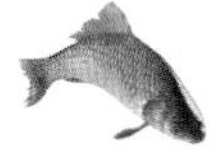

鲫鱼 能益气健脾、清热解毒，适合咳嗽患者食用。

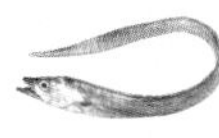

带鱼 常食带鱼能调理身心、宣肺补虚、止咳平喘。

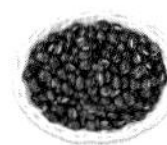

红豆 红豆能抗菌消炎、消肿，可缓解咳嗽症状。

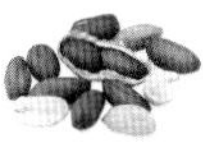

花生 能润肺化痰、滋养调气，适用于小儿咳嗽、咯痰。

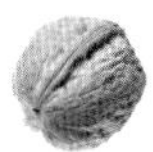

核桃 核桃有温补肺肾的作用，适用于小儿咳嗽。

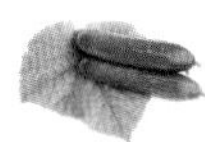

黄瓜 黄瓜富含维生素，能清热润燥、养心润肺。

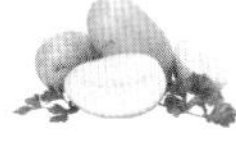

土豆 土豆性平，味甘，能和胃调中、益气消痰。

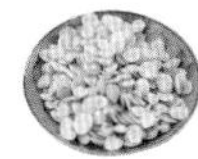

杏仁 杏仁微温，具有燥湿化痰、理气止咳的作用。

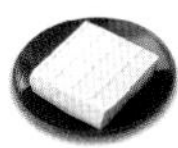

豆腐 含多种微量元素，能滋阴润燥、补中益气。

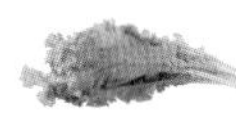

芥菜 芥菜能通肺豁痰、利膈开胃，主治咳嗽痰滞。

其他宜吃食物：菠菜、包菜、空心菜、莴笋、生菜、大白菜、香菇、银耳、木耳、红枣、芥蓝、燕麦、大米、豆浆等。

忌吃食物

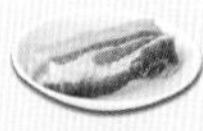
肥肉 属肥腻之物，过多食用，容易助湿生痰。

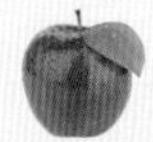
苹果 性凉，摄入过多会伤及肺脏，影响治疗。

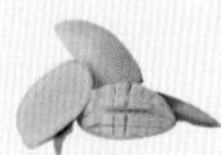
芒果 寒性食物，摄入过多会引起肺气不宣。

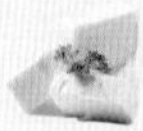
奶油 奶油含油脂较多，易生内热，加重咳嗽。

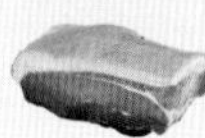
腊肉 属厚味食物，易造成痰多黏稠，不易咳出。

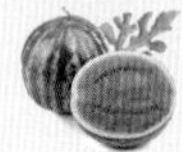
西瓜 寒凉之品，食用会造成肺气闭塞，日久不愈。

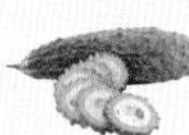
苦瓜 苦瓜性寒，味苦，会伤及脾脏，聚湿生痰。

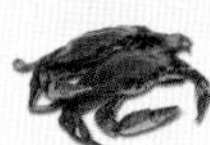
螃蟹 属高敏食物，会加剧变态反应，引起咳嗽。

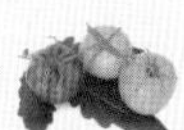
西红柿 性微凉，味酸，会敛痰，抑制痰的排出。

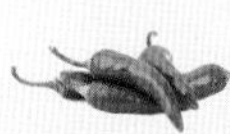
辣椒 大辛大热的刺激性食物，会刺激气道黏膜。

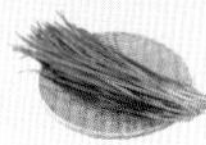
韭菜 含纤维素，易胀气，会加重咳嗽、呼吸困难的症状。

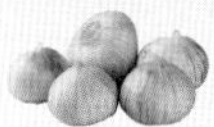
大蒜 大蒜的辛辣味会刺激呼吸道黏膜，加重小儿咳嗽。

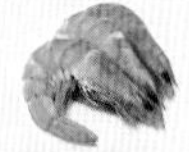
虾 性温，多食易积温成热，加重咳嗽、咯痰。

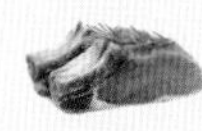
羊肉 属大辛大热的食物，可助热上火、加重痰结。

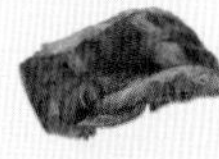
狗肉 常吃狗肉，易上火，会加重咳嗽，不易康复。

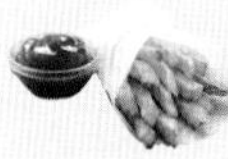
薯条 含油脂较多，食用后易滋生痰液、加重咳嗽。

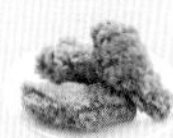
炸鸡 含油盐较多，食用会产生内热，抑制痰的排出。

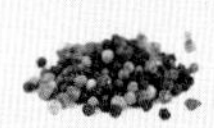
胡椒 属刺激性食物，易刺激支气管黏膜，诱发咳嗽。

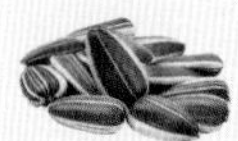
瓜子 富含油脂，极易滋生痰液，加重咳嗽。

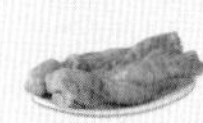
油条 脂肪含量高，易滋生痰液，抑制其排出。

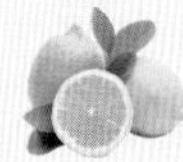
柠檬 柠檬含酸较多，食用过多，易生热生痰。

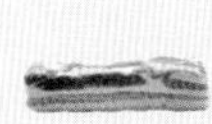
五花肉 五花肉含较多脂肪，易助热生痰，加重咳嗽。

其他忌吃食物：酸枣、醋、山楂、河蟹、海蜇、海带、鸭皮、冰激凌、猪肝、猪肠、猪腰、芥末、咖啡等。

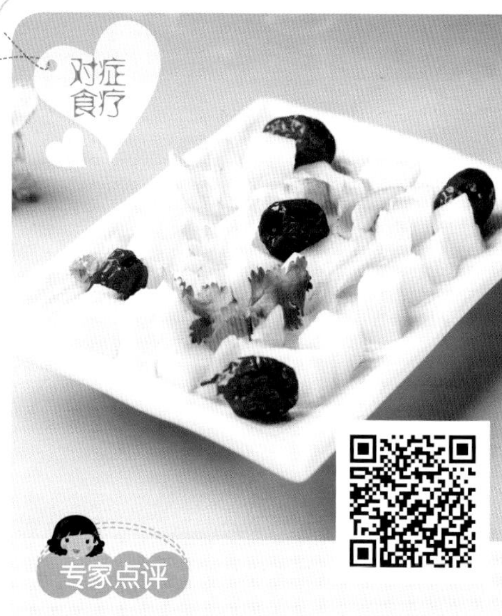

蜜汁红枣山药百合

原料：

红枣20克，干百合15克，山药150克

调料：

蜂蜜15克

做法：

1.将洗净去皮的山药切块，再切条，改切成丁。

2.把红枣、百合、山药装入碗中，加入蜂蜜，拌匀。

3.把处理好的材料装入盘中。

4.将装有材料的盘子放入用大火烧开的蒸锅中。

5.盖上盖，用中火蒸约15分钟，至食材熟透。

6.揭盖，取出蒸好的食材即可。

专家点评

山药含有多种维生素、氨基酸和矿物质，具有益心安神、宁咳定喘等保健作用，百合也有较好的润肺止咳功效，本品适合咳嗽儿童长期食用。

对症食疗

银耳雪梨白萝卜甜汤

原料：

水发银耳120克，雪梨100克，白萝卜180克，冰糖40克

做法：

1.去皮的雪梨、白萝卜分别切小块。

2.清洗干净的银耳切去黄色根部，再切成小块。

3.砂锅中注入适量清水烧开。

4.放入切好的白萝卜，加入雪梨块，倒入切好的银耳。

5.烧开后，用小火炖30分钟，至食材熟软，放入冰糖。

6.用勺搅拌均匀，煮约5分钟，至冰糖全部溶化。

7.关火后盛出煮好的汤，装碗即可。

专家点评

雪梨能止咳润肺，适用于支气管炎、支气管扩张引起的咳嗽，银耳可用于治疗肺热咳嗽、肺燥干咳，此汤对小儿咳嗽非常有益。

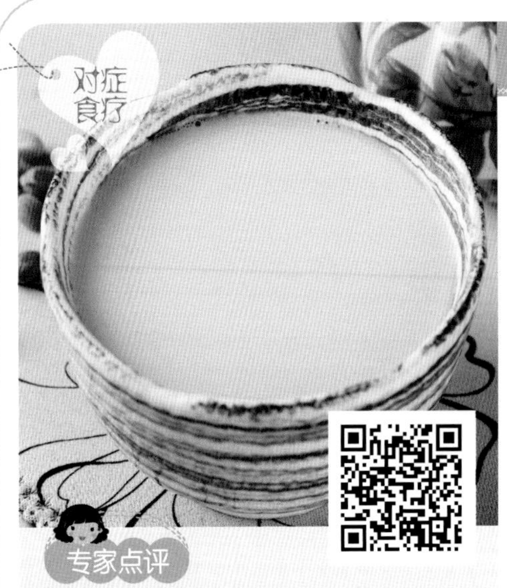

温补杏仁豆浆

原料：

水发黄豆55克，杏仁20克

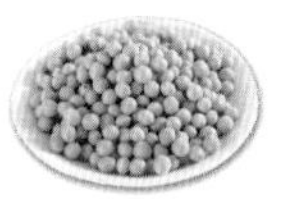

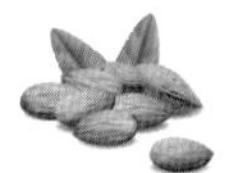

做法：

1.将已浸泡8小时的黄豆倒入碗中，放入杏仁，加清水用手搓洗干净，沥干。

2.把洗好的食材倒入豆浆机中，注水至水位线即可。

3.盖上豆浆机机头，选择“五谷”程序，再选择“开始”键，开始打浆。

4.待豆浆机运转约15分钟，即成豆浆，滤取豆浆。

5.倒入碗中，捞去浮沫，待稍微放凉后即可饮用。

专家点评

杏仁微温，能燥湿化痰、理气止咳；黄豆含有蛋白质、维生素A、维生素E、钙、磷、铁等营养成分，具有健脾宽中、益气补血、除烦解渴等功效。

对症食疗

南瓜花生蒸饼

原料：

米粉70克，配方奶300毫升，南瓜130克，葡萄干30克，核桃粉、花生粉各少许

做法：

1.蒸锅注水烧开，放入备好的南瓜。

2.用中火蒸约15分钟至其熟软，放凉，碾成泥状；洗好的葡萄干剁碎，备用。

3.南瓜泥放入碗中，加入核桃粉、花生粉、葡萄干、米粉，搅拌均匀。

4.分次倒入配方奶，拌匀，制成南瓜糊，待用。

5.再取一个蒸碗，倒入备好的南瓜糊，备用。

6.蒸锅注水烧开，放入蒸碗，用中火蒸约15分钟至熟，取出即可。

专家点评

南瓜营养丰富，能润肺、化痰、止咳，减轻气道炎症，减少咳嗽；此外，花生含有多种维生素和矿物质，常食本品有利于儿童的正常生长发育。

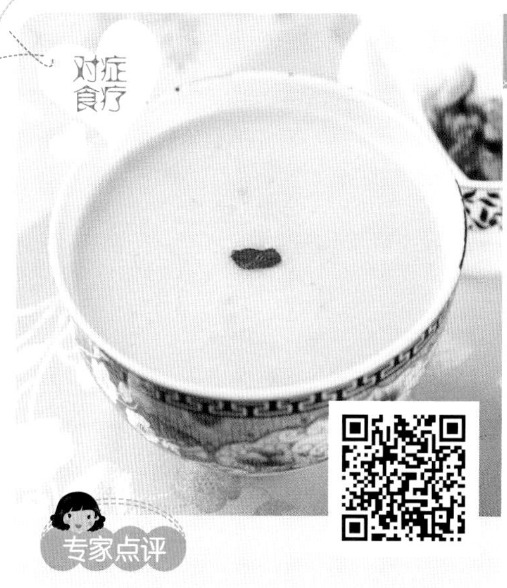

红枣核桃米糊

◐ 原料：

水发大米100克，红枣肉15克，核桃仁25克

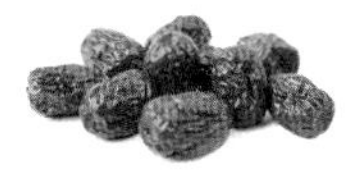

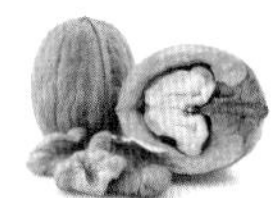

◐ 做法：

1.取豆浆机，倒入洗净的大米。

2.放入备好的核桃仁、红枣肉。

3.注水至水位线，盖上豆浆机机头；选择“五谷”程序，按“开始”键，开始打浆。

4.待豆浆机运转约30分钟，制成米糊。

5.断电后取下机头，倒出米糊。

6.装入碗中，待稍微放凉后即可食用。

专家点评

核桃含有蛋白质、不饱和脂肪酸、叶酸、维生素、镁、钾等营养成分，具有温肺定喘、益智健脑、润肠通便等功效，常食红枣还能预防儿童贫血。

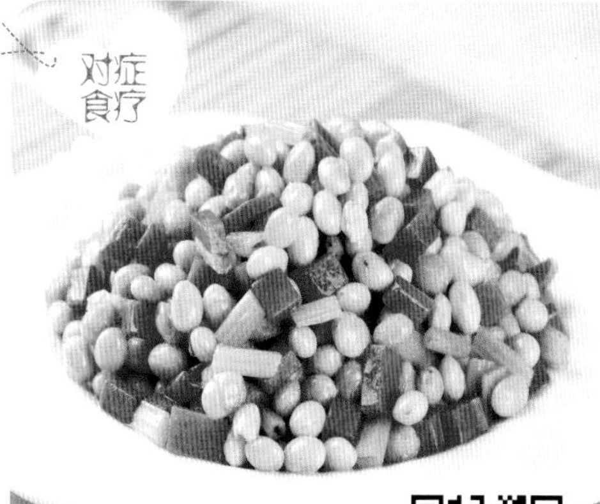

芹菜炒黄豆

◐ 原料：

熟黄豆220克，芹菜梗80克，胡萝卜30克

◐ 调料：

盐3克，食用油适量

◐ 做法：

1.芹菜梗切小段，去皮的胡萝卜切丁。

2.开水锅中加1克盐，倒入胡萝卜丁，轻轻搅拌几下，再煮约1分钟，至其断生后捞出，沥干。

3.用油起锅，倒入切好的芹菜，炒匀，至芹菜变软。

4.再倒入焯过水的胡萝卜丁，放入熟黄豆，快速翻炒一会儿。

5.加入2克盐，炒匀调味；关火后盛出，装入盘中即可。

芹菜含有能清热除烦、缓解咳嗽的甘露醇，黄豆含有蛋白质、卵磷脂、铁、镁、锌等，有健脾益气的作用，此菜对维护儿童身体健康很有益处。

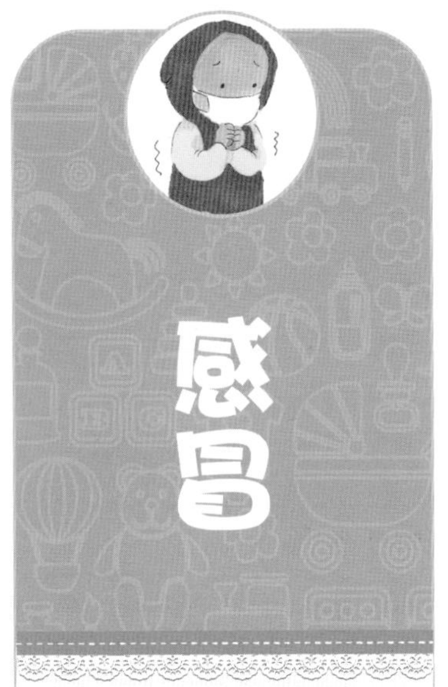

感冒

感冒是指小儿喉部以上或上呼吸道鼻咽部的急性感染，又叫小儿急性上呼吸道感染，是最常见的小儿疾病。此病四季均可发生，以冬春多见。引起儿童感冒的原因有很多，首先是病毒感染，其次是细菌入侵，最后是儿童抵抗力下降以及生长环境变化，如营养不良、缺乏锻炼、过敏、大气污染、居住拥挤和被动吸烟等。

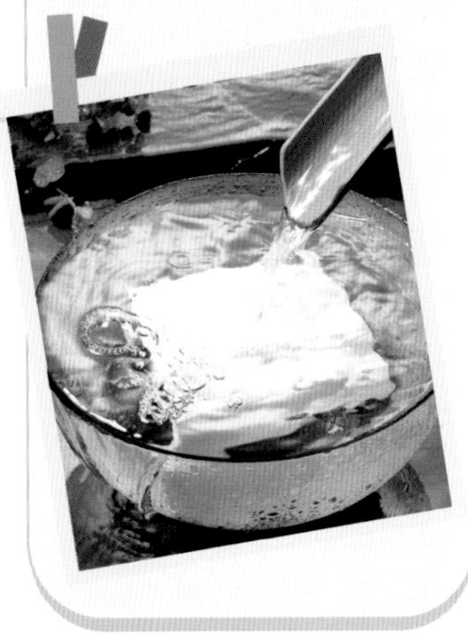

主要症状

感冒后首先引起的是局部发炎，会出现鼻塞、流涕、喷嚏、干咳、咽部不适和咽痛等症状（多于3～4天自然痊愈）。随后会出现全身症状，如发热、头痛、乏力等，部分患儿还有食欲不振、呕吐、腹泻等消化道症状。婴幼儿感冒发热时，体温可高达39～40℃，热程2～3天或一周，起病1～2天可因高热引起惊厥。

饮食调理

1.多吃易消化的食物。可补充一些易于消化、高热量的流质、半流质食物，如稀粥、牛奶、菜汤、青菜汁等。儿童感冒期间多吃一些易消化且营养丰富的食物或黄绿色蔬菜，如豆腐、鱼、鸡蛋、酸奶、胡萝卜等，有助于增强抵抗力。

2.补充维生素C。防治小儿感冒，最好多吃柑橘类、苹果、枣、猕猴桃等富含维生素C的水果，有助于调节机体免疫力。

3.添加具有抗病毒作用的食物。葱、姜、蒜、紫苏叶、醋等食物具有抗感冒病毒的作用，能发散风寒、行气健胃，可经常食用。

4.摄入适量开胃的食物。儿童感冒后食欲会下降，多吃温和且易吞咽或能增进食欲的食物，如山楂、麦芽、陈皮等，可使儿童胃口大开。

日常防护

1.积极锻炼。儿童可适当参加户外活动，进行体育锻炼，增强体质，防止上呼吸道感染。

2.适量增加饮水量。喝水后有助于增加尿量，可以起到排出体内毒素的作用，促进身体康复。

3.注意清洁。要讲卫生，避免环境污染和被动吸烟等发病诱因。

4.注意温度变化。适时加减衣服，穿衣过多或过少，室温过高或过低，都有可能导致病毒侵袭。

宜吃食物

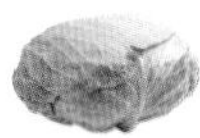

包菜 富含维生素C，能增强免疫力，对抗病毒。

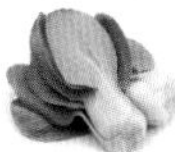

上海青 富含的胡萝卜素有清热解毒的作用。

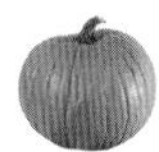

南瓜 南瓜多糖是免疫增强剂，多食可预防感冒。

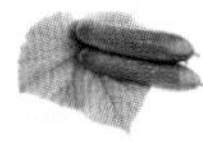

黄瓜 能促进胃肠蠕动，对改善患儿食欲有益。

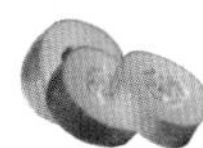

冬瓜 富含维生素C，能增强机体抗应激能力。

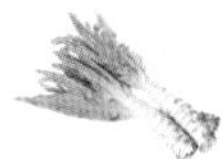

莴笋 有促进新陈代谢的功效，能缓解感冒症状。

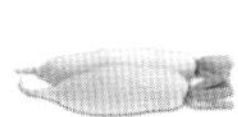

白萝卜 富含锌，对感冒引起的食欲不振有食疗作用。

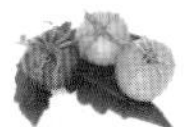

西红柿 含有合成体内酶的原料，能加速感冒痊愈。

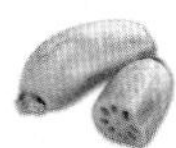

莲藕 有滋阴养血、强壮筋骨、增强免疫力的功效。

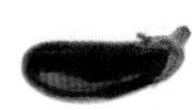

茄子 提高供氧能力，改善血液循环，缓解感冒症状。

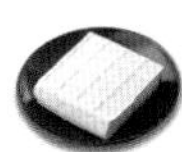

豆腐 营养均衡，能清热补益、滋润喉咙。

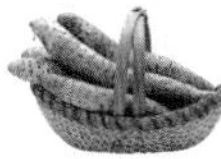

山药 对感冒引起的食欲下降有食疗作用。

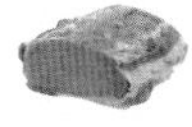

猪瘦肉 具有滋阴润燥的功效，可治小儿感冒口渴。

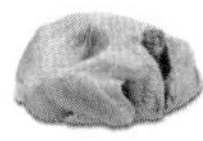

鸡肉 营养丰富，能增强体力，抵御病毒入侵。

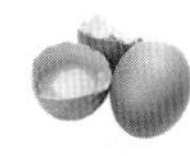

鸡蛋 能润肺利咽，可治感冒引起的喉咙疼痛。

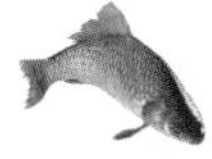

鲫鱼 营养价值高，能解毒消炎、清心润肺。

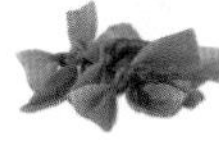

海带 钙、铁含量较为丰富，能增强免疫力。

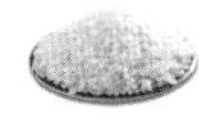

大米 富含维生素，能增强小儿抵抗力，预防感冒。

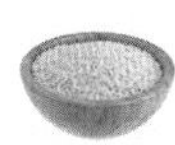

小米 能健脾和胃，可治感冒引起的反胃呕吐。

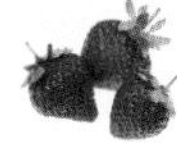

草莓 促进生长发育，增强小儿抗感染的能力。

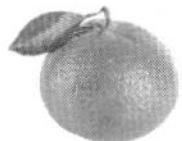

橘子 含有维生素C和柠檬酸，防止感冒加重。

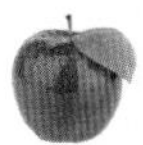

苹果 微量元素含量高，可治感冒引起的腹泻。

其他宜吃食物：梨子、山楂、红枣、柿子、牛奶、蜂蜜、洋葱、茼蒿、鹌鹑蛋、生姜、核桃、芒果、胡萝卜、西蓝花、香菇、玉米、西葫芦等。

忌吃食物

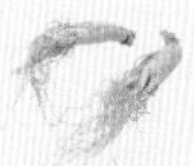

人参 有较强的滋补作用，会助湿生热，加重病情。

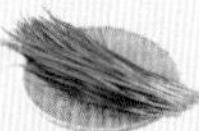

韭菜 粗纤维含量高，易加重胃肠负担，影响健康。

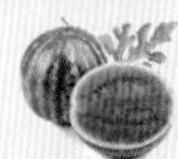

西瓜 属寒凉食物，易伤及肺部，加重咳嗽。

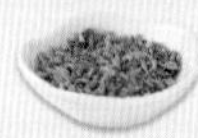

茴香 易助热生火，加重感冒发热、咳嗽症状。

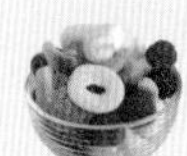

糖果 易加重喉咙炎症，导致炎症难以痊愈。

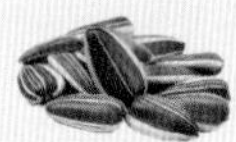

瓜子 油脂含量高，易滋生痰液，使咳嗽加重。

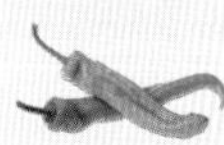

辣椒 刺激喉咙，易破坏黏膜表面，出现伤口及感染。

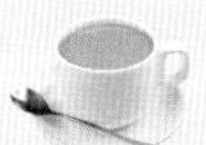

咖啡 含有咖啡因，易增加兴奋性，影响休息。

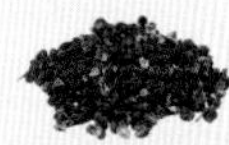

花椒 有较强的辛辣味，易刺激咽喉部位的黏膜。

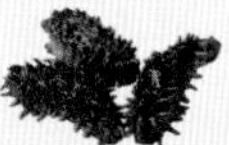

海参 是滋补良品，但易助热伤风，加重病情。

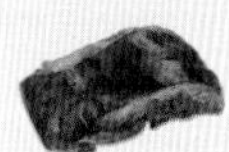

狗肉 多食易上火，且易助热生痰，加重感冒症状。

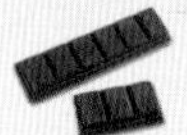

巧克力 油脂含量高，会导致痰液难以排出体外。

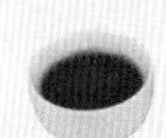

浓茶 含有咖啡因，会使大脑过度兴奋，影响睡眠。

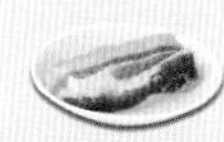

肥肉 属油腻食物，加重消化负担，影响药效。

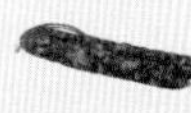

香肠 脂肪含量高，食用不易消化，影响治疗。

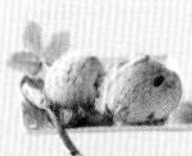

冰激凌 属冰凉食物，易伤肺，加重咳嗽的症状。

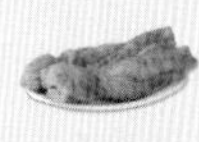

油条 属油炸食品，影响营养吸收，且含有害物质。

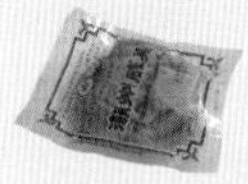

咸菜 食盐含量高，食用过多，影响患儿食欲。

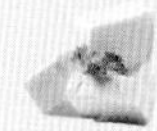

奶油 糖和油脂含量极高，易增加痰的量和浓度。

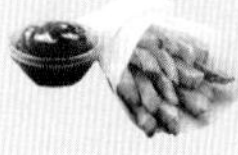

薯条 高脂肪食品，加重咽喉部位的疼痛感。

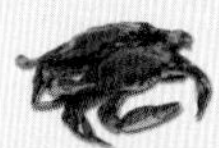

螃蟹 滋补寒凉食物，对呼吸道不利，会加重病情。

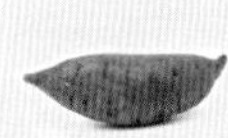

红薯 膳食纤维含量高，易加重胃肠负担，引起腹泻。

其他忌吃食物：羊肉、鸭肉、炸鸡、蛤蜊、生蚝、鸭蛋、田螺、河蚌、猪皮、猪肝、马齿苋、菠萝、酸梨等。

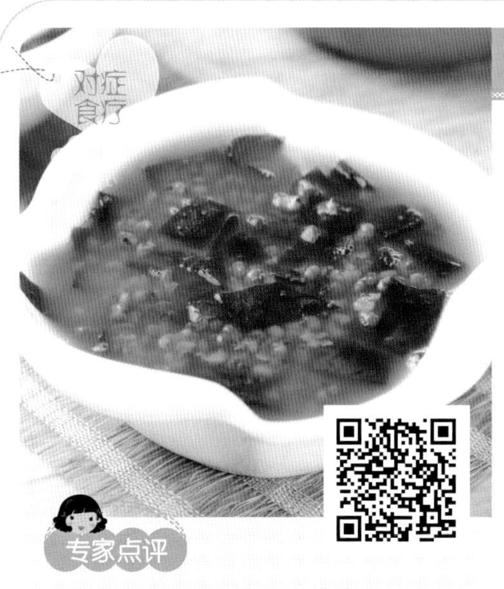

海带绿豆汤

◐ 原料：

海带70克，水发绿豆80克，冰糖50克

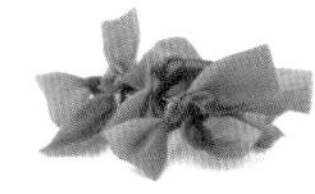

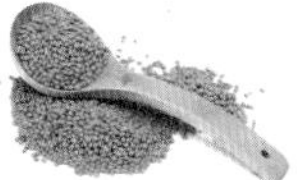

◐ 做法：

1.洗净的海带切成条，再切成小块。

2.锅中注入适量清水烧开，倒入洗净的绿豆。

3.烧开后用小火煮30分钟，至绿豆熟软。

4.倒入切好的海带，加入冰糖，搅拌均匀。

5.用小火续煮10分钟，至全部食材熟透，搅拌片刻。

6.盛出煮好的汤料，装入碗中即可。

专家点评

海带中的微量元素含量较高，能增强儿童的免疫力，有助于预防感冒病毒的侵袭，多吃绿豆还能清热下火，对感冒有辅助食疗作用。

土豆泥拌蒸茄子

对症食疗

◐ 原料：

茄子100克，熟土豆80克，肉末90克，蒜末、葱花各少许

◐ 调料：

盐、鸡粉各2克，料酒10毫升，生抽13毫升，芝麻油3毫升，食用油适量

◐ 做法：

1.去皮茄子切条，把熟土豆压成泥状。

2.茄子装盘，放入烧开的蒸锅中，用中火蒸15分钟至熟。

3.用油起锅，放入蒜末、肉末，炒松散，淋入料酒，炒匀提味。

4.放入生抽，倒入土豆泥，炒匀，注入清水，加盐、鸡粉，炒匀调味，盛出。

5.茄子倒入碗中，放入炒好的食材，撒上葱花；加入生抽、芝麻油，搅匀，装盘。

专家点评

茄子含有维生素E、维生素P及多种矿物质，能改善血液循环，对促进患儿康复非常有益。土豆富含淀粉，能为生长发育的儿童补充能量。

蜂蜜雪梨莲藕汁

◐原料：

莲藕300克，雪梨200克

◐调料：

蜂蜜20克

◐做法：

1.去皮的雪梨去核，切成丁；去皮的莲藕切丁，备用。

2.开水锅中倒入藕丁，搅散，煮1分30秒，至其七八成熟，捞出，沥干。

3.取榨汁机，选择搅拌刀座组合，倒入莲藕、雪梨，加入适量矿泉水。

4.选择“榨汁”功能，榨取蔬果汁，加入备好的蜂蜜。

5.再次选择“榨汁”功能，搅拌匀。

6.把榨好的蔬果汁倒入杯中即可。

专家点评

雪梨含有葡萄糖、果糖、苹果酸、胡萝卜素及多种维生素，有润肺清心、化痰止咳等作用，对感冒引起的咳嗽、发热等症状有食疗作用。

对症食疗

红枣桂圆小米粥

◐原料：

水发小米150克，红枣30克，桂圆肉35克，枸杞10克

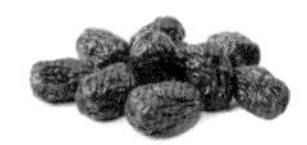

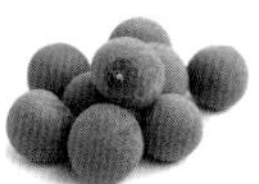

◐做法：

1.砂锅中注入适量清水烧开。

2.放入洗净的小米，搅拌匀。

3.倒入洗好的红枣、桂圆、枸杞，搅拌均匀。

4.盖上盖，烧开后用小火煮约30分钟至食材熟透。

5.揭开盖，搅匀，略煮片刻。

6.关火后盛出煮好的小米粥，装入碗中即可。

专家点评

红枣含有维生素A、维生素C等营养成分，具有补中益气、养血安神等功效，对缓解感冒引起的头痛有食疗作用；小米可治感冒引起的反胃呕吐。

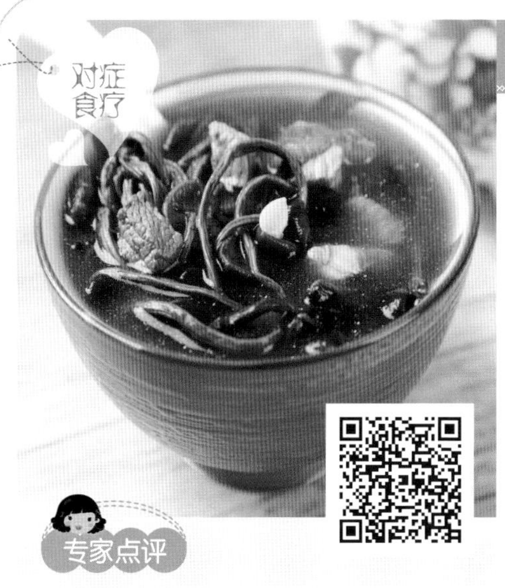

茶树菇川贝杏仁瘦肉汤

◐原料：

瘦肉100克，茶树菇120克，山药5克，川贝5克，杏仁3克，蜜枣3克，高汤400毫升

◐调料：

盐2克

◐做法：

1.锅中注水烧开，放入洗好切块的瘦肉，汆去血水，捞出，过冷水，装盘。

2.砂锅中注入高汤烧开，放入洗净的茶树菇和汆过水的瘦肉。

3.倒入洗净的山药、川贝、杏仁、蜜枣，拌匀。

4.烧开后转小火煮1～3小时至食材熟透，加盐调味。

5.拌煮片刻至食材入味，盛出装碗。

专家点评

茶树菇含有氨基酸、B族维生素和钾、钠、钙、镁、铁、锌等营养成分，具有健脾胃、增强免疫力等功效；川贝有止咳定喘的功效。

对症食疗

山药蒸鲫鱼

◐原料：

鲫鱼400克，山药80克，葱条30克，姜片20克，葱花、枸杞各少许

◐调料：

盐2克，鸡粉2克，料酒8毫升

◐做法：

1.去皮的山药切粒，处理干净的鲫鱼两面切上一字花刀。

2.将鲫鱼装入碗中，放入姜片、葱条。

3.加入料酒、盐、鸡粉，拌匀，腌渍15分钟，至其入味。

4.将腌渍好的鲫鱼装入盘中，撒上山药粒，放上姜片；把蒸盘放入烧开的蒸锅中，用大火蒸10分钟，至食材熟透。

5.夹去姜片，撒上葱花、枸杞即可。

专家点评

山药含有黏液蛋白、维生素及微量元素，能增进儿童的食欲，缓解感冒病情；鲫鱼含有丰富的优质蛋白，可为儿童的身高发育提供营养。

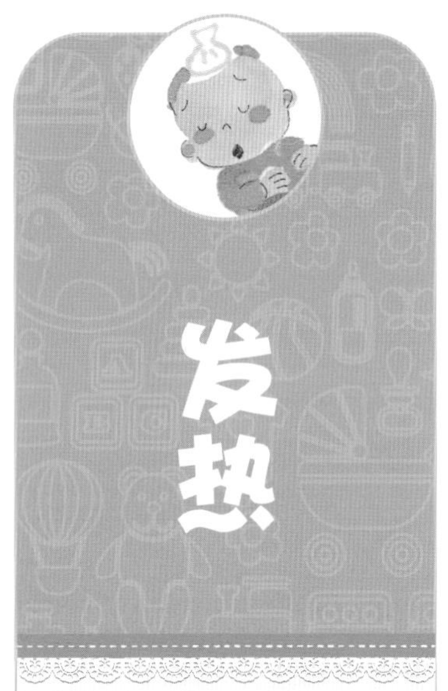

发热

小儿发热有时是身体对外来细菌、病毒侵入的一种警告，是儿童一种天生的自我保护功能，有时是由身体某些机能问题引起的，发热时体温会超过正常范围上限。引起发热的原因有很多，一般分为感染性发热和非感染性发热，前者有呼吸系统感染、荨麻疹、猩红热、流行性乙型脑炎等，后者有幼年型类风湿性关节炎等。

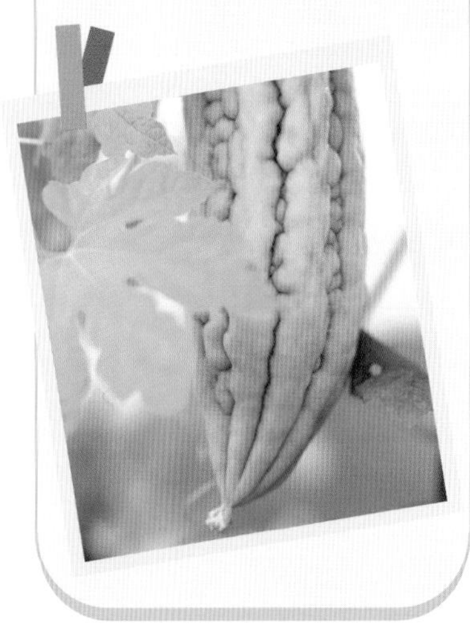

主要症状

发热有低热、中热、高热等，低热是指腋温（比口温低0.2～0.5℃）为37.5～38℃，中热为38.1～39℃，高热为39.1～40℃，超高热则为41℃以上。发热时间超过两周则为长期发热。儿童发热时，常伴有面红、烦躁、呼吸急促、口腔发热发干、手脚发烫等症状。若是婴儿发热，吃奶时口鼻会出气热。

饮食调理

1.补充优质蛋白。发热属消耗性病症，宜给宝宝补充富含优质蛋白的食物，如瘦肉、鱼等，但饮食最好清淡，少腥少油腻。

2.补充足够的水分。体液、尿液、汗液是降温的必要途径，最好多喝温开水，还可适当饮用果汁、运动饮料等。

3.发热时饮食：发热时宝宝饮食以流质、半流质为主。常用牛奶、米汤、绿豆汤、少油的荤汤及各种蔬果汁等。

4.好转时饮食：宝宝体温下降，应少量多餐；饮食应以清淡、易消化的食物为主，可以给宝宝喂一些藕粉、代乳粉等。

5.忌多食蜂蜜。吃蜂蜜会使孩子内热得不到很好的消除，容易并发其他病症。

日常防护

1.物理降温。6个月以上的儿童可以使用退热贴，一旦发热超过38℃即可在脑前、脑后各贴一片。此外，还可以用湿毛巾敷脑门。

2.注意体温。体温在38℃以下时，一般不需要特殊处理，但需多观察，多给孩子饮水；体温在38～38.5℃时，应穿较薄的衣物，促进皮肤散热，室温保持在15～25℃；体温高于38.5℃时，且持续时间较长时，则需及时就医。

宜吃食物

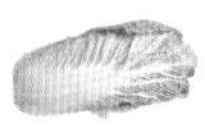

白菜 含水量高，有清热解毒、除烦解渴的功效。

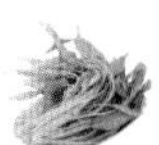

空心菜 含丰富的维生素C，能预防感冒发热。

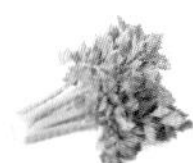

芹菜 常吃芹菜，可治发热引起的口干舌燥。

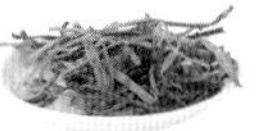

黄花菜 营养丰富，具有清热祛湿、健胃消食的功效。

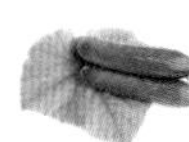

黄瓜 含有充足的水分，能清热除烦、强身健体。

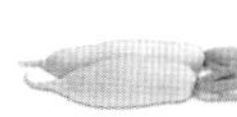

白萝卜 可利尿，使患儿通过排尿带走较多的热量。

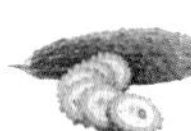

苦瓜 具有清热去火、解劳清心、利尿消渴的功效。

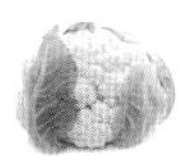

花菜 含丰富的水分和维生素，能清热解毒。

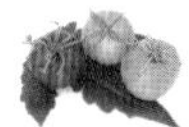

西红柿 具有生津止渴、健胃消食、清热解暑的功效。

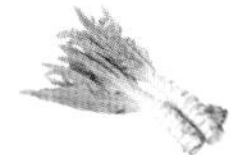

莴笋 能促进新陈代谢，改善食欲，辅助治疗发热。

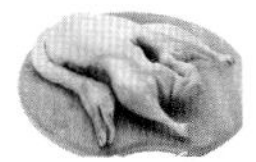

鸭肉 有养胃生津、清热健脾、利水消肿的功效。

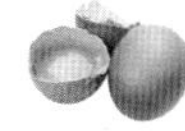

鸡蛋 富含多种氨基酸和矿物质，补充丢失的营养。

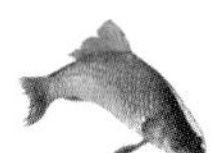

鲫鱼 发热会加速蛋白质的分解，鲫鱼可补充蛋白质。

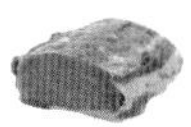

猪瘦肉 滋阴润燥，可改善患儿食欲，促进营养吸收。

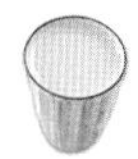

豆浆 能调节机体代谢能力，提高抗病能力。

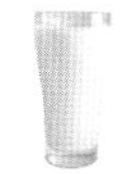

牛奶 富含钙和蛋白质，且易消化，能退热消火。

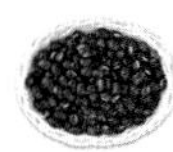

红豆 能疏风清热、除烦解渴，可治口渴多饮。

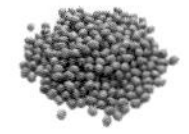

绿豆 常食绿豆，有清热下火、除烦解毒的功效。

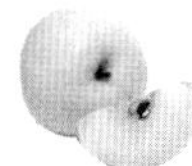

梨 能生津、止渴、清热，适用于小儿发热。

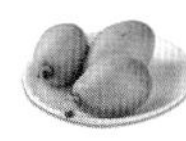

枇杷 其果肉富含营养，有清热、去火、健脾的作用。

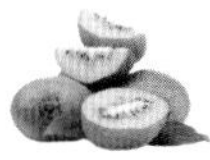

猕猴桃 水分含量高，有养心润肺、清热除烦的功效。

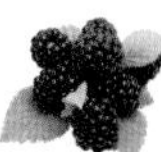

桑葚 富含维生素和无机盐，可利尿消渴、增强体质。

其他宜吃食物：百合、黄豆芽、西葫芦、藕粉、麦冬、荷叶、金银花、扁豆、面条、稀饭、米汤、豆腐、果汁等。

忌吃食物

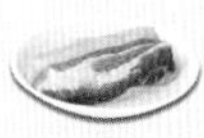
肥肉 肥腻之物，加重消化负担，不利于清热降温。

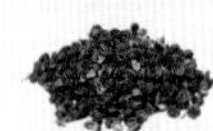
花椒 属温热性食物，食用过多会加重发热。

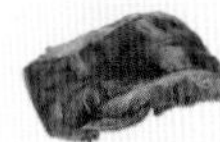
狗肉 属温热食物，易助热生火，不利于治疗。

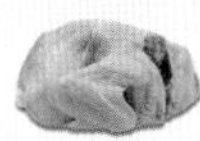
鸡肉 属温热食物，易助热生火，不利于治疗。

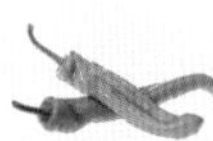
辣椒 属温热辛辣之物，食用后能生热、助热。

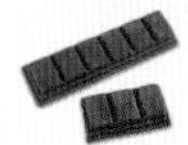
巧克力 含有大量的脂肪，易产生热量，加重病情。

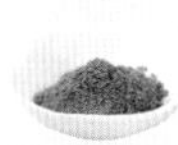
咖喱 属热性食物，辛辣刺激性强，影响营养吸收。

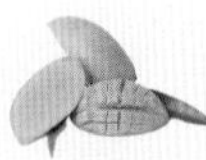
芒果 食用较多易上火，且是过敏食物，影响健康。

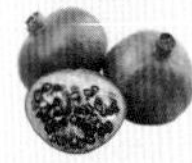
石榴 易导致上火，还易加重胃的负担，影响消化。

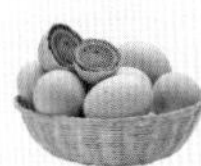
皮蛋 富含食盐和铅，食用过多会加重病情。

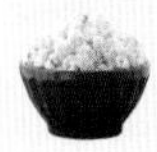
爆米花 能升阳助火，油脂太多，不易于消化吸收。

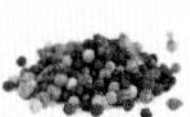
胡椒 辛辣刺激性食物，多食易助热上火，影响治疗。

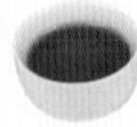
浓茶 含有的茶碱，会增强神经兴奋性，影响睡眠。

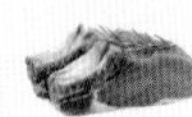
羊肉 有助热生火的作用，加重口干、面红的症状。

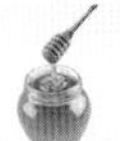
蜂蜜 能益气利中，影响内热的消除，不利于康复。

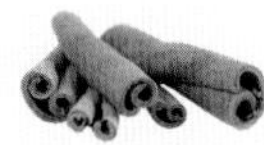
桂皮 性热，味辛，有补火壮阳、燥热伤阴之弊。

芥末 辣味强烈，儿童食用后极易引起上火。

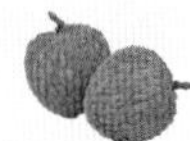
荔枝 多食易生内热，导致体温升高，加重发热。

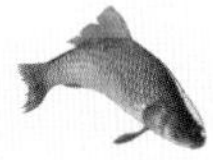
鲤鱼 属发物，易加重发热症状，体热者忌食。

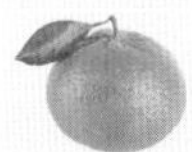
橘子 性温，多吃易上火，出现口干舌燥、咽痛。

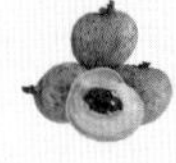
桂圆 性温，食用过多易上火，身体发热者勿食。

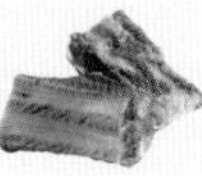
炸猪排 发热患儿食用后易致消化不良、食欲减退。

其他忌吃食物：奶油蛋糕、猪肝、猪肾、猪头肉、栗子、公鸡、罐头、咸菜等。

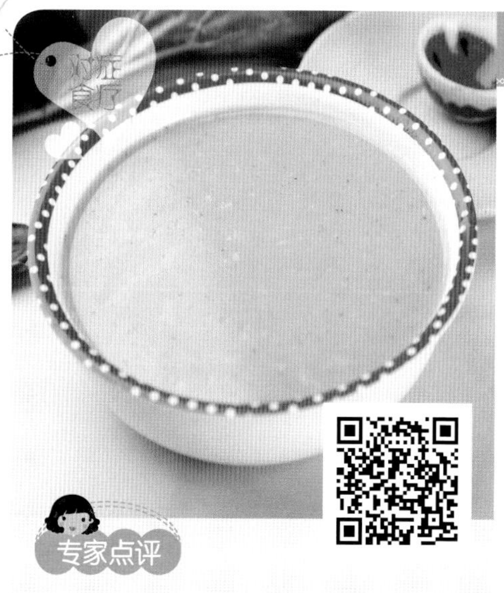

菠菜牛奶稀粥

◐原料：

水发大米90克，菠菜50克，配方奶120毫升

◐做法：

1.洗净的菠菜切成小段，装盘，待用。

2.取榨汁机，选择搅拌刀座组合，放入菠菜，注入少许温开水。

3.通电后选择“榨汁”功能，榨取汁水，滤入碗中，备用。

4.砂锅中注水烧开，倒入配方奶，加入米碎，拌匀。

5.烧开后用小火煮约20分钟至熟，倒入菠菜汁，拌匀。

6.用小火煮约5分钟至熟透，略微搅拌几下，装碗。

专家点评

牛奶易于消化，能利尿散热；菠菜含有维生素C、粗纤维、叶酸、钙、铁等营养成分，具有维持儿童神经健康、保持心情平和、改善睡眠等功效。

对症食疗

绿豆浆

◐原料：

水发绿豆140克

◐调料：

白糖适量

◐做法：

1.将泡好的绿豆倒入豆浆机中，再加入适量白糖。

2.注入适量清水，至水位线即可。

3.盖上豆浆机机头，选择“五谷”程序，再选择“开始”键，开始打浆。

4.待豆浆机运转约15分钟，即成豆浆。

5.将豆浆机断电，取下机头，把煮好的豆浆倒入滤网中，滤入容器中。

6.再倒入备好的碗中，待稍微放凉后即可饮用。

专家点评

绿豆含有蛋白质、糖类、维生素A、钙、磷、铁等营养成分，具有清热解毒、开胃消食等功效，有助于体温的下降，帮助治疗发热。

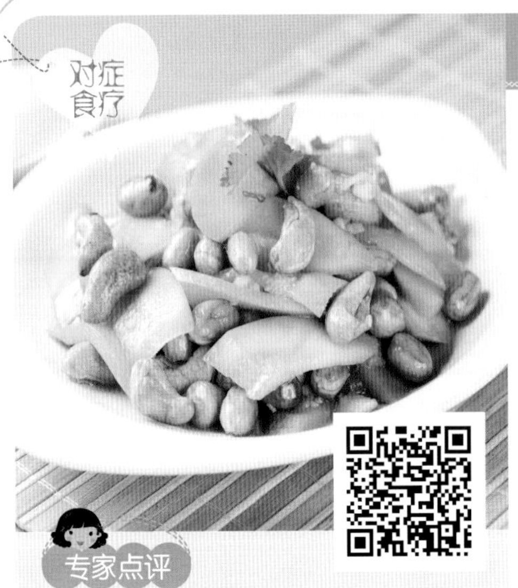

专家点评

西葫芦含有糖类、矿物质、维生素、腺嘌呤、天门冬氨酸等营养成分，具有清热利尿、除烦止渴、润肺止咳、消肿散结等功效。

果仁凉拌西葫芦

◐原料：

花生米100克，腰果80克，西葫芦400克，蒜末、葱花各少许

◐调料：

盐、鸡粉、生抽、芝麻油、食用油各适量

◐做法：

1.西葫芦切片，倒入加盐的开水锅中，拌匀，倒入食用油，煮1分钟至熟。

2.捞出，沥干；将花生米、腰果倒入沸水锅中，煮半分钟，捞出，沥干。

3.热锅注油，烧至四成热，放入花生米、腰果，略炸，至散出香味，捞出。

4.将西葫芦倒入碗中，加盐、鸡粉、生抽、蒜末、葱花，拌匀，加入芝麻油。

5.倒入花生米和腰果，搅匀，装盘。

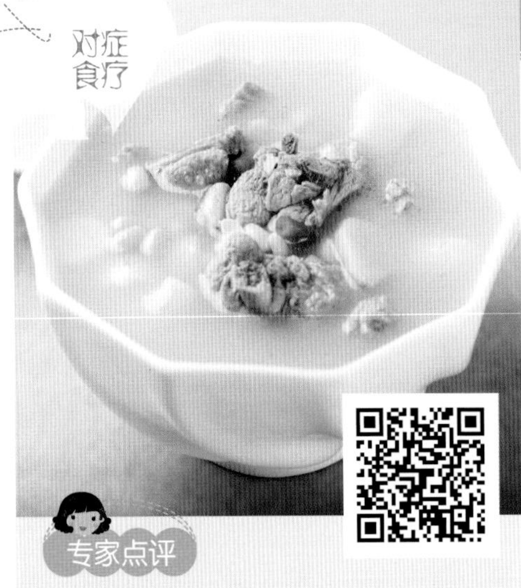

专家点评

鸭肉含有B族维生素，其所含的脂肪酸主要是不饱和脂肪酸，易于消化，能清热健脾，利水消肿；黄豆富含优质蛋白，对儿童的脑部发育有益。

黄豆马蹄鸭肉汤

◐原料：

鸭肉500克，马蹄110克，水发黄豆120克，姜片20克

◐调料：

料酒20毫升，盐2克，鸡粉2克

◐做法：

1.去皮的马蹄切小块；开水锅中放入洗净的鸭块。

2.加入10毫升料酒，搅拌匀，煮沸，汆去血水，捞出，沥干。

3.砂锅中注水烧开，倒入洗净的黄豆、马蹄块、鸭块、姜片，淋入10毫升料酒。

4.烧开后用小火炖40分钟，至食材熟透，加入盐、鸡粉，拌匀调味。

5.盛出煮好的汤料，装入汤碗中即可。

火腿花菜

◐原料：

火腿80克，花菜200克，姜片、蒜末、葱段各少许

◐调料：

盐3克，鸡粉2克，水淀粉2毫升，食用油适量

◐做法：

1.花菜切小块，火腿切片。

2.开水锅中加1克盐、食用油，倒入花菜，煮1分30秒至断生。

3.把焯过水的花菜捞出；用油起锅，下入姜片、蒜末，爆香。

4.放入火腿片，拌炒香，倒入焯过水的花菜，翻炒均匀，加入少许清水，放入2克盐、鸡粉，炒匀调味。

5.用水淀粉勾芡，撒上葱段，拌匀，装盘。

专家点评

花菜含有较多的水分和维生素，能清热解毒；火腿含有丰富的蛋白质、维生素、矿物质，具有养胃生津、固骨髓等作用，能增强幼儿的机体免疫力。

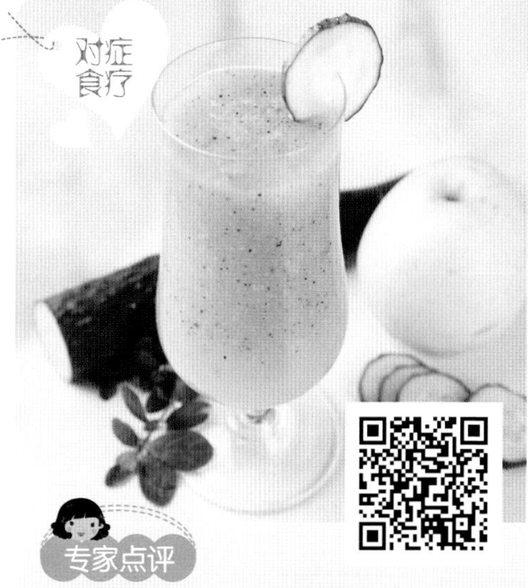

黄瓜梨猕猴桃汁

◐原料：

黄瓜65克，猕猴桃100克，雪梨85克

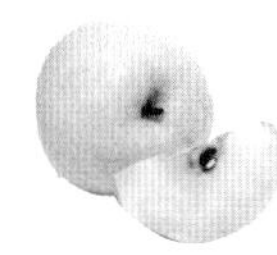

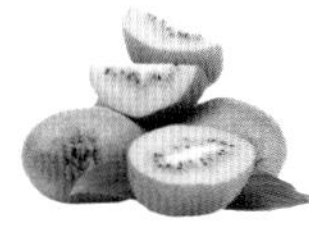

◐做法：

1.洗净的黄瓜切小块，猕猴桃肉切小块，雪梨肉切小块。

2.取备好的榨汁机，倒入切好的黄瓜、猕猴桃、雪梨。

3.注入适量纯净水，再将榨汁机的盖子盖好。

4.选择“榨汁”功能，榨取蔬果汁。

5.断电后倒入蔬果汁，装入杯中即成。

专家点评

雪梨含有维生素B_1、维生素C、果酸等营养成分，具有养阴清热、止咳润燥、解毒等功效，搭配猕猴桃制作果汁饮用，有很好的降温作用。

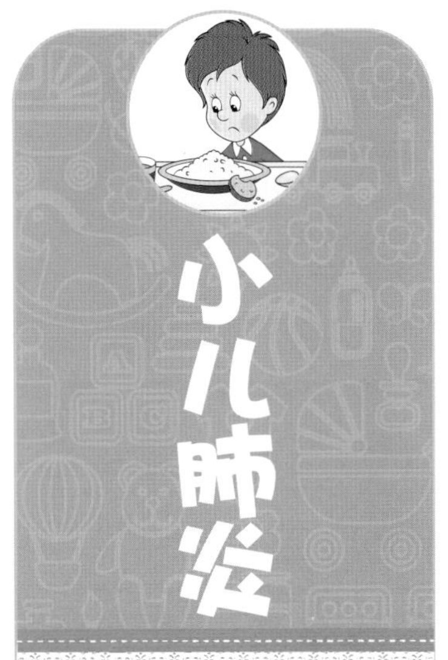

小儿肺炎

小儿肺炎是小儿肺部感染的统称，是最常见的一种呼吸道疾病，四季均易发生。3岁以内的婴幼儿在冬、春季节患肺炎较多。如治疗不彻底，易反复发作，引起多种并发症，影响孩子发育。引起肺炎的原因有：带菌者传染；败血症或脐炎、肠炎，通过血液循环感染，多由细菌引起；由病毒及其他微生物引起。

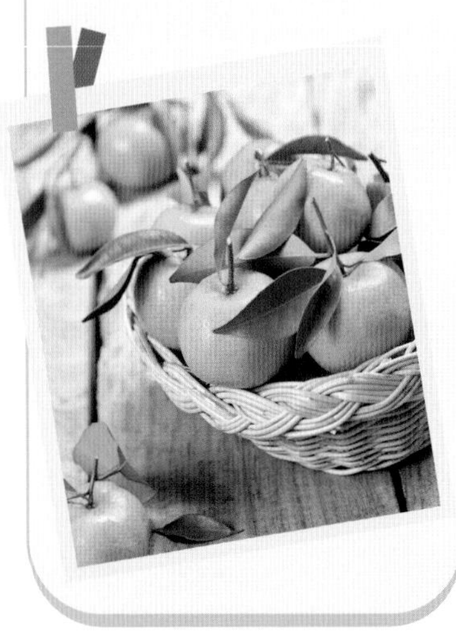

主要症状

轻型肺炎多表现为发热、咳嗽、口周或指甲轻度发绀、精神萎靡、烦躁不安、食欲不振、哆嗦、腹泻等。若病情持续，则可演变成重型肺炎，其呼吸道症状有：呼吸急促、鼻翼扇动、面色苍白或青灰等；神经系统症状有：烦躁、斜视、昏睡、惊厥、球结膜水肿、瞳孔改变等；消化系统症状有：食欲下降、呕吐、腹泻、腹胀等。

饮食调理

1.饮食清淡。儿童吃的奶可适当加些水稀释，每次少喂些，增加喂的次数。宜多吃清淡食品，除牛奶、鸡蛋、豆制品外，还可以吃新鲜蔬菜、水果。牛或羊初乳能补充病原菌侵入时身体消耗的免疫元素，可适当食用。

2.避免高蛋白饮食。小孩进食蛋白质多，排出尿素也会相应增高，高热失水的患儿应忌食高蛋白食物，如猪肉、牛肉等。

3.忌辛辣食物。辛辣之品刺激大，易化热伤津，故肺炎患儿在膳食中不宜加入辣油及辛辣调味品。

4.忌生冷食物。西瓜、冰激凌、冰冻果汁、冰糕、冰棒、生梨等生冷食物，容易损坏体内阳气，阳气受损则无力抗邪，病情也难痊愈，应忌食。

日常防护

1.加强锻炼，增强抵抗力。预防上呼吸道感染，应注意加强锻炼，可根据年龄选择适当的锻炼方法。

2.适当增减衣物。随时注意气候的变化，根据气温给小儿增减衣服，防止伤风感冒。

3.保持室内空气新鲜，让孩子得到充足的睡眠。

4.促进排痰。咳嗽时要拍拍孩子的背部，有利于痰液的排出，拍背时从下往上拍。房间内不要太干燥，孩子要适当饮水，以稀释痰液，促进痰的排出。

宜吃食物

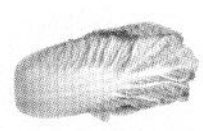
✔ **白菜** 有清热解毒、止咳化痰、利尿养胃的功效。

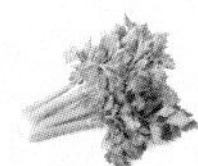
✔ **芹菜** 富含粗纤维，可治小儿肺炎所致的发热。

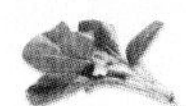
✔ **菠菜** 能燥湿化痰、理气止咳，对肺炎有食疗作用。

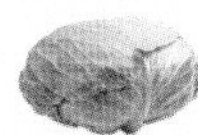
✔ **包菜** 富含维生素C，能增强免疫力，对抗病毒。

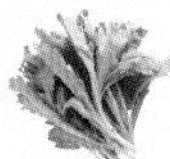
✔ **茼蒿** 含多种维生素，能养心安神、润肺补肝。

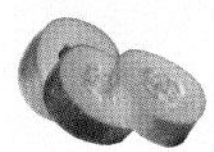
✔ **冬瓜** 常食冬瓜有较好的清热解渴、润肺止咳作用。

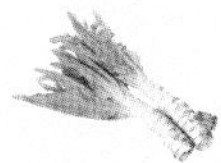
✔ **莴笋** 促进新陈代谢，有助于提高肺炎患儿的睡眠。

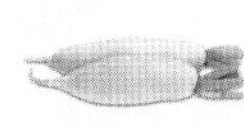
✔ **白萝卜** 能化痰清热、润肺止咳，可治呼吸急促等。

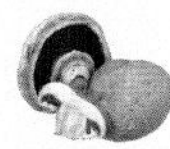
✔ **蘑菇** 增强免疫力，还有镇咳、稀释痰液的作用。

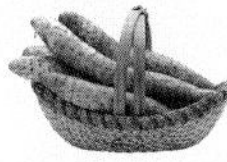
✔ **山药** 含有黏液蛋白，可治因肺炎引起的呼吸不畅。

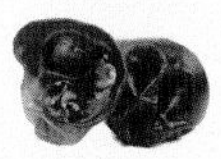
✔ **黑木耳** 富含多种矿物质，能补气养血、润肺止咳。

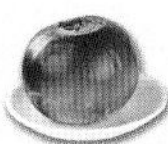
✔ **洋葱** 含有抑菌成分，能抗寒杀菌，抵抗肺炎病毒。

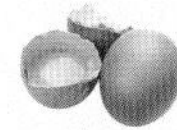
✔ **鸡蛋** 能清热止咳、顺气去痰，缓解小儿咳嗽气喘。

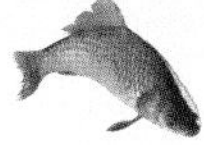
✔ **鲫鱼** 有益气健脾、利水消肿、清热解毒的功效。

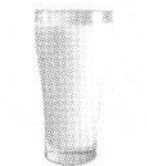
✔ **牛奶** 营养均衡，补充食欲下降缺失的营养。

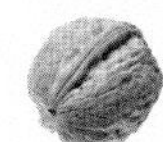
✔ **核桃** 能补养气血、润燥化痰，可治肺炎咳嗽。

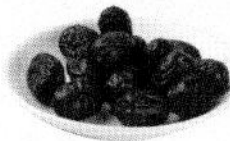
✔ **红枣** 能补血养血，增强体质，辅助治疗小儿肺炎。

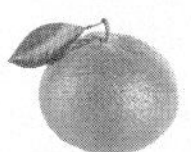
✔ **橘子** 富含果胶，能润肺、止咳、化痰、顺气。

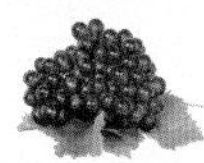
✔ **葡萄** 含活性物质，能结合病毒中的蛋白，防治感染。

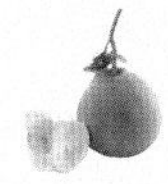
✔ **柚子** 有祛痰止渴、理气散结、润肺清肠的功效。

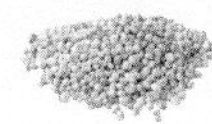
✔ **川贝** 性寒，味苦甘，能润肺止咳，缓解病情。

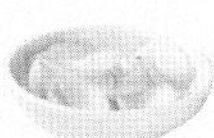
✔ **百合** 含有的黏液质，能润燥清热，可治肺热咳嗽。

其他宜吃食物：芥菜、白果、上海青、冰糖、莲子、薏米、小米、银耳、西葫芦、胡萝卜、海带、紫菜等。

忌吃食物

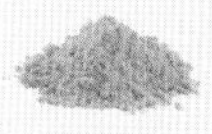

芥末 有强烈的刺激性，可刺激呼吸道黏膜。

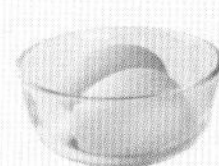

咸蛋 富含食盐和脂肪，多食易降低患儿的食欲。

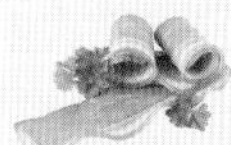

培根 脂肪含量高，过多食用对肺炎患儿恢复不利。

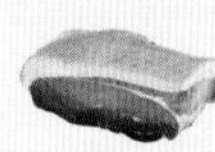

腊肉 脂肪含量高，不易消化，且还含有致癌物质。

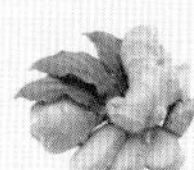

生姜 过多食用会引起支气管痉挛，加重咳嗽症状。

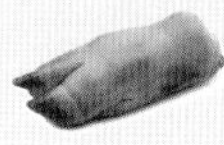

猪蹄 含有较高的脂肪，易助热生痰，影响治疗。

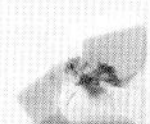

奶油 属油腻食物，过多食用会加重消化负担。

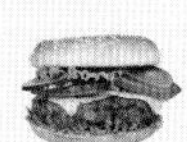

汉堡 属油腻厚味之物，影响消化功能，加重病情。

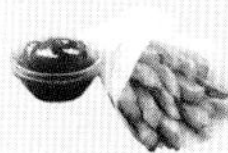

薯条 属油炸食品，易滋生痰液，对呼吸不利。

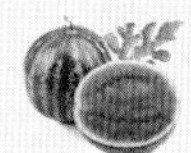

西瓜 是寒凉之物，食用过多会加重肺炎咳嗽。

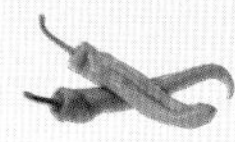

辣椒 含辣椒素，会刺激肺部及呼吸道黏膜，加重肺炎。

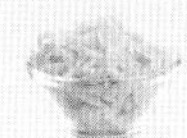

奶酪 含热量和油脂较高，过量食用不易消化。

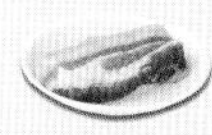

肥肉 油腻之品，宿食积滞而生内热，引起发热。

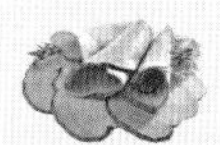

熏肉 脂肪含量高，加重肝脏负担，影响食欲。

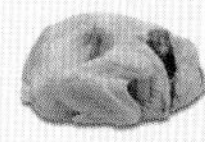

鸡肉 性温，易加重胸中烦热、呼吸困难等症。

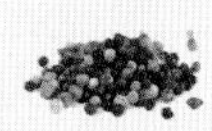

胡椒 是热性食物，食用过多会口苦咽干、呼吸不顺。

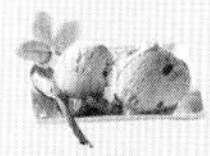

冰激凌 生冷食物易引起支气管痉挛，加重肺炎咳嗽。

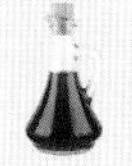

食醋 营养元素少，会减弱白细胞的杀菌能力。

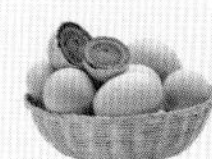

皮蛋 含有大量食盐，易加重水钠滞留、肺部水肿。

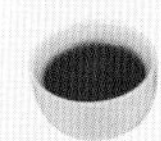

浓茶 易刺激心肌，加重消耗，体温升高，加重发热。

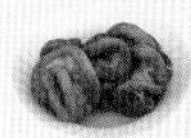

猪肠 含有较多的脂类物质，加重胃肠的消化负担。

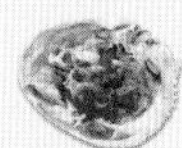

蟹黄 属寒凉食物，会伤及肺脏，加重咳嗽症状。

其他忌吃食物：鱼肝油、鲫鱼子、猪肝、烤肉、猪腰、鸡肝、香蕉、乌梅等。

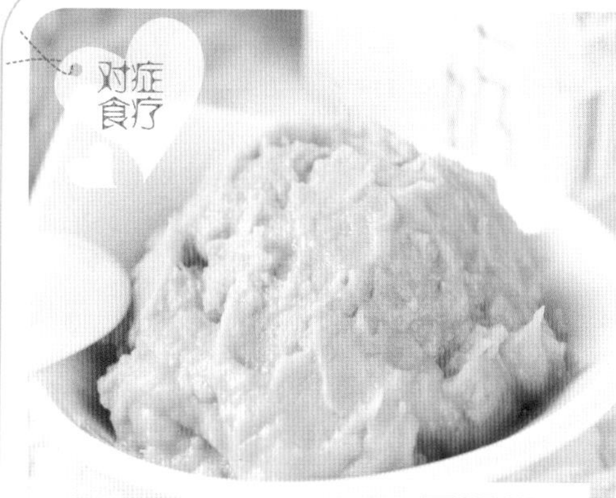

红薯牛奶

◐原料：

红薯80克，牛奶20毫升

◐做法：

1.去皮的红薯切薄片，放入蒸盘，再放入烧开的蒸锅中。

2.盖上锅盖，用中火蒸约20分钟至食材熟软。

3.揭开锅盖，取出蒸盘，放凉待用。

4.取一个干净的大碗，放入蒸好的红薯，碾成泥状。

5.倒入备好的牛奶，搅拌片刻使其味道均匀。

6.另取一个干净的小碗，盛入拌好的红薯牛奶即可。

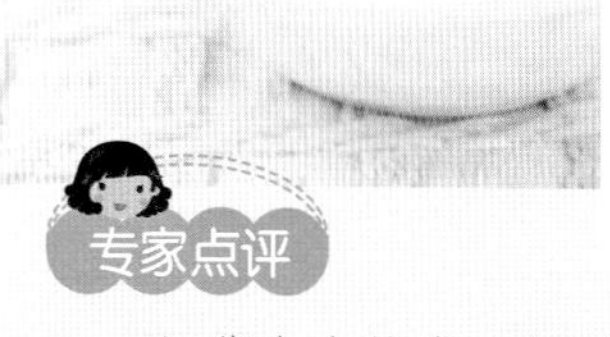

红薯含有糖类、粗纤维、胡萝卜素、维生素B_1等营养成分，具有增强免疫力、促进胃肠蠕动等功效，可改善肺炎引起的食欲下降症状。

对症食疗

雪莲果百合银耳糖水

◐原料：

水发银耳100克，雪莲果90克，冰糖40克，百合20克，枸杞10克

◐做法：

1.银耳、去皮的雪莲果切小块，备用。

2.砂锅中注水烧开，倒入切好的银耳、雪莲果。

3.放入洗净的百合、枸杞，搅拌匀，使食材散开。

4.煮沸后用小火煮约20分钟，至食材全部熟软。

5.倒入备好的冰糖，搅拌匀，转大火续煮至糖分完全溶化。

6.关火后盛出煮好的银耳糖水，装入碗中即成。

专家点评

百合含有黏液质，能润燥清热，可治肺热咳嗽。银耳含有钙、磷、铁、钾等营养成分，有补肾、润肠、益胃的功效，对儿童生长发育非常有益。

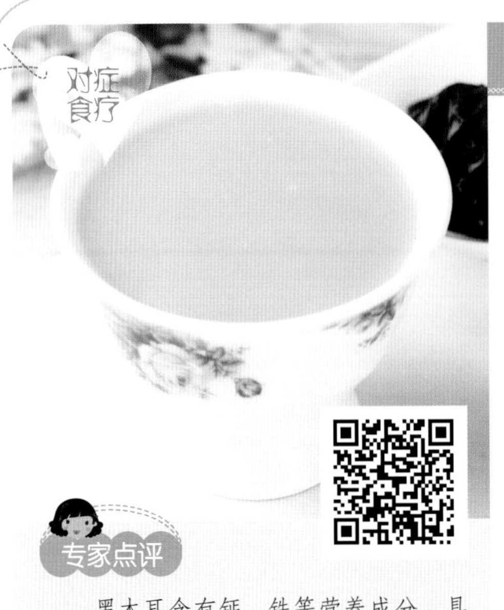

木耳黑豆浆

◐原料：

水发木耳8克，水发黑豆50克

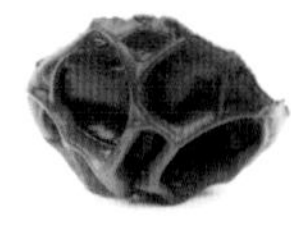

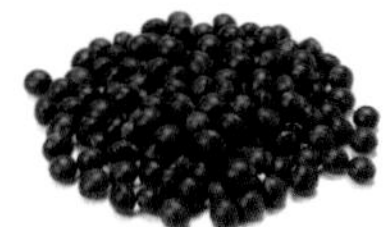

◐做法：

1.将已浸泡8小时的黑豆装入碗中，用清水搓洗干净。

2.把洗好的黑豆沥干水分。

3.将洗好的黑豆、木耳倒入豆浆机中。

4.注水至水位线即可，选择“五谷”程序，再按“开始”键，开始打浆；待豆浆机运转约15分钟，把煮好的豆浆倒入滤网中，滤取豆浆。

5.把滤好的豆浆倒入杯中即可。

黑木耳含有钙、铁等营养成分，具有益气、润肺等功效，对肺炎患儿有很好的食疗作用；常食黑豆能提高机体对铁元素的吸收，预防儿童贫血。

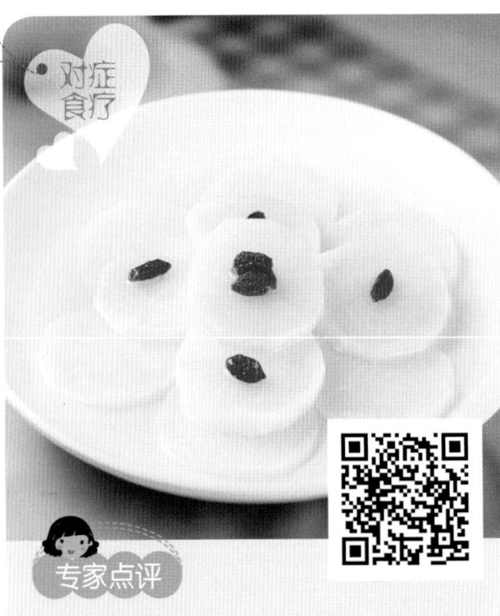

蜜蒸白萝卜

◐原料：

白萝卜350克，枸杞8克，蜂蜜50克

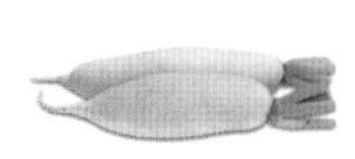

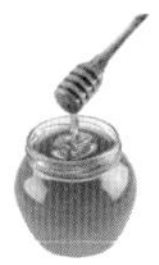

◐做法：

1.将洗净去皮的白萝卜切成片，备用。

2.取一个干净的蒸盘，放上切好的白萝卜，摆好。

3.再撒上洗净的枸杞，待用。

4.蒸锅注水烧开，放入装有白萝卜的蒸盘中。

5.用大火蒸约5分钟，至白萝卜熟透，取出蒸好的萝卜片。

6.趁热浇上蜂蜜即成。

白萝卜含有B族维生素、胡萝卜素、钙、铁等营养物质，有消食开胃、化痰止咳的功效。此外，蜂蜜能润肠通便，特别适合食欲下降的儿童食用。

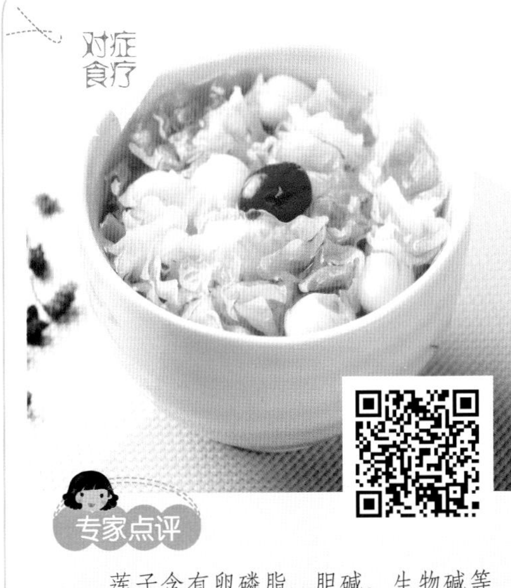

莲子含有卵磷脂、胆碱、生物碱等营养成分，能宁心安神，改善肺炎引起的烦躁不安等症状；银耳中的黏液质，不但能滋阴养颜，还能清理肠胃。

桑葚莲子银耳汤

原料：

桑葚干5克，水发莲子70克，水发银耳120克，冰糖30克

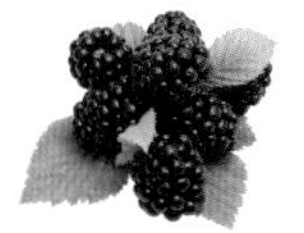

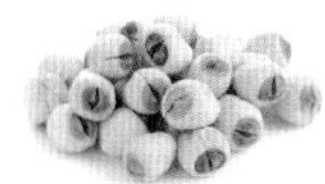

做法：

1.银耳切成小块；砂锅中注入适量清水烧开，倒入桑葚干。

2.用小火煮15分钟，至其析出营养物质，捞出桑葚；倒入洗净的莲子，加入切好的银耳。

3.用小火再煮20分钟，至食材熟透，倒入冰糖，搅拌匀。

4.用小火煮至冰糖溶化，盛出装碗。

对症
食疗

专家点评

鸡蛋营养丰富而全面，西红柿含有钙、铁、苹果酸和柠檬酸等有机酸，可以帮助儿童消化，调整宝宝的胃肠功能，有效缓解肺炎引起的消化道症状。

西红柿面包鸡蛋汤

原料：

西红柿95克，面包片30克，高汤200毫升，鸡蛋1个

做法：

1.鸡蛋打入碗中，用筷子打散，调匀。

2.汤锅中注水烧开，放入西红柿，烫煮1分钟，取出。

3.面包片切粒；西红柿去掉皮，对半切开，去蒂，切成小块。

4.将高汤倒入汤锅中烧开。

5.下入切好的西红柿，用中火煮3分钟至熟，倒入面包，搅拌匀。

6.倒入备好的蛋液，拌匀煮沸，盛出煮好的蛋汤，装入汤碗中即可。

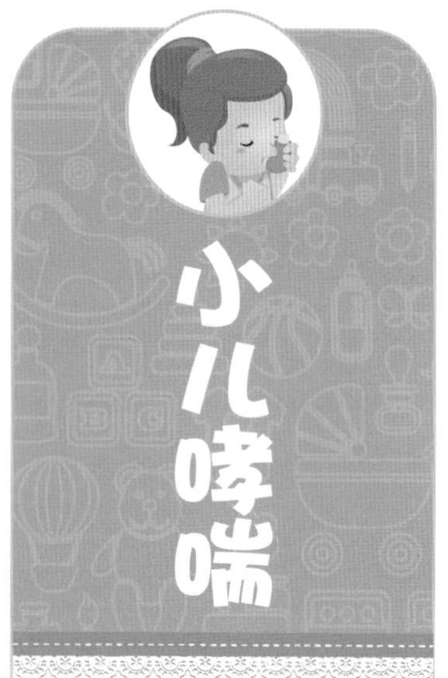

小儿哮喘

小儿哮喘是一种表现为反复发作性咳嗽、喘鸣和呼吸困难，并伴有气道高反应性的可逆性、梗阻性呼吸道疾病，是一种严重危害儿童身体健康的常见慢性呼吸道疾病，其发病率高，常表现为反复发作的慢性病程，严重影响儿童和青少年的生长发育。其发病原因与遗传、年龄、地理位置、环境、生活水平、饮食习惯等有关。

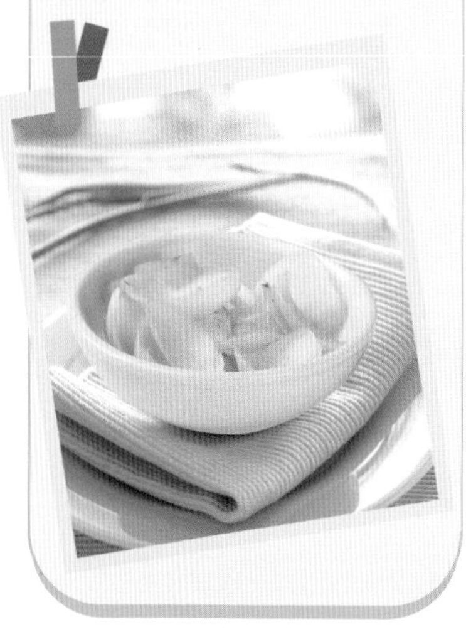

主要症状

哮喘起病或急或缓，婴幼儿哮喘发病前往往有1～2天的上呼吸道过敏的症状，包括鼻痒、喷嚏、流清涕、揉眼睛、揉鼻子等表现并逐渐出现咳嗽、喘息。年长儿起病往往较突然，常以阵咳开始，继而出现喘息、呼吸困难等。严重发作时患儿烦躁不安、端坐呼吸、耸肩喘息、面色苍白、鼻翼扇动、口唇及指甲青紫、全身冒冷汗等。

饮食调理

1.提供足够的营养。小儿处于身体生长发育的阶段，对营养素的需要量相对较多，营养不足，抵抗力就比较差。轻度的维生素A和维生素C缺乏是造成小儿反复呼吸道感染的一个常见原因。

2.增加液体摄入量。大量饮水，有利于痰液稀释，保持气管通畅。

3.常食菌类能调节机体免疫功能，如香菇等。

4.供给充足的蛋白质和铁。饮食中应多供给瘦肉、动物肝脏、豆腐、豆浆等。

5.饮食宜清淡，少刺激，不宜过咸、过甜，忌生冷、辛辣等刺激性食物。

6.忌过敏食物。鱼虾(海鱼)、芝麻、贝壳类、花生等，可作为变应原引起哮喘发作。

日常防护

1.加强锻炼，增强体质。哮喘儿童需进行适当的运动，运动甚至是治疗的一部分。游泳、散步、慢跑等是哮喘儿童的首选运动。

2.注意保暖，防止感冒。日常生活中避免过热、过冷，尤其在季节交替时，要及时增减衣服，冬季要注意颈部的保暖。

3.找出诱发因素。最好去医院做相关检查，找出变应原，做到对症治疗。

宜吃食物

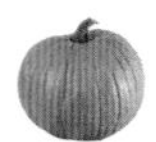

南瓜 具有润肺益气、化痰解毒、止咳的功效。

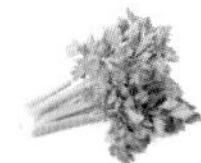

芹菜 含有甘露醇，有清热除烦、利水消肿的作用。

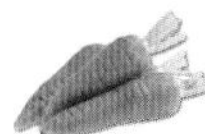

胡萝卜 富含维生素，能清热解毒、降气止咳。

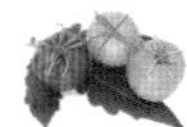

西红柿 能生津止渴、清热解毒，减少干咳现象。

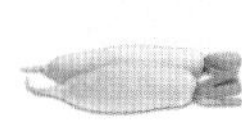

白萝卜 有除痰润肺、和中止咳的功效，缓解病情。

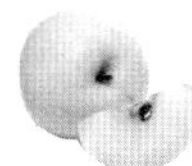

雪梨 能清热润肺、止咳化痰，减少咽喉疼痛。

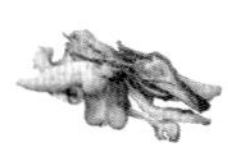

佛手 具有疏肝理气、和中止痛、化痰止咳的功效。

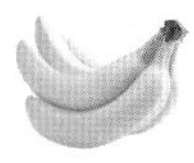

香蕉 有润肺止咳的功效，可治肺热咳嗽等症。

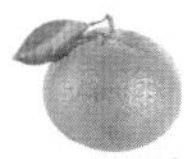

橘子 能润肺、止咳、化痰、健脾，可治咳嗽痰多。

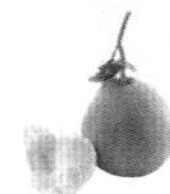

柚子 具有润肺清肠、理气化痰、止渴散结的功效。

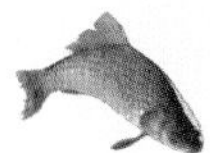

鲫鱼 性平，味甘，有健脾益气、利水消肿的作用。

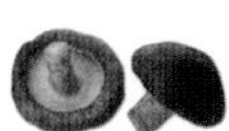

香菇 能增强免疫力，常食能预防呼吸道感染。

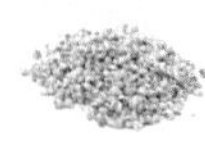

薏米 能清热宣肺、化痰定喘，减少哮喘的发生。

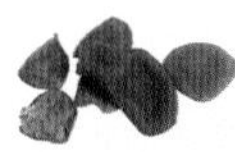

陈皮 性温，味辛，有行气宽中、降逆化痰的功效。

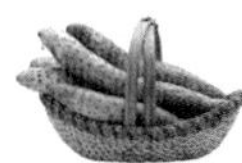

山药 性平，归肺经，能除湿、补肺、治咳嗽。

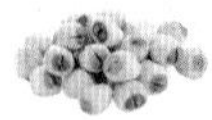

莲子 有养心安神的功效，可缓解烦躁不安的症状。

银耳 具有生津润肺、止咳清热、补气、补血的功效。

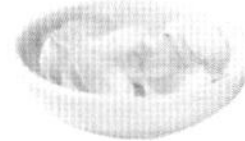

百合 能养心安神、润肺止咳，可治慢性咳嗽。

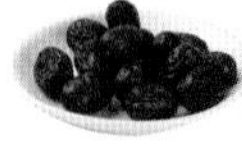

红枣 具有养血安神、降气止咳、健脾益胃的功效。

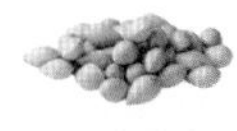

银杏 能定喘咳、益脾气，多用于哮喘的治疗。

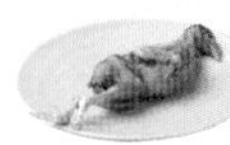

鹌鹑 性味甘平，入肺经，能散结热、补中益气。

猪肺 有补虚、止咳、止血之效，能治肺虚久咳。

其他宜吃食物：猪瘦肉、豆腐、猪肝、鸡肝、豆浆、鸡肉、红豆、杨梅、火龙果、果汁等。

忌吃食物

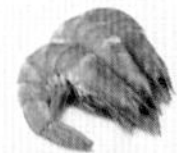

虾 性温，易积温生热、滋生痰液，加重哮喘。

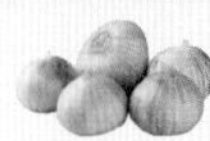

蒜 大蒜精油会刺激气道，加重呼吸道炎症。

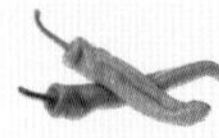

辣椒 大辛大热之物，刺激支气管黏膜，加重咳嗽。

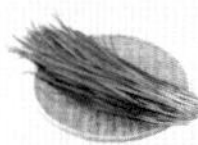

韭菜 纤维含量高，容易胀气，加重呼吸困难。

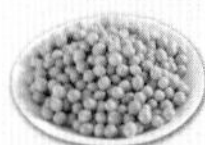

黄豆 是胀气之物，易使横隔上抬、胸腔缩小。

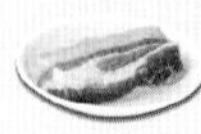

肥肉 脂肪含量高，助湿生痰，加重痰鸣音。

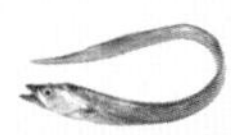

带鱼 加重胸胁胀满、痰浊稠厚、烦闷不安等症状。

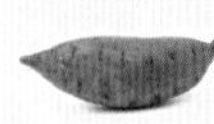

红薯 易产生气体，堵塞胸腔，致呼吸不畅。

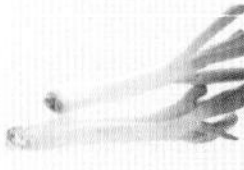

大葱 具有特殊的辛辣味，使气道炎症加重。

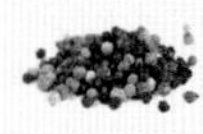

胡椒 性热，易生火，加重咽喉炎症，影响治疗。

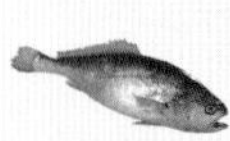

黄鱼 属发物，食后易加重哮喘鼻痒、咳嗽的症状。

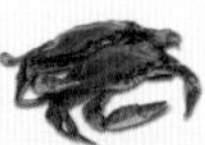

螃蟹 为寒凉之物，会加剧过敏反应，诱发哮喘。

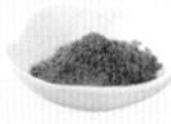

咖喱 有强烈的辛辣味，会刺激呼吸道黏膜，加重病情。

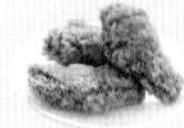

炸鸡 油腻厚味之品，阻碍营养吸收，不利于治疗。

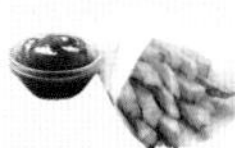

薯条 含有反式脂肪酸，多吃对儿童健康有害。

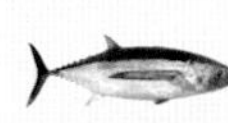

金枪鱼 肉质肥腻，过多食用易助湿生热，影响康复。

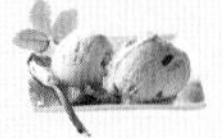

冰激凌 冷冻食物，多食对肠胃、肺部、咽喉都不利。

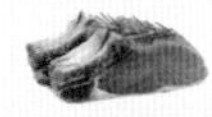

羊肉 热性食物，可助热上火，加重痰结、气喘等。

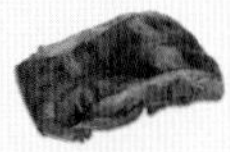

狗肉 性热，多食易上火，对气管炎症恢复不利。

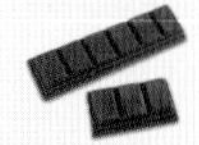

巧克力 油脂含量高，易滋生痰液，加重咳嗽不止等。

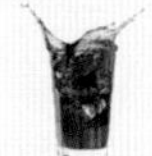

可乐 含有的苯甲酸钠会加重哮喘的咳嗽症状。

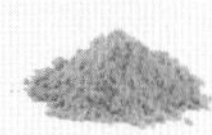

芥末 芥子油会刺激鼻窦神经，加重鼻炎、咳嗽。

其他忌吃食物：公鸡肉、牛肉、海带、米糟、咖啡、汽水、可可、鲑鱼、雪里蕻、芥菜、茴香等。

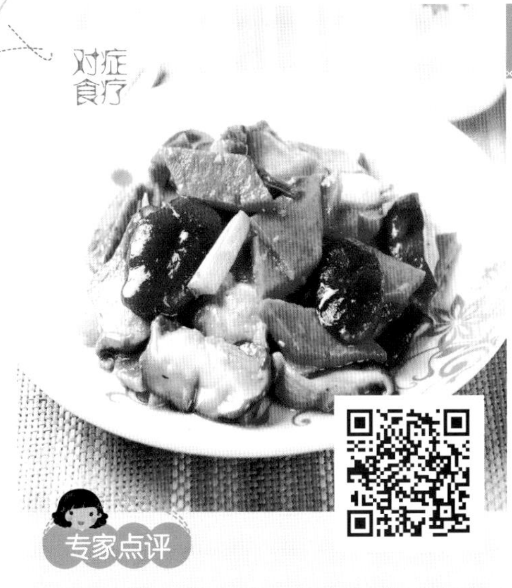

香菇烧火腿

◐原料：

鲜香菇65克，火腿90克，姜片、蒜末、葱段各少许

◐调料：

料酒5毫升，生抽3毫升，盐3克，鸡粉4克，水淀粉、食用油各适量

◐做法：

1.香菇用斜刀切片，火腿切菱形片；开水锅中加盐、鸡粉，倒入香菇，搅匀，煮约半分钟，捞出，沥干。

2.火腿片在烧热的油锅中略炸，捞出。

3.锅底留油烧热，倒入姜片、蒜末、葱白，放入香菇，炒匀，淋入料酒。

4.倒入火腿片，加生抽，炒匀，加盐、鸡粉，倒入清水，炒匀，淋入水淀粉，撒上葱叶，炒匀，装盘。

专家点评

香菇含有叶酸、膳食纤维、维生素B_1、维生素B_3等营养成分，具有补肝肾、健脾胃、益气血、益智安神等功效，有预防儿童呼吸道感染的作用。

对症食疗

川贝梨煮猪肺

◐原料：

雪梨100克，猪肺120克，川贝粉20克，姜片少许

◐调料：

冰糖30克

◐做法：

1.洗净的猪肺放入清水锅中，煮开后用中火煮约2分钟，汆去血水，去浮沫。

2.捞出，过一下冷水，洗净，沥干水后装盘，待用。

3.砂锅中注入适量高汤烧开，放入切好的雪梨，倒入汆过水的猪肺，加川贝粉、姜片，拌匀。

4.烧开后转中火煮约1小时至熟，加冰糖，拌煮至溶化，盛出装碗。

专家点评

猪肺有补虚、止咳之效，能治肺虚久咳；雪梨含有膳食纤维、糖类及多种维生素，具有润肺止咳、清热去火等功效。两者搭配，适合哮喘儿童食用。

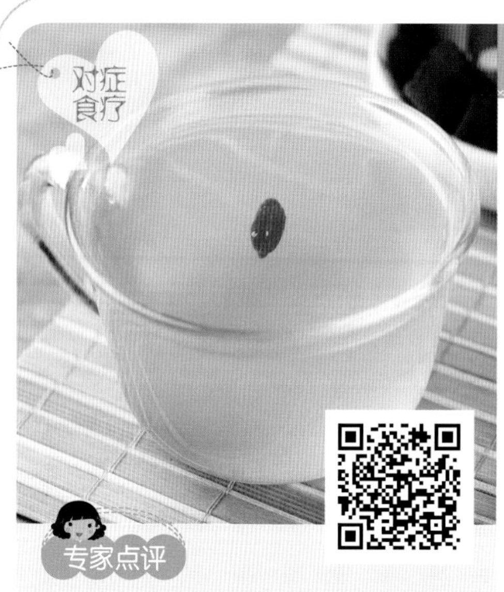

银杏叶含有山柰酚、槲皮素、芦丁、白果双黄酮、白果醇及亚麻酸、豆甾醇等多种活性成分，能祛痰止咳、定喘咳，多用于哮喘的治疗。

银杏叶茶

◐原料：

银杏叶5克

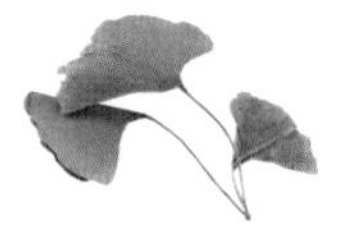

◐做法：

1.砂锅中注入适量清水烧开，放入洗净的银杏叶，搅拌匀。

2.盖上盖，煮沸后用小火煮约5分钟，至其析出有效成分。

3.揭开盖，搅拌一会儿，关火后盛出煮好的茶水。

4.滤取茶汁，装入备好的杯中，趁热饮用即可。

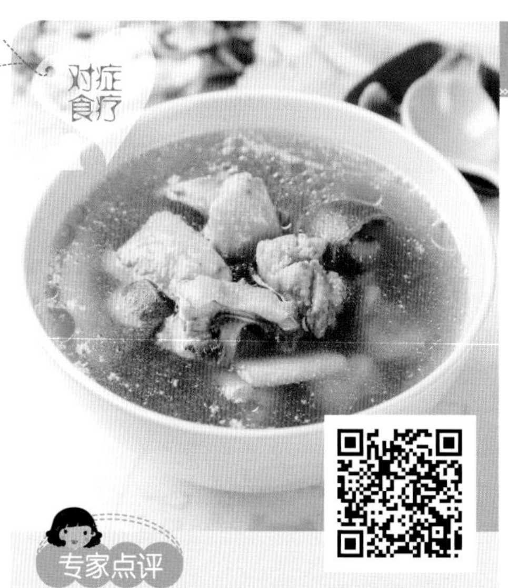

陈皮能行气宽中、降逆化痰，对肺炎咳嗽有食疗作用；鸡肉含有蛋白质、B族维生素、钙、铁等营养成分，具有温中益气、健脾胃、强筋骨等功效。

陈皮炖鸡

◐原料：

鸡肉块320克，陈皮10克，姜片、葱段各少许

◐调料：

盐、鸡粉各2克，生抽4毫升，料酒10毫升

◐做法：

1.开水锅中倒入鸡肉块，搅匀，淋入5毫升料酒，去血水和浮沫，捞出，沥干。

2.砂锅中注水烧热，放入陈皮、姜片、葱段，用大火略煮一会儿。

3.倒入汆过水的鸡肉块，加入5毫升料酒；烧开后用小火炖煮约20分钟，加入盐、生抽，拌匀。

4.用小火炖煮约20分钟至食材熟透。

5.加鸡粉，拌匀调味，盛出即可。

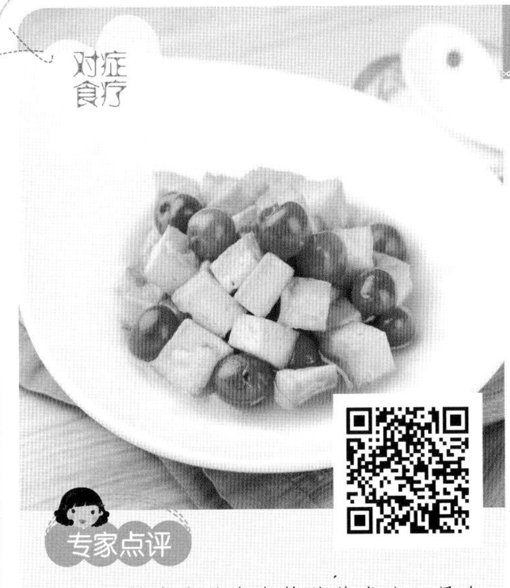

樱桃豆腐

◑原料：

樱桃130克，豆腐270克

◑调料：

盐2克，白糖4克，鸡粉2克，陈醋10毫升，水淀粉6毫升，食用油适量

◑做法：

1.豆腐切小方块，煎锅上火烧热，淋入食用油，倒入豆腐，用小火煎出香味。
2.翻转豆腐，煎至两面金黄色，盛出。
3.锅底留油烧热，注入少许清水。
4.放入洗好的樱桃，加入盐、白糖、鸡粉、陈醋。
5.拌匀，用大火煮至沸，倒入豆腐，拌匀，煮至入味。
6.用水淀粉勾芡，盛出即可。

专家点评

樱桃含有花青素等营养成分，具有健脾、和胃等功效，对哮喘引起的胃动力不足有较好的食疗作用，且豆腐富含优质蛋白，有益于儿童发育。

对症食疗

雪梨苹果山楂汤

◑原料：

苹果100克，雪梨90克，山楂80克，冰糖40克

◑做法：

1.雪梨、苹果去核，果肉切块。
2.洗净的山楂去除头尾，对半切开，去核，再切成小块。
3.砂锅中注入适量清水烧开，倒入切好的食材，搅拌匀。
4.用大火煮沸，再盖上盖，转小火煮约3分钟，至食材熟软。
5.倒入备好的冰糖，搅拌匀，用中火续煮至糖分溶化。
6.盛出煮好的山楂汤，装入备好的汤碗中即成。

专家点评

雪梨能清热润肺、止咳化痰，苹果含有磷、铁、苹果酸、柠檬酸、果胶、纤维素、B族维生素、维生素C等营养成分，能改善儿童血液循环。

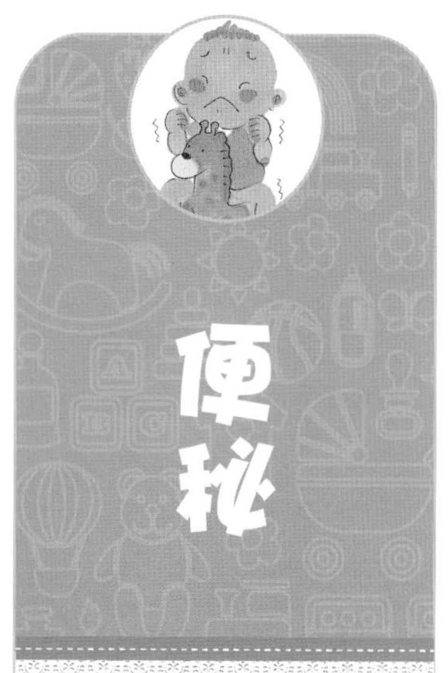

便秘

小儿便秘指大便干燥、坚硬，秘结不通，排便时间间隔较久（＞2天），或虽有便意而排不出大便。常见病因有：①饮食不足。进食太少时，消化后液体被吸收，残渣少，致大便量减少。②食物成分搭配不合理。若食物中含大量蛋白质而糖类不足，则会使大便干燥。③肠道功能失常。由生活不规律引起。

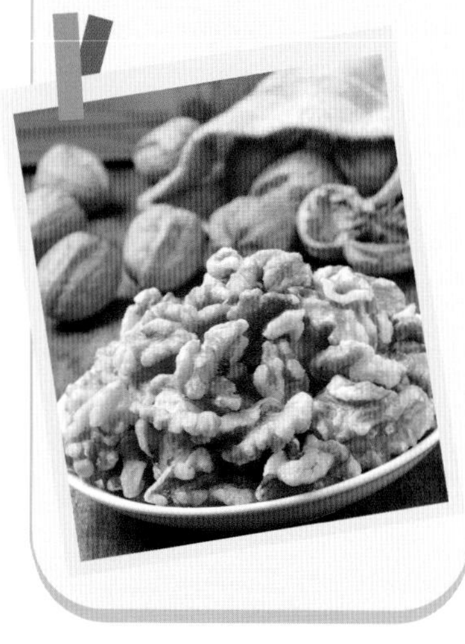

主要症状

便秘患儿会表现为排便次数减少、粪便干燥、坚硬、有排便困难和肛门疼痛，有时粪便擦伤肠黏膜或肛门引起出血，而大便表面可带有少量血或黏液，自觉腹胀及下腹部隐痛，肠鸣及排气多等症状。长期便秘还会导致儿童精神不振、乏力、头痛、食欲不振等。长期摄食不足，还会发生营养不良，进一步加重便秘。

饮食调理

1.注意饮食营养。增加蔬菜水果及富含膳食纤维的食物的摄入，既能促进胃肠蠕动，又能补充营养。

2.多喝水。大量摄取水分有助于软化粪便，并促其顺利通过结肠。无论是白开水还是果汁，每天应保证摄入6~8杯的量来防治便秘。

3.多吃富含油脂的食物。如核桃、松子仁、花生、芝麻等油脂含量高的食物，可以润肠、通便。

4.少吃蛋糕、巧克力、饼干、油炸食品等。

5.忌食过于精细的食物。太精细的食物进入人体后，缺乏残渣，不利于粪便的排出。

6.忌补铁过量。尽管铁是一种重要的营养物质，但儿童补铁过多会导致便秘。除非有医嘱特别说明，否则应多补充维生素，促进排便。

日常防护

1.适当运动。要督促儿童多到户外进行运动，养成良好的锻炼习惯，增强体质，促进排便。

2.养成良好的排便习惯。每日应定时排便，形成条件反射，建立良好的排便规律。注意及时排便，排便的环境和姿势应尽量方便，免得抑制便意。

3.慎用泻药。对于便秘患儿，在未经医生许可的情况下，不要轻易给孩子服用泻药和灌肠剂，以免造成不良反应或发生依赖。

宜吃食物

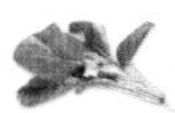

菠菜 富含膳食纤维，能促进胃肠道的蠕动。

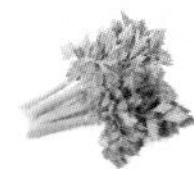

芹菜 粗纤维含量高，常吃能预防儿童便秘。

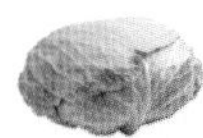

包菜 富含维生素和纤维素，可促进大便的排出。

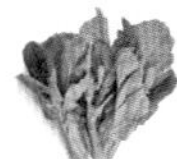

芥蓝 能润肠祛热气、下虚火，可治肠胃热重。

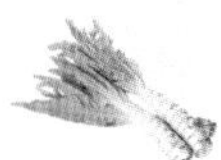

莴笋 刺激消化液分泌，加速食物分解，预防便秘。

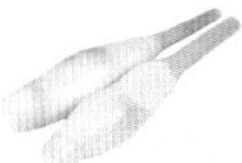

茭白 水分含量高，具有润肠排毒的功效。

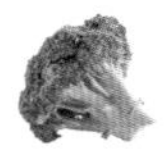

西蓝花 多食可使腹壁和肠壁增厚，张力增加。

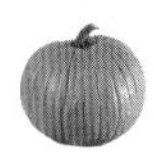

南瓜 含有组氨酸和可溶性纤维，能帮助儿童排便。

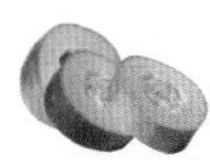

冬瓜 能养胃生津、清降胃火，辅助治疗便秘。

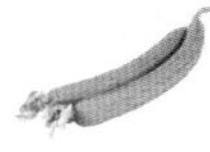

丝瓜 含粗纤维，具有清暑凉血、解毒通便的作用。

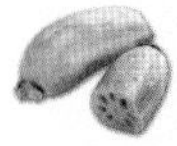

莲藕 含有黏液蛋白，能健脾开胃、促进消化。

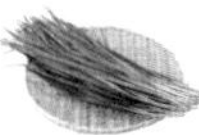

韭菜 富含粗纤维，能增强胃肠蠕动，治疗便秘。

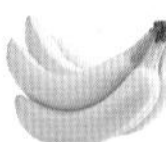

香蕉 易消化吸收，能润肠通便、清热解毒。

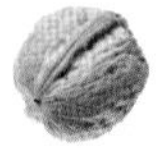

核桃 能润肠止咳，常用于肠燥便秘的治疗。

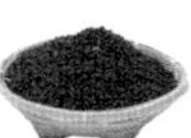

黑芝麻 富含油脂，能润肠通便，促进体内废物排出。

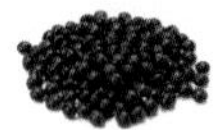

黑豆 可使进入肠道的食物变软，防止发生便秘。

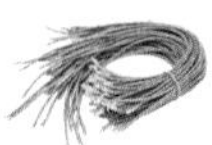

豆角 含有大量的植物纤维，有润肠通便的效果。

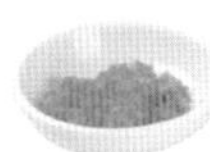

蛋黄 所含的卵磷脂能促进新陈代谢，防止大便干燥。

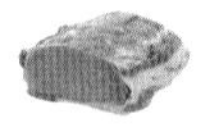

猪瘦肉 能补充营养，增强体力，强化胃肠道张力。

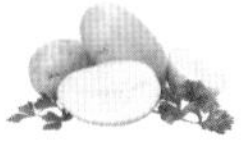

土豆 能及时排泄体内产生的代谢毒素，预防中毒。

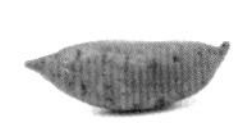

红薯 可加快胃肠蠕动，促进排便，清理消化道。

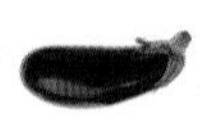

茄子 能散血、消肿、宽肠，改善便秘症状。

其他宜吃食物：西瓜、芥菜、花生、小麦、小米、葡萄、牛奶、燕麦、桑葚、松子、杏仁、马蹄、甘蔗、红枣等。

忌吃食物

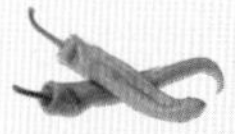
辣椒 性热，易积聚燥热，使大便干燥积滞。

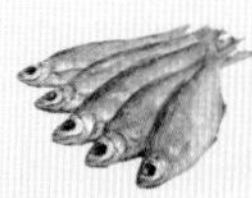
咸鱼 含食盐较多，易致水分流失，有碍大便排出。

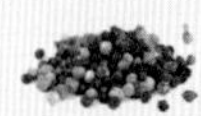
花椒 易使胃肠燥热内积，耗损水分，导致儿童便秘。

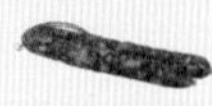
腊肠 油脂和盐分含量高，致体内燥热，加重病情。

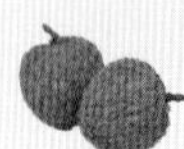
荔枝 温性食物，多吃会导致上火，加重便秘症状。

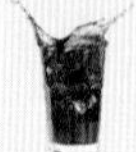
碳酸饮料 含酸较高，易损伤胃肠黏膜，影响蠕动。

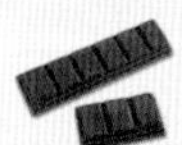
巧克力 高热量食物，导致大便干燥，加重病情。

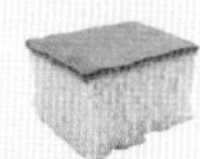
蛋糕 油脂含量高，容易导致腹胀，影响排泄。

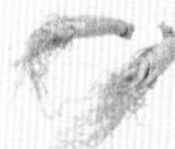
人参 易积温生热，使体内燥热、上火，减少排便。

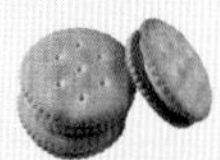
饼干 含反式脂肪酸和膨松剂，易增加便秘次数。

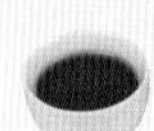
浓茶 所含的鞣酸易与蛋白质结合成块状，增加便秘。

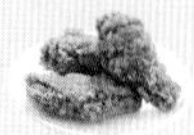
炸鸡腿 油炸食物，多食易造成上火，致大便干燥。

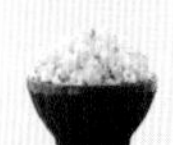
爆米花 富含油脂的膨化食品，食用过多不利于排便。

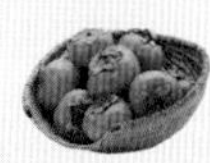
柿子 会减少肠液分泌，易加重便秘，影响治疗。

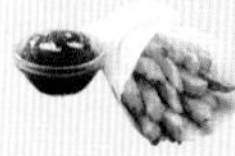
薯条 含有较高的热量和油脂，易引起体内上火。

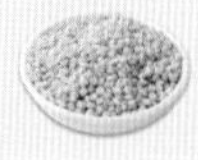
高粱 有收涩固肠的作用，过多食用不利于治疗。

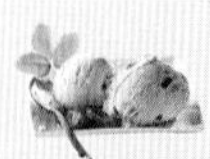
冰激凌 多食易损害肠胃功能，不利于食物的消化。

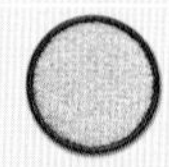
糯米 黏性大，且同样会收涩固肠，易致便秘加重。

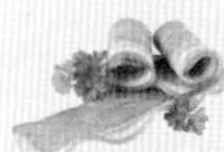
培根 属腌制食物，常食不易消化，使肠道阻塞。

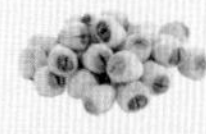
莲子 食用后易加重胃肠负担，影响消化功能。

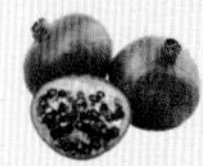
石榴 是热性水果，易致大便干燥，加重肛门疼痛感。

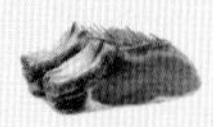
羊肉 热性食物，吃多易上火，加重便秘症状。

其他忌吃食物：芥末、狗肉、香菜、炒蚕豆、炒花生、炒黄豆、腌制腊肉等。

对症食疗

牛奶黑芝麻豆浆

◐原料：

牛奶30毫升，黑芝麻20克，水发黄豆50克

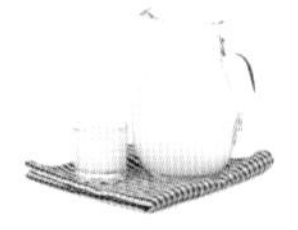

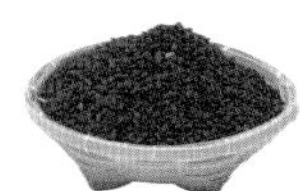

◐做法：

1.将已浸泡8小时的黄豆用清水搓洗干净；倒入滤网中，沥干水分。

2.把黄豆、牛奶、黑芝麻倒入豆浆机中，注水至水位线即可；盖上机头，选择"五谷"程序，再按"开始"键，开始打浆。

3.待豆浆机运转约15分钟，即成豆浆，滤取豆浆。

4.倒入碗中，用汤匙撇去浮沫即可。

专家点评

黑芝麻含有较多的油脂和维生素，具有润肠通便、乌发养颜、滋阴补肾等功效；牛奶中的钙能促进儿童骨骼和牙齿的发育，提高咀嚼能力。

对症食疗

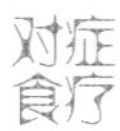

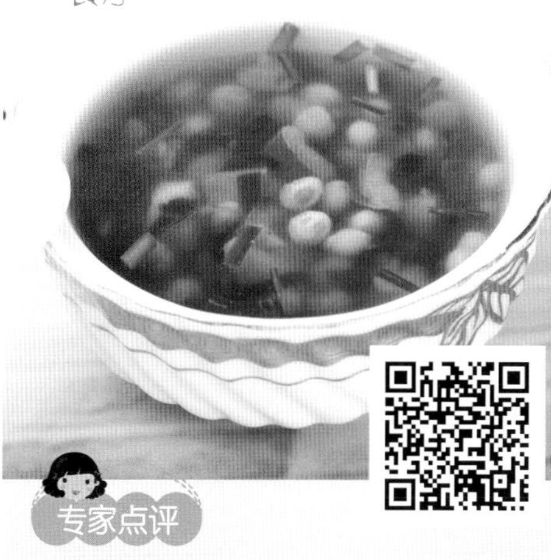

山楂韭菜豆汤

◐原料：

山楂90克，韭菜100克，水发黄豆100克，豌豆100克

◐调料：

红糖20克

◐做法：

1.韭菜切段，山楂去核，切成小块，备用；砂锅中注入适量清水烧开，放入洗净的黄豆。

2.倒入切好的山楂，放入洗好的豌豆，搅拌匀。

3.烧开后用小火煮20分钟，至食材熟透；放入韭菜，倒入红糖，用勺搅拌均匀，调味。

4.盛出煮好的汤料，装入汤碗中即可。

专家点评

韭菜含有挥发性精油及硫化物等特殊成分，能散发出一种独特的辛香气味，有助于疏调肝气，增进食欲，改善消化功能，预防便秘。

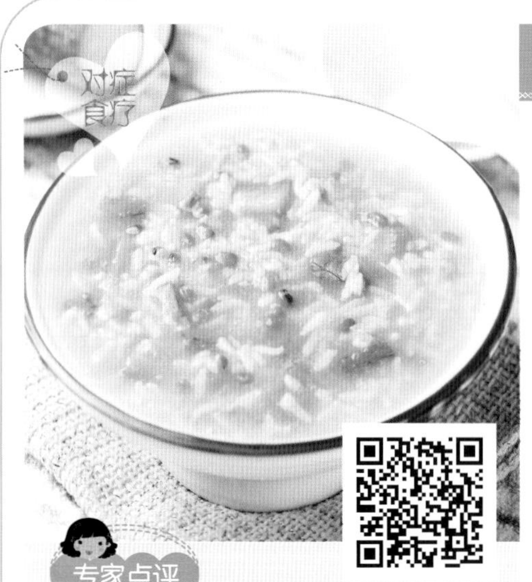

丝瓜绿豆粥

◐原料：

丝瓜150克，水发绿豆90克，水发大米150克

◐做法：

1.洗净的丝瓜切段，再切条，改切成丁，备用。

2.锅中注入适量清水烧开，倒入洗净的绿豆、大米，拌匀。

3.盖上盖，用小火煮约30分钟至全部食材熟透。

4.揭盖，倒入丝瓜丁，搅拌匀。

5.盖上盖，用小火续煮约10分钟至丝瓜熟软。

6.关火后揭盖，盛出煮好的粥，装入碗中即可。

专家点评

丝瓜含有粗纤维、植物黏液等营养成分，有解毒通便、解暑除烦、通经活络等功效；绿豆能清热下火。所以，此粥是治疗儿童便秘的食疗佳品。

对症食疗

红豆红薯汤

◐原料：

水发红豆20克，红薯200克

◐调料：

白糖4克

◐做法：

1.去皮的红薯切丁。

2.砂锅中注入适量清水烧开，倒入洗净的红豆，拌匀。

3.煮开后调至中小火，煮40分钟至食材熟软，倒入红薯，拌匀。

4.调至小火，煮15分钟至红薯熟透，加入白糖。

5.搅拌均匀，煮至白糖完全溶化。

6.关火后盛出煮好的汤料即可。

专家点评

红薯含有果胶、纤维素、多种维生素和矿物质，具有润肠通便、滋补肝肾、益气生津、补中和血等功效，儿童常食此汤，对缓解便秘非常有益。

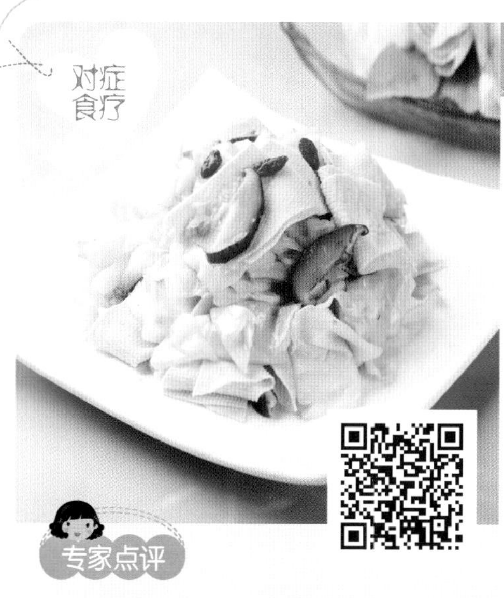

豆腐皮枸杞炒包菜

◐原料：

包菜200克，豆腐皮120克，水发香菇30克，枸杞少许

◐调料：

盐、鸡粉各2克，白糖3克，食用油适量

◐做法：

1.香菇切粗丝；豆腐皮切开，再切成片；包菜去硬芯，切开，再切成小块。

2.开水锅中倒入豆腐皮，拌匀，略煮，捞出，沥干。

3.用油起锅，倒入香菇，炒香。

4.放入包菜，炒至变软，倒入豆腐皮，撒上枸杞，炒匀炒透。

5.加入盐、白糖、鸡粉，炒至食材入味，盛出即可。

专家点评

包菜含有膳食纤维、维生素A、维生素C、钾等营养成分，能促进大便的排出，且枸杞有养肝明目的作用，对保护儿童视力非常有利。

对症
食疗

松仁莴笋

◐原料：

莴笋200克，彩椒80克，松仁30克，蒜末、葱段各少许

◐调料：

盐、鸡粉、水淀粉、食用油各适量

◐做法：

1.去皮的莴笋和彩椒切丁；开水锅中加盐、食用油，倒入莴笋，略煮。

2.再放入彩椒丁，搅匀，煮约半分钟，捞出，沥干。

3.油锅烧热，将松仁炸至其呈微黄色，捞出，沥干；锅底留油，放蒜、葱段，再倒入莴笋、彩椒，炒至其八成熟。

4.加盐、鸡粉，淋入水淀粉，炒至食材熟透、入味；盛出，撒上炸好的松仁即成。

专家点评

莴笋能刺激消化液分泌，加速食物分解，预防儿童便秘，且其含有的糖类及多种维生素和矿物质，对儿童的生长发育有益。同时，杏仁也能润肠通便。

腹泻

小儿腹泻，又名婴幼儿消化不良，是婴幼儿期的一种急性胃肠道功能紊乱，以腹泻、呕吐为主的综合征。以夏秋季节发病率最高。其致病原因可分为体质因素、感染因素、消化功能紊乱等。体质因素是指婴儿胃肠道发育不够成熟；感染是指致病微生物随污染的食物或水进入小儿消化道；消化功能紊乱多由饮食原因引起。

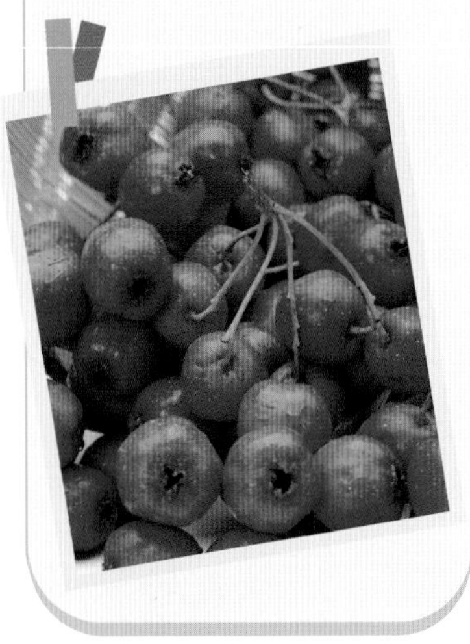

主要症状

腹泻的主要表现是大便次数增多、排稀便和水电解质紊乱。根据症状的不同一般可分为两种，一种是轻型腹泻，全身症状不明显，体温正常或低热，无水电解质紊乱及酸碱失衡。另一种是重型腹泻，表现则较为严重，除有胃肠道症状外，还伴有严重的水电解质及酸碱平衡紊乱、明显的全身中毒症状。

饮食调理

1.短期禁食。腹泻发生后应禁食6～8小时以减轻胃肠负担，为防止出现低血糖，可口服5%的葡萄糖。

2.预防脱水。宝宝腹泻时会消耗大量的水分，可用大麦茶等进行补充，防止脱水。

3.促进排便。一边给宝宝喂粥观察情况，一边给宝宝吃有助于排便的食物，将毒素排出体外，可缓解腹泻带来的不适。

4.注意饮食状态。病情得到控制后，饮食可先从流质食物至半流质食物开始，再到软饭的逐步过渡，同时还应少食多餐。

5.忌过多食用高蛋白食物。高蛋白食物会导致腹泻加重，甚至还会严重影响肠胃的消化功能，因此很容易影响到食物的消化吸收，并造成体内热能消耗。

日常防护

1.保持空气流通，可减少病毒感染的机会。

2.注意腹部保暖。腹部受凉会使蠕动加快，容易导致腹泻。

3.增强体质。加强户外活动，提高对自然环境的适应能力，注意小儿的体格锻炼，可提高机体抵抗力，避免感染疾病。

4.加强体弱婴幼儿护理。营养不良、佝偻病及病后体弱的小儿应加强护理，注意饮食卫生。对轻型腹泻应及时治疗，以免拖延成为重型腹泻。

宜吃食物

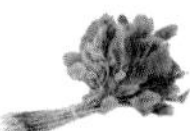

苋菜 营养丰富，能强身健体，增强儿童免疫力。

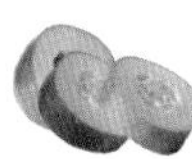

冬瓜 钾钠比例适宜，能缓解电解质紊乱的症状。

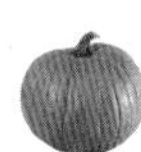

南瓜 水分含量高，能适当补充腹泻儿童丢失的水分。

大米 富含维生素和矿物质，能增强抵抗力。

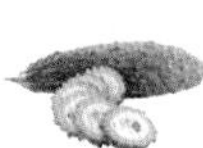

苦瓜 富含维生素C，可增强免疫力，预防感染。

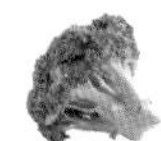

西蓝花 促进肝脏解毒，增强体质，具有抗病能力。

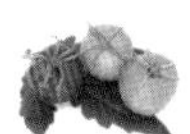

西红柿 促进胃液分泌，帮助食物消化，缓解腹泻。

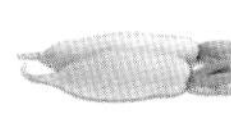

白萝卜 能增强食欲，帮助体内毒素排出体外。

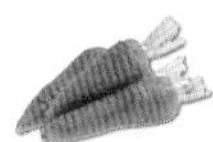

胡萝卜 含有的果胶能使大便成形，调节酸碱平衡。

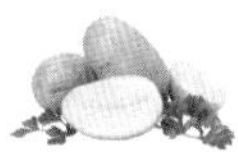

土豆 能及时帮机体排泄代谢毒素，促进食物的消化。

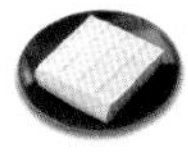

豆腐 能帮助消化、增强食欲，补充机体所需营养。

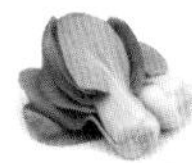

上海青 有消肿解毒的作用，有利于毒素的排出。

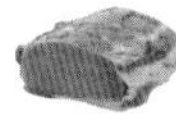

猪瘦肉 营养价值高，能增强体质，预防肠道感染。

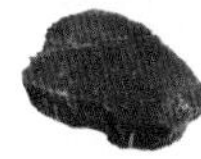

牛肉 含有的维生素B_6能帮助儿童增强免疫力。

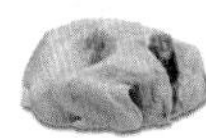

鸡肉 营养均衡，可调节身体机能，缓解腹泻。

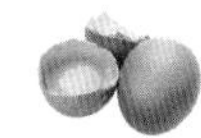

鸡蛋 富含钙质，能促进新陈代谢，增强免疫力。

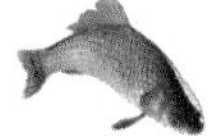

鲫鱼 含有较多的优质蛋白，可补充患儿营养。

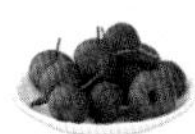

山楂 能健脾养胃、消积食，对厌食、胃胀有效。

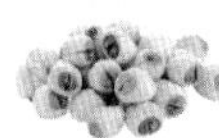

莲子 有收敛作用，对脾虚久泻有食疗作用。

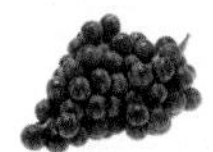

葡萄 含有的酒石酸有帮助消化的作用，可缓解腹泻。

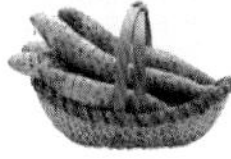

山药 含有的蛋白质能形成酵素系统，维持消化功能。

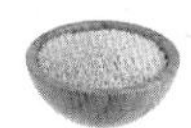

小米 能健脾和胃，防止消化不良引起的腹泻。

其他宜吃食物：鲈鱼、樱桃、苹果、荷兰豆、鲤鱼、猕猴桃、芋头、鳜鱼、茄子、柑橘、栗子、藕粉等。

忌吃食物

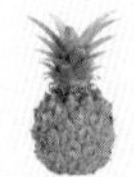

菠萝 含有纤维素，可加快胃肠蠕动，加重腹泻。

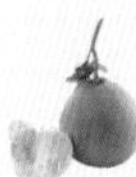

柚子 柚子性寒，脾虚泄泻的人吃了柚子会腹泻。

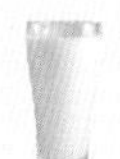

牛奶 饮用后易致胀气，加重儿童腹泻病情。

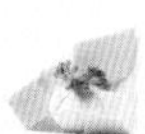

奶油 含有大量脂肪，导致滑肠、久泻不停等。

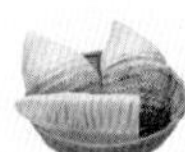

竹笋 富含纤维素，加速胃肠蠕动，加剧腹泻。

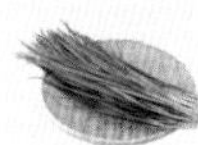

韭菜 韭菜在肠内会发酵而引发胀气，不利于治疗。

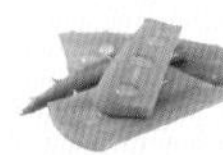

芦荟 含有芦荟大黄素，食用后会泄下通便。

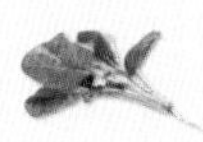

菠菜 富含膳食纤维，过多食用会加速胃肠蠕动。

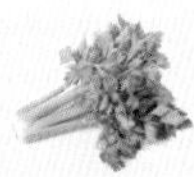

芹菜 富含膳食纤维，过多食用会加速胃肠蠕动。

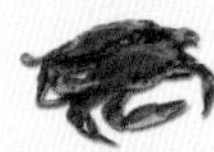

螃蟹 属发物，加重胃肠负担，影响食物的消化。

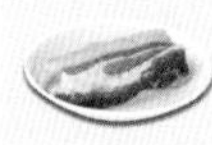

肥肉 肥腻之物，不易消化，不利于恢复健康。

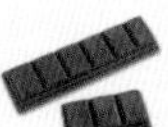

巧克力 过多食用易导致滑肠、久泻不止，影响治疗。

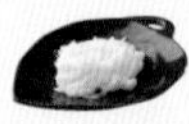

猪油 含脂肪较高，加重胃肠负担，不利于消化。

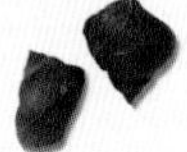

田螺 性寒，含较多的病原菌，易加重腹泻症状。

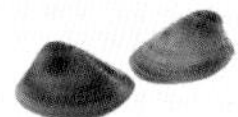

蛤蜊 生冷食物，会伤及脾胃，引起消化不良。

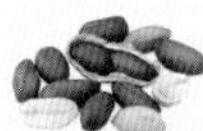

花生 脂肪和蛋白质含量高，腹泻患者应忌食。

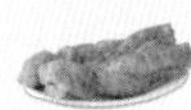

油条 油脂含量高，过多食用会使腹泻频繁。

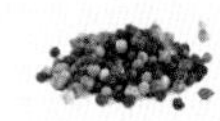

胡椒 辛辣味浓，刺激胃肠道黏膜，加重病情。

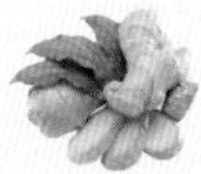

生姜 对胃、肠有刺激作用，抑制肠道消化液的分泌。

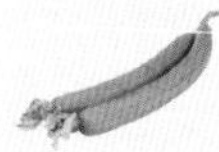

丝瓜 性质寒凉，过多食用会加重滑肠腹泻症状。

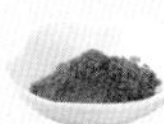

咖喱 刺激胃肠道，加重排稀便、酸碱失衡的症状。

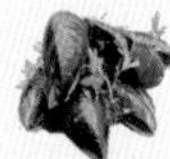

淡菜 含有某些贝类毒素，过多食用会加重脓血。

其他忌吃食物：猪蹄、河蚌、熏肉、培根、腊肠、腊肉、茴香、上海青、猪肠、蛋糕、鸭蛋、猪腰等。

对症食疗

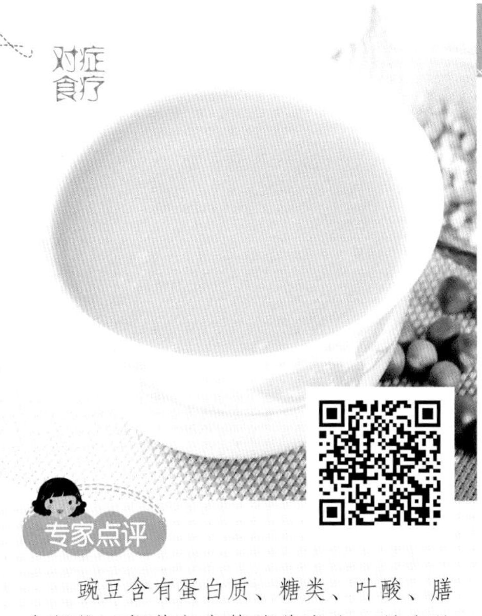

绿豆豌豆大米豆浆

◐原料：

豌豆35克，水发大米40克，水发绿豆50克

◐做法：

1.将已浸泡4小时的大米和已浸泡6小时的绿豆用水搓洗干净。

2.将洗好的材料倒入滤网中，沥干水分。

3.把洗好的材料放入豆浆机中，倒入洗净的豌豆。

4.注水至水位线即可。

5.盖上豆浆机机头，选择“五谷”程序，再选择“开始”键，开始打浆。

6.待豆浆机运转约20分钟，即成豆浆，倒入碗中即可。

专家点评

豌豆含有蛋白质、糖类、叶酸、膳食纤维、胡萝卜素等营养成分，具有益中气、止泻痢、利小便等功效。大米能养胃生津，促进营养素的吸收。

对症食疗

虾仁苋菜汤

◐原料：

苋菜200克，肉末70克，虾仁65克，枸杞15克

◐调料：

盐、鸡粉各2克，水淀粉7毫升，食用油适量

◐做法：

1.苋菜切小段，虾仁去除虾线。

2.虾仁装入碗中，加1克盐、1克鸡粉，淋入水淀粉，拌匀上浆，腌渍入味。

3.开水锅中倒入食用油，加1克盐、1克鸡粉，放入洗净的枸杞、肉末，搅匀。

4.放入腌渍好的虾仁，用大火煮沸，至虾身弯曲，倒入切好的苋菜，拌匀。

5.煮至食材熟软、入味，装碗即可。

专家点评

苋菜营养丰富，能强身健体，增强儿童免疫力，预防肠道感染。枸杞含有胡萝卜素及铁、磷、镁等营养物质，有养肝明目的功效。

西蓝花炒鸡脆骨

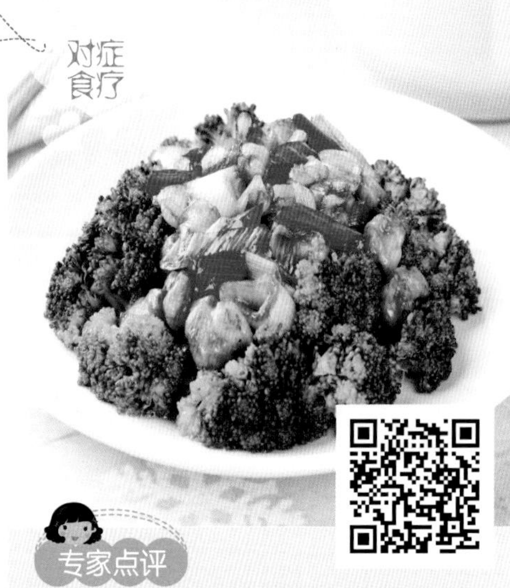

专家点评

西蓝花含有多种维生素和矿物质，具有增强肝脏的解毒能力、增强免疫力等功效，可预防肠道有害菌群的侵袭。同时，鸡脆骨有助于儿童的骨骼发育。

◐原料：

鸡脆骨200克，西蓝花350克，大葱25克，红椒15克

◐调料：

盐3克，料酒4毫升，生抽、老抽各3毫升，蚝油、鸡粉、食用油各适量

◐做法：

1.西蓝花切小朵，大葱用斜刀切段，红椒切小块；开水锅中加盐、料酒，倒入鸡脆骨，拌匀，煮约半分钟。

2.汆去血水，捞出，沥干；沸水锅中加少许食用油，汆煮西蓝花，捞出。

3.用油起锅，倒入红椒、大葱，放入鸡脆骨，淋入生抽、老抽、料酒，炒匀。

4.加蚝油、盐、鸡粉，炒匀，水淀粉勾芡，西蓝花摆盘，盛入锅中的材料即可。

麦芽山楂茶

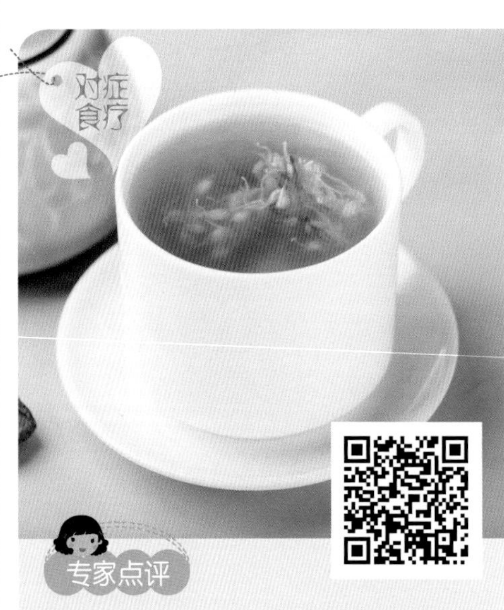

专家点评

麦芽含有淀粉酶、B族维生素、磷脂、麦芽糖等有效成分，有消食和中之效，搭配山楂食用，对腹泻引起的食欲不振等症状有较好的缓解作用。

◐原料：

干山楂20克，麦芽10克

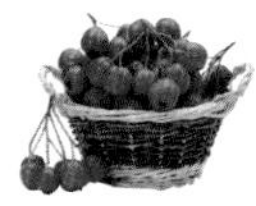

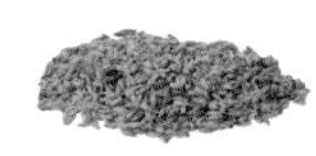

◐做法：

1.砂锅中注入适量清水，用大火烧开。

2.放入洗净的干山楂、麦芽。

3.盖上盖，用小火煲煮约20分钟，至食材析出有效成分。

4.揭开盖，搅拌片刻，关火后盛出煮好的茶。

5.装入茶杯中，趁热饮用即可。

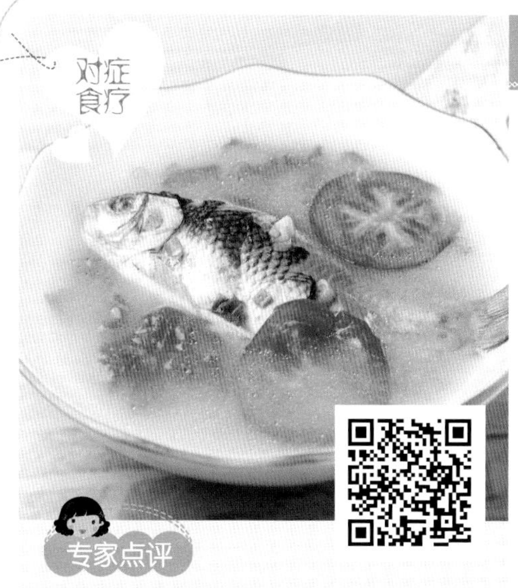

西红柿炖鲫鱼

◐原料：

鲫鱼250克，西红柿85克，葱花少许

◐调料：

盐、鸡粉各2克，食用油适量

◐做法：

1.洗净的西红柿切片，备用。

2.用油起锅，放入处理好的鲫鱼，用小火煎至断生。

3.注入适量清水，用大火煮至沸。

4.盖上盖，用中火煮约10分钟。

5.揭开盖，倒入西红柿，拌匀，撇去浮沫，煮至食材熟透。

6.加入盐、鸡粉，拌匀调味。

7.关火后盛出煮好的菜肴，装入碗中，点缀上葱花即可。

专家点评

西红柿含有维生素、番茄红素、钙等营养成分，具有健脾开胃、清热解毒、生津止渴等功效，鲫鱼营养丰富，常食本品能补充腹泻丢失的营养。

对症食疗

紫薯山药豆浆

◐原料：

水发黄豆50克，山药20克，紫薯15克

◐做法：

1.洗净去皮的山药切成滚刀块；洗好的紫薯对半切开，再切块。

2.将已浸泡好的黄豆倒入碗中，注水，用手搓洗干净，再倒入滤网中，沥干。

3.将备好的紫薯、山药、黄豆倒入豆浆机中，注水至水位线。

4.盖上豆浆机机头，选择“五谷”程序，再选择“开始”键，开始打浆；待豆浆机运转约15分钟，即成豆浆。

5.将豆浆机断电，取下机头，把煮好的豆浆倒入滤网中，滤取豆浆。

6.将滤好的豆浆倒入杯中即可。

专家点评

黄豆含有铁、镁、锌、硒、天门冬氨酸、可溶性纤维、谷氨酸和微量胆碱等营养物质，搭配山药、紫薯食用，能较好地增强消化功能，缓解腹泻。

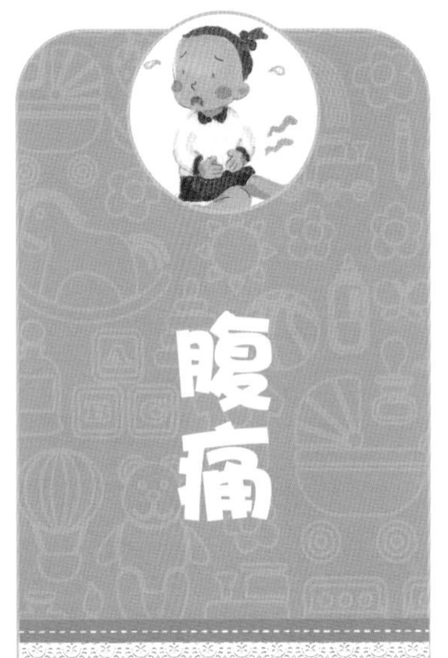

腹痛

腹痛是婴幼儿最常见的症状之一。胸骨下、脐的两旁及耻骨以上部位发生疼痛者，均统称为腹痛。小儿的腹痛一般可分为功能性和器质性的病变，其病因有可能是全身性疾病引起的，也有腹部本身疾病引起的。全身性疾病如呼吸系统感染的肺炎、结核、营养不良等；腹部原因更多，如肠炎、便秘、肠结核等。

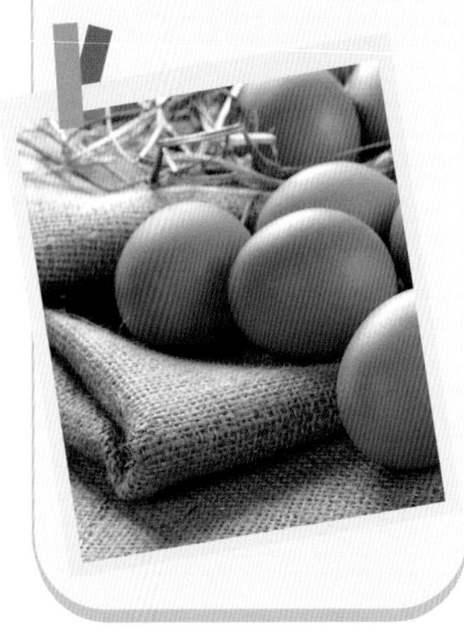

主要症状

腹痛的原因不一样，其症状也有所不同。婴幼儿最常见的腹痛为肠痉挛，表现为阵发性、无规律痛、脐周明显，触摸腹部柔软，无明显压痛或肌肉萎缩症，无包块。炎症或器质性病变所致的腹痛则表现为腹痛拒按、下肢屈曲，应立即送往医院。菌痢引起的腹痛，常表现为下腹坠痛、发热、脓血便，也应前往医院检查。

饮食调理

1.营养均衡，进食有规律，定时定量。食物需“细、软、嫩、烂”，且要富有营养，如牛奶、鸡蛋、鱼、豆制品、面条、粥、新鲜蔬菜、水果等。父母应合理安排孩子的饮食，并注意饮食卫生。

2.多吃助消化的食物。吃一些对胃肠消化功能有帮助的食品，如山药、莲子、鸡肫、猪肚、米仁等。

3.多喝白开水。喝水时可放少量的糖以适合孩子的口味。要少喝可乐等碳酸饮料，这类饮料容易损伤孩子的肠胃。

4.缺钙引起腹痛的饮食建议。补充维生素D和多吃富含钙、钙磷比例合适的食物，如牛奶、乳制品、虾皮、排骨、鱼松、牡蛎、淡菜、香菇、黑木耳、花菜、荠菜、莲子、甜杏仁、葡萄干和红枣等。

日常防护

1.注意手部的清洁。一定要让孩子多洗手，保持手的清洁卫生，防止病菌入侵。

2.注意腹部保暖。及时增减衣服，避免腹部着凉，加重腹痛。

3.加强锻炼。适时的运动有助于增强体质，预防感染性疾病。

4.适当地按揉和热敷腹部。按揉的力度一定要轻柔，以防伤及内脏。热敷的水温不宜过高，以免烫伤。

宜吃食物

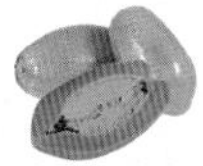
木瓜 能清热泻火、调和肝胃，预防肠胃炎引起的腹痛。

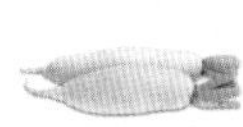
白萝卜 能加快胃肠蠕动，增进食欲，缓解腹痛。

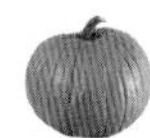
南瓜 含有的果胶可保护胃肠道黏膜免受刺激。

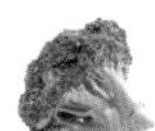
西蓝花 营养丰富，可防止细菌侵袭，预防肠道感染。

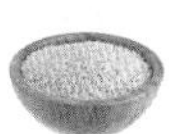
小米 能疏肝解郁、理气宽中，适合胃炎腹痛者。

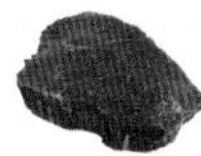
牛肉 能补中益气、滋养脾胃，减少胃肠炎症。

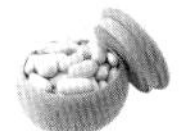
白扁豆 能健胃补虚、健脾化湿，缓解胃炎引起的腹痛。

豆芽 能诱生干扰素，增强机体抗病毒能力。

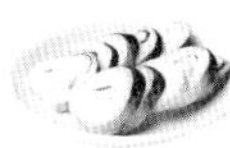
草菇 具有消食去热、补脾益气、护肝健胃的功效。

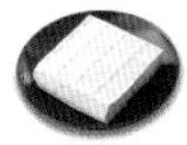
豆腐 富含蛋白质，能助消化，和脾胃，缓解疼痛。

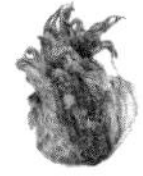
墨鱼 能收敛止血，可治消化性溃疡引起的腹痛。

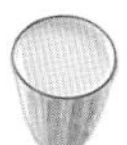
豆浆 能健脾和胃、润肠通便，适合肠炎腹痛患儿。

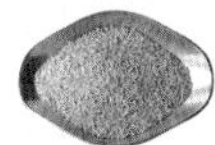
麦芽 可行气消食、健脾开胃，适合肝气郁结所致腹痛。

牛奶 富含矿物质，可补肺养胃、生津润肠、缓解腹痛。

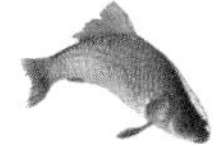
鲫鱼 能温胃散寒、健脾止痛，适合器质性腹痛。

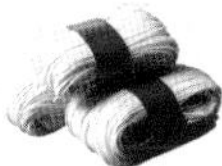
面条 营养丰富，易于吸收，适合脾胃虚弱的腹痛者。

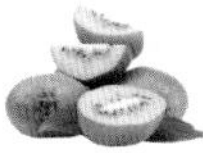
猕猴桃 富含纤维素，能疏肝解郁，可治肝腹部疼痛。

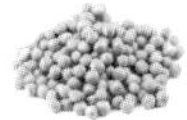
豌豆 促进大肠蠕动，减少因患慢性肠炎引起的腹痛。

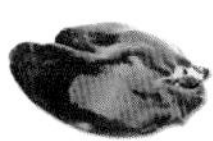
猪肝 富含硒元素，增强免疫反应，预防消化道感染。

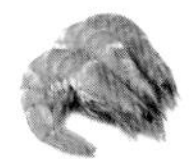
虾肉 肉质松软，易消化，适合腹痛者补充营养。

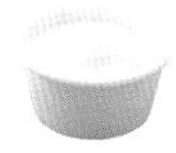
酸奶 富含乳酸菌，可刺激消化酶的分泌，维持肠道健康。

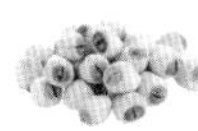
莲子 能温补脾阳、固肾止泻，适合脾肾阳虚型腹痛。

其他宜吃食物：黑米、薏米、山药、山楂、苹果、冬瓜、茄子、西红柿、大蒜、金针菇、花菜、莲藕、胡萝卜、羊肉等。

忌吃食物

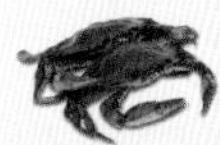

螃蟹 是发物，加重肠炎腹痛，易使大便稀溏等。

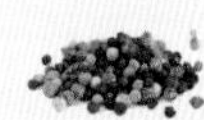

胡椒 性热，刺激胃的腺体，减少营养物质的吸收。

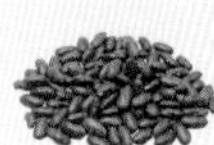

芸豆 消化过程中易产生大量气体，引起腹胀腹痛。

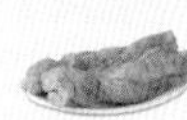

油条 高温油炸产生致癌物质，多食对身体无益。

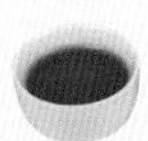

浓茶 茶碱对胃黏膜损害较大，影响营养吸收。

巧克力 刺激胃酸分泌过多，加重肠炎引起的腹痛。

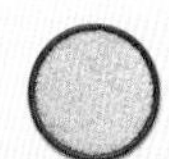

糯米 不易消化，会加重消化负担，影响治疗。

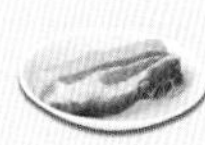

肥肉 油脂含量高，可滑肠，加重腹泻、腹痛。

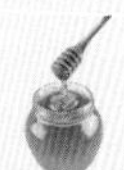

蜂蜜 富含果糖，易在体内酵解，引起腹胀、腹痛。

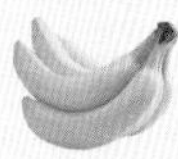

香蕉 性寒，损及脾阳，滋生湿邪，加重腹痛。

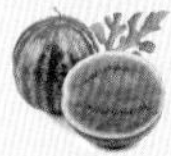

西瓜 水分含量高，会冲淡消化液，影响消化功能。

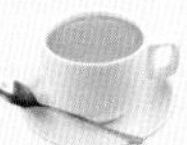

咖啡 含有咖啡因，对胃肠刺激较大，加重腹痛。

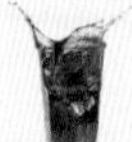

碳酸饮料 含酸和气体较多，过多食用，不利于缓解腹痛。

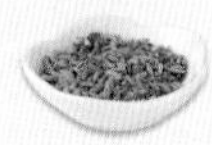

茴香 辛辣刺激之物，对肠胃不利，加重病情。

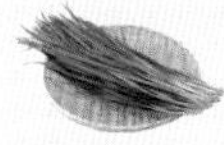

韭菜 含有的硫化丙烯有刺激性，会加剧腹痛。

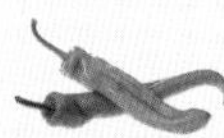

辣椒 大辛大热之物，加重消化性溃疡引起的腹痛。

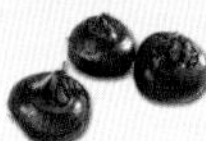

马蹄 性凉，多食易伤肺，诱发肺部疾病引起腹痛。

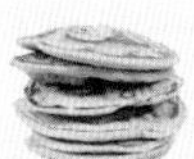

煎饼 过于坚硬，使胃肠黏膜摩擦受损，加重炎症。

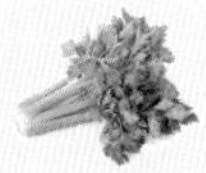

芹菜 富含纤维素，加重肠胃负担，不利于营养补充。

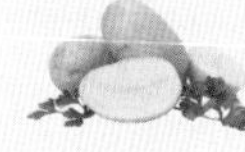

土豆 膳食纤维含量高，肠炎腹痛患者忌食。

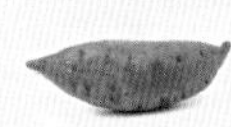

红薯 糖分含量高，不利于腹痛患者的康复。

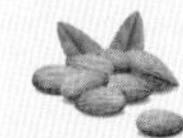

杏仁 脂肪含量高，摄入过多，会诱发腹痛。

其他忌吃食物：冰激凌、冷饮、酸枣、梨、河蟹、鸭肉、薯条、猪肠等。

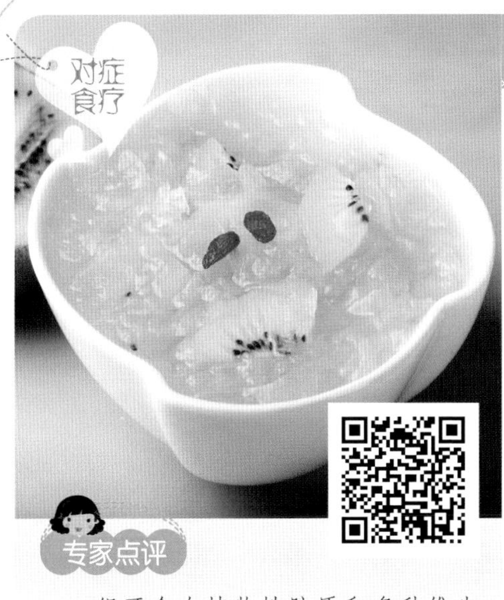

银耳含有植物性胶质和多种维生素、矿物质等营养成分，能润滑肠道，帮助人体排毒，搭配猕猴桃食用，对肠道炎症引起的腹痛有较好的食疗作用。

猕猴桃银耳羹

◐ 原料：

猕猴桃70克，水发银耳100克

◐ 调料：

冰糖20克，食粉适量

◐ 做法：

1.泡发好的银耳切去黄色根部，再切小块；猕猴桃肉切片。

2.开水锅中加入少许食粉，倒入切好的银耳，拌匀，煮沸，捞出，沥干。

3.砂锅中注入适量清水烧开，放入焯过水的银耳，用小火煮10分钟。

4.放入切好的猕猴桃，拌匀，加入冰糖，煮至溶化。

5.搅拌均匀，使味道更均匀。

6.盛出煮好的甜汤，装入碗中即可。

对症
食疗

专家点评

墨鱼含有蛋白质、维生素A、B族维生素、镁、钙、磷、铁等营养成分，能收敛止血，可防治消化性溃疡引起的腹痛。另外，海藻对儿童智力发育有益。

海藻墨鱼汤

◐ 原料：

墨鱼肉75克，水发海藻40克，水发海带丝60克，瘦肉80克，姜片、葱段各少许

◐ 调料：

盐、鸡粉各2克，料酒7毫升

◐ 做法：

1.瘦肉切小块，墨鱼肉切片。

2.开水锅中倒入瘦肉块，淋入3毫升料酒，拌匀，去血水，捞出，沥干；沸水锅中再倒入墨鱼片，拌匀，略煮，捞出，沥干。

3.开水锅中倒入汆过水的材料，撒上姜片、葱段，淋入4毫升料酒。

4.烧开后用小火煮约30分钟，放入海藻，倒入海带丝，中小火续煮约20分钟。

5.加盐、鸡粉，拌匀，装碗即可。

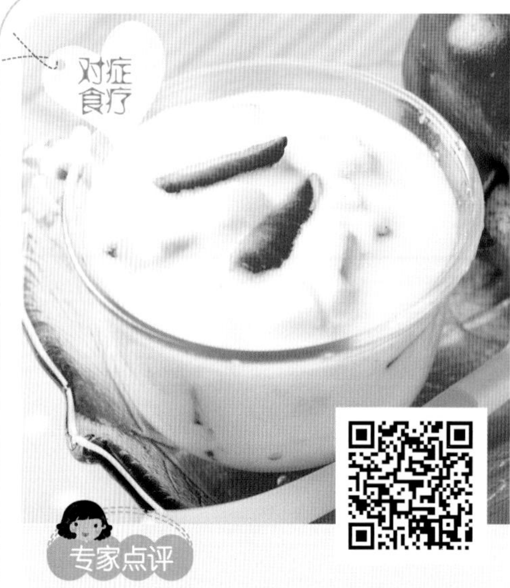

果味酸奶

◐ 原料：

酸奶250毫升，苹果35克，草莓25克

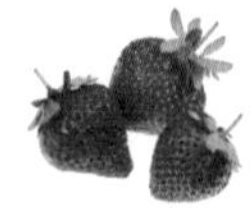

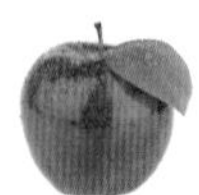

◐ 做法：

1.洗好的草莓去蒂切成小瓣，再切成小块，放入碗中，备用。

2.洗净的苹果切开，去核去皮，切成条形，再切成小块，备用。

3.将酸奶倒入碗中，放入切好的草莓、苹果。

4.将材料搅拌均匀。

5.取一个干净的玻璃杯，把拌好的材料倒入杯中即可。

专家点评

酸奶富含乳酸菌，能刺激消化酶的分泌，维持肠道健康，预防肠炎、肠溃疡引起的腹痛。苹果含有多种微量元素，具有生津止渴、健脾益胃等功效。

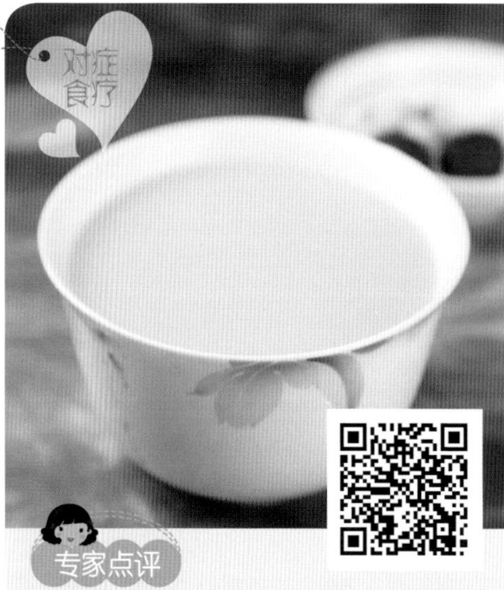

莲子红枣豆浆

◐ 原料：

水发莲子25克，红枣15克，水发黄豆50克

◐ 做法：

1.红枣切开，去核，再切块。

2.把红枣放入豆浆机中，倒入洗好泡发8小时的黄豆、莲子。

3.注水至水位线，盖上豆浆机机头，选择“五谷”程序，按“开始”键，开始打浆。

4.待豆浆机运转15分钟左右，即成豆浆。

5.将豆浆机断电，取下机头，把煮好的豆浆倒入滤网中，滤取豆浆。

6.将豆浆倒入碗中，去浮沫，待稍微放凉后即可饮用。

专家点评

莲子含有蛋白质、莲心碱及多种维生素、矿物质，具有补脾止泻、益肾固精、养心安神等功效，与红枣、黄豆一同食用，适合脾肾阳虚型腹痛患者。

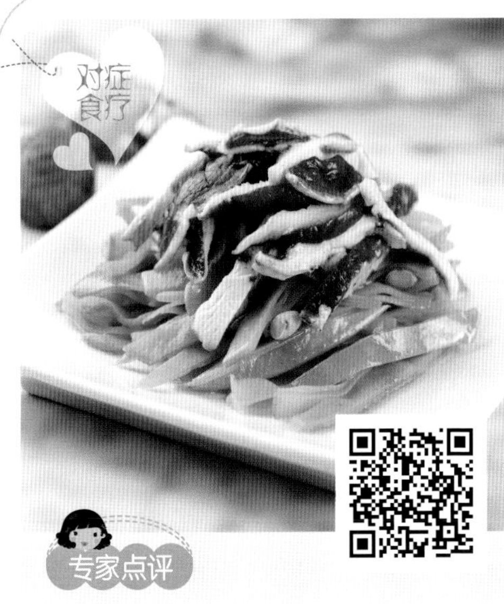

冬菇拌扁豆

原料：

鲜香菇60克，扁豆100克

调料：

盐4克，鸡粉4克，芝麻油4毫升，白醋、食用油各适量

做法：

1.开水锅中加盐，倒入适量食用油，放入扁豆，搅匀，略煮，捞出，沥干。

2.香菇倒入沸水锅中，略煮，捞出，沥干；放凉的香菇、扁豆切长条。

3.把切好的香菇装入碗中，加入适量盐、鸡粉，倒入适量芝麻油，拌匀。

4.将扁豆装入碗中，加入适量盐、鸡粉，淋入适量白醋、芝麻油，拌匀。

5.将拌好的扁豆装盘，放上香菇即可。

专家点评

扁豆含有多种营养成分，有调和脏腑、益气健脾、消暑化湿和利水消肿的功效，能缓解肠胃不适带来的腹痛。此外，冬菇还能增强儿童免疫力。

对症食疗

胡萝卜丝炒豆芽

原料：

胡萝卜80克，黄豆芽70克，蒜末少许

调料：

盐2克，鸡粉2克，水淀粉、食用油各适量

做法：

1.将洗净去皮的胡萝卜切丝。

2.开水锅中加入食用油，倒入胡萝卜丝，煮半分钟。

3.倒入黄豆芽，搅一会儿，继续煮半分钟，捞出，沥干。

4.锅中注油烧热，倒入蒜末，爆香，倒入焯好的胡萝卜和黄豆芽，拌炒片刻。

5.加入鸡粉、盐，翻炒匀，至食材入味，再倒入适量水淀粉，快速拌匀。

6.将炒好的菜肴盛入盘中即成。

专家点评

黄豆芽能诱生干扰素，增强体内抗病毒能力，预防肠道感染细菌而引发的腹痛。胡萝卜含有胡萝卜素、钙等营养物质，能保护儿童视力。

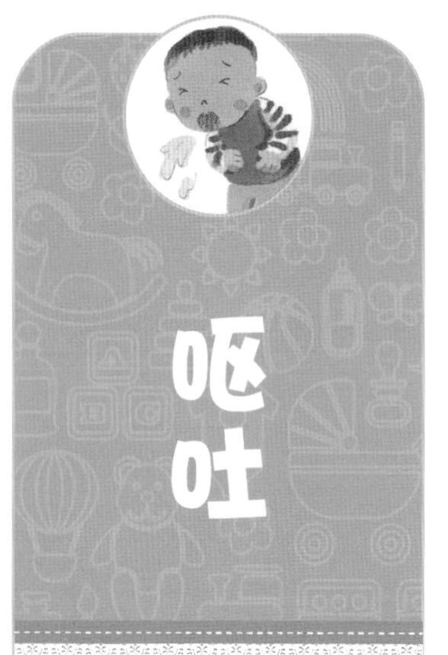

呕吐

呕吐是指食管、胃或肠道呈逆蠕动并伴有腹肌强力痉挛和收缩，迫使食道和胃内内容物从口和鼻涌出。呕吐可以是独立的症状，也可是原发病的伴随症状。根据病因不同可分为消化道梗阻性呕吐、感染性呕吐、中枢神经系统疾病引起的呕吐、营养及代谢性紊乱、前庭功能紊乱、药物及毒物刺激胃肠道引发的呕吐或周期性呕吐等。

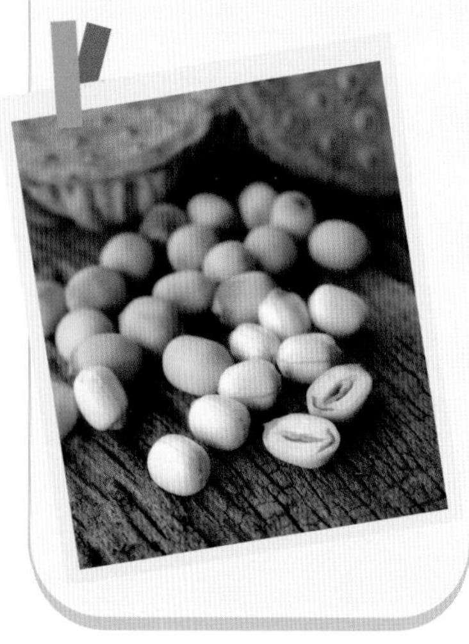

主要症状

呕吐前常出现面色苍白、上腹部不适（幼儿常说腹痛）、厌食、进食进水均吐等症状。急性胃肠炎或消化不良引起的呕吐表现为呕吐物酸臭、伴有腹痛、腹泻等；若是颅脑疾病，则会表现为频繁喷射状呕吐、头痛、烦躁等；如果是外科急腹症，呕吐物常混有粪便或血迹，伴有发热等。

饮食调理

1.忌呕吐后立即进食。当小孩呕吐后有些父母担心小孩饿肚子，会立即喂食，但这样只会引起第二波呕吐。最好的处理方法是先禁食4~6小时，包括温开水也不能喝，等待呕吐反应过去后，再予以清淡饮食，如稀饭、馒头等。

2.饮食宜清淡易消化。呕吐症状缓解后，饮食恢复正常时，宜吃清淡容易消化的食物，如蛋、鲫鱼、鸡、红枣和莲子等制成的汤品。

3.规范饮食。饮食要定时定量，食物宜新鲜、干净，避免暴饮暴食或饥不择食，不要过食辛辣、炙烤和肥腻的食物。

4.饭前饭后忌冷饮。饭前饭后喝冷饮，会影响咽喉部位血液循环，降低呼吸道抵抗力；胃肠道局部容易受冷刺激，导致腹痛等现象引起呕吐。

日常防护

1.注意哺乳方式。新生儿、婴儿哺乳不要过急，以防吞进空气；哺乳后竖抱小儿身体，让其趴在母亲的肩上，轻拍背部至打嗝，排出空气以防吐奶。

2.加强体育锻炼。患儿应当在平时加强体育锻炼，增强身体抵抗力，防止病毒及细菌的感染。

3.忌乱用止吐药。不要给宝宝吃任何止吐药，除非有医嘱。绝对不要给宝宝吃含有阿司匹林的药物，否则会使宝宝患瑞氏综合征。

宜吃食物

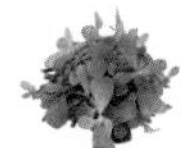

马齿苋 属碱性食物，能调节酸碱平衡，缓解呕吐。

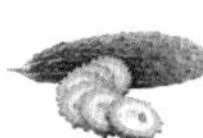

苦瓜 含有生物碱，能消炎杀毒，有助于毒素排出。

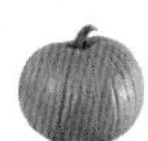

南瓜 富含锌，能维持肠胃功能的正常运转。

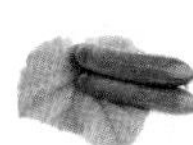

黄瓜 对身热口渴、面赤烦躁的呕吐患儿有益。

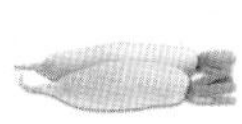

白萝卜 能清热、化痰、下气，适用于胃热呕吐等。

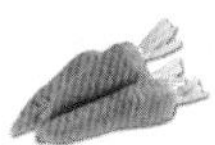

胡萝卜 能健脾消食、行气生津，可治食积于内等。

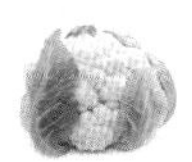

花菜 富含维生素C，能减轻小儿呕吐的症状。

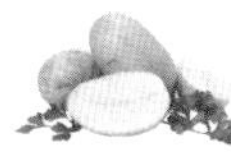

土豆 含有较多的维生素B_6，能防止儿童呕吐。

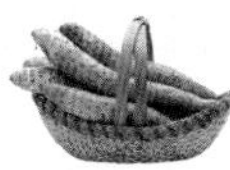

山药 能健脾益胃、助消化，改善小儿食欲。

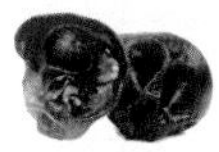

黑木耳 含有维生素B_1和维生素B_2，能缓解呕吐。

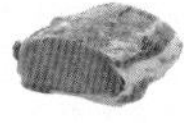

猪肉 富含营养，能增强体质，提高机体免疫力。

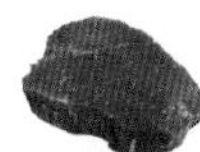

牛肉 其氨基酸比例接近人体比例，可增强抗病能力。

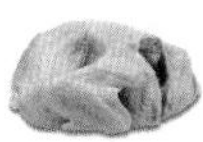

鸡肉 富含优质蛋白，能减轻儿童呕吐症状。

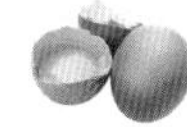

鸡蛋 具有补肺养血、滋阴润燥、补脾和胃的功效。

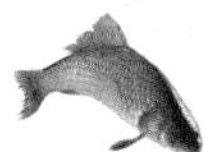

鲫鱼 有健脾利湿、和中开胃、温中下气的作用。

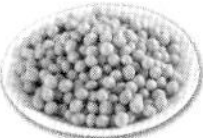

黄豆 富含优质蛋白，可补充呕吐儿童所需的营养。

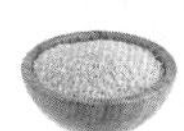

小米 含有维生素C和维生素B_1，有助于缓解呕吐症状。

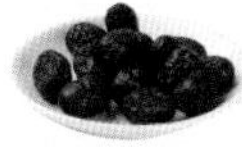

红枣 富含维生素，能滋补元气，增强儿童免疫力。

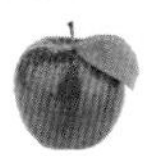

苹果 是碱性水果，能调节水盐和电解质的平衡。

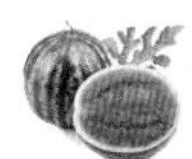

西瓜 水分含量高，可补充呕吐患儿丢失的水分。

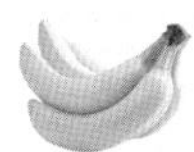

香蕉 富含钾，防止肌肉痉挛，预防腹肌收缩导致呕吐。

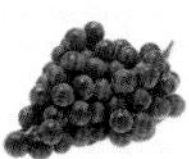

葡萄 属碱性水果，能调节电解质平衡，减少呕吐。

其他宜吃食物：橘子、樱桃、花生、西蓝花、鹌鹑蛋、黑芝麻、陈皮、燕麦、红豆、甘蔗、油麦菜、冬瓜、西红柿等。

忌吃食物

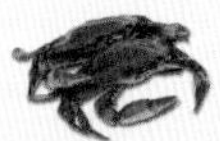

螃蟹 为寒凉发物，多食易导致呕吐，使面色苍白。

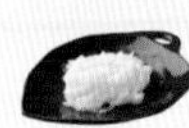

猪油 其油脂含量高，会加重胃肠负担，加剧呕吐。

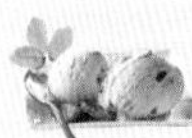

冰激凌 是冰冷食物，会使胃上部不适，影响康复。

芥末 辛辣刺激，会刺激胃肠道，加重呕吐症状。

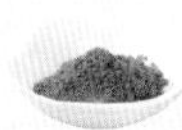

咖喱 属辛辣食物，刺激胃肠黏膜，使呕吐频繁。

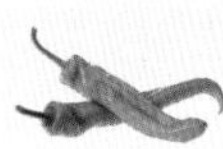

辣椒 性热，味辛，不利于胃肠功能恢复，呕吐不止。

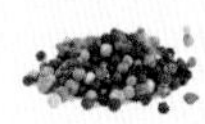

胡椒 是辛热食物，对胃肠消化不利，影响营养吸收。

巧克力 热量高，营养单一，不利于生长发育。

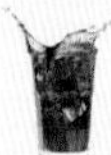

汽水 易刺激咽喉部，降低呼吸道抵抗力，导致呕吐。

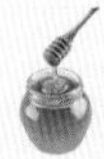

蜂蜜 食用较多会降低患儿抵抗力，加剧呕吐。

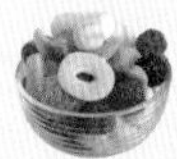

糖果 是高热量食物，过多食用会导致营养素的缺乏。

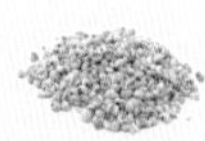

薏米 性凉，味甘，呕吐期间不宜食用过多。

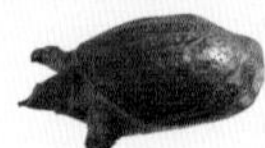

甲鱼 属发物，对咽喉和肠胃功能不利，会加剧呕吐。

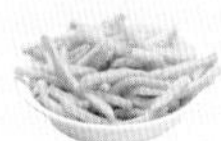

薯条 富含油脂，会造成消化负担，营养吸收困难。

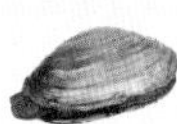

河蚌 肉质性寒，脾胃虚寒、呕吐、便溏之人忌食。

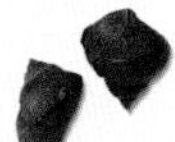

田螺 多吃易感染细菌，加重肠道炎症，呕吐频繁。

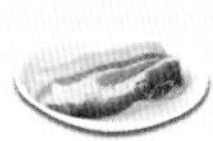

肥肉 属油腻之物，吃多不易消化，使患儿缺乏营养。

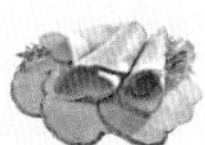

熏肉 含有较多油脂和致癌物质，对治呕吐不利。

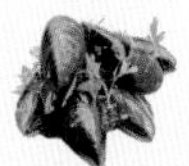

淡菜 含有某些细菌毒素，使胃肠疾病加重。

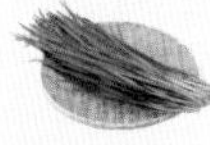

韭菜 消化不良的呕吐患儿不宜多吃韭菜。

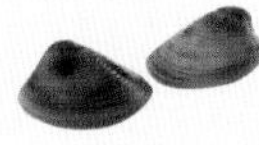

蛤蜊 性寒，脾胃虚寒、腹泻呕吐者忌食。

雪糕 属寒凉之物，含糖量高，易引起儿童营养不良。

其他忌吃食物：烤肉、爆米花、油条、大葱、冷冻饮料、桂皮、花椒、烤肠、炸臭豆腐、煎饼等。

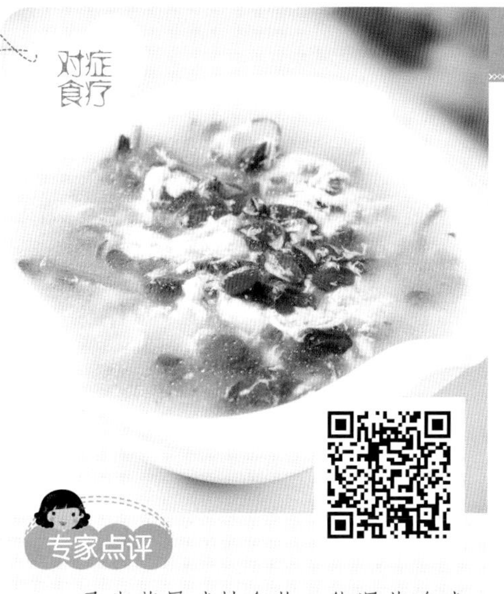

专家点评

马齿苋属碱性食物，能调节酸碱平衡，缓解呕吐。鸡蛋含有多种营养物质，可补充呕吐丢失的营养，有助于儿童的生长发育。

马齿苋鸡蛋汤

原料：

马齿苋120克，鸡蛋1个，枸杞、葱花各少许

调料：

盐2克，鸡粉2克，食用油适量

做法：

1.鸡蛋打入碗中，打散、调匀，备用。

2.锅中注入适量清水烧开，放入洗净的枸杞。

3.加入盐、鸡粉，淋入适量食用油，倒入洗净的马齿苋，搅拌匀，煮2分钟，至食材熟软。

4.将蛋液倒入锅中，搅散。

5.放入葱花，搅拌匀；关火后盛出煮好的汤料，装入汤碗中即可。

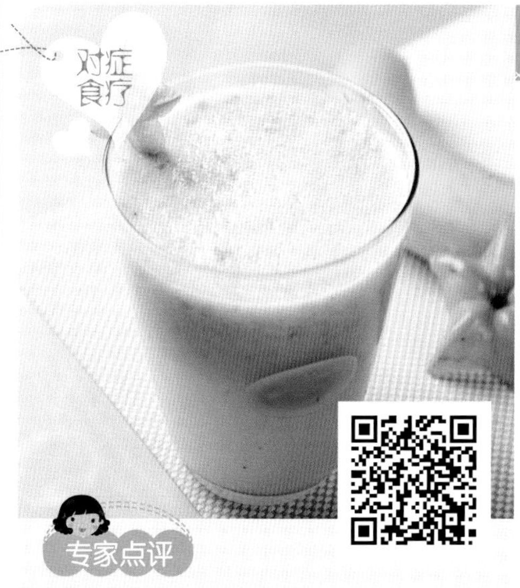

专家点评

香蕉富含钾，能防止肌肉痉挛，预防腹肌收缩导致的呕吐。杨桃果汁中含有大量草酸、柠檬酸、苹果酸等，能提高胃液的酸度，促进食物的消化。

杨桃香蕉牛奶

原料：

杨桃180克，香蕉120克，牛奶80毫升

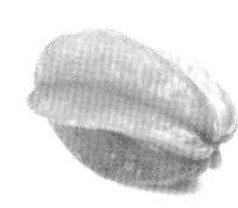
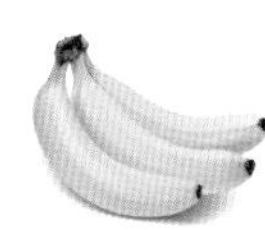

做法：

1.洗净的香蕉剥去果皮，再切成小块。

2.洗好的杨桃切开，去除硬心，再切成小块，备用。

3.取榨汁机，选择搅拌刀座组合。

4.倒入切好的杨桃、香蕉，注入牛奶。

5.加入少许凉开水，盖上盖。

6.选择“榨汁”功能，榨取果汁。

7.断电后倒出果汁即可。

葡萄豆浆

◐原料：

水发黄豆40克，葡萄20克

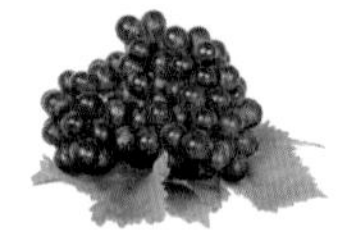

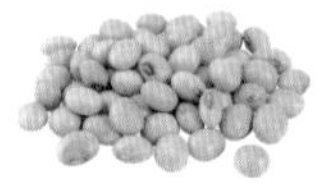

◐做法：

1.葡萄切成瓣；将已浸泡8小时的黄豆注入适量清水用手搓洗干净，沥干。

2.将备好的葡萄、黄豆倒入豆浆机中，注水至水位线即可。

3.选择“五谷”程序，按“开始”键，开始打浆。

4.待豆浆机运转约15分钟，即成豆浆。

5.把煮好的豆浆倒入滤网，滤取豆浆。

6.将滤好的豆浆倒入杯中即可。

专家点评

葡萄含有葡萄糖、果糖、钙、钾、磷、铁等营养成分，能滋补肝肾、生津液、强筋骨、补益气血、调节电解质平衡，减少呕吐的发生。

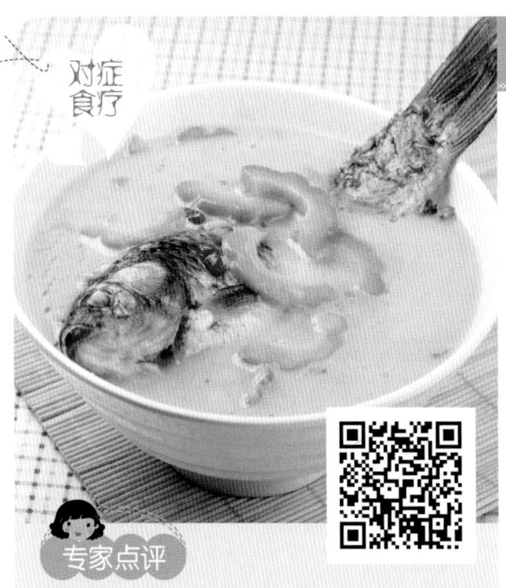

鲫鱼苦瓜汤

◐原料：

净鲫鱼200克，苦瓜150克，姜片少许

◐调料：

盐2克，鸡粉少许，料酒3毫升，食用油适量

◐做法：

1.苦瓜去瓤，再切成片，待用。

2.用油起锅，放入姜片，用大火爆香。

3.放入鲫鱼，用小火煎一会儿，转动炒锅，煎出焦香味。

4.翻转鱼身，用小火再煎一会儿，至两面断生。

5.淋上料酒，再注入适量清水，加入鸡粉、盐，放入苦瓜片。

6.大火煮至食材熟透，略搅，装碗。

专家点评

鲫鱼营养价值很高，含有蛋白质、脂肪、钙、铁等营养物质，有和中开胃、活血通络、温中下气之功效。苦瓜含有生物碱，能消炎杀菌，预防呕吐。

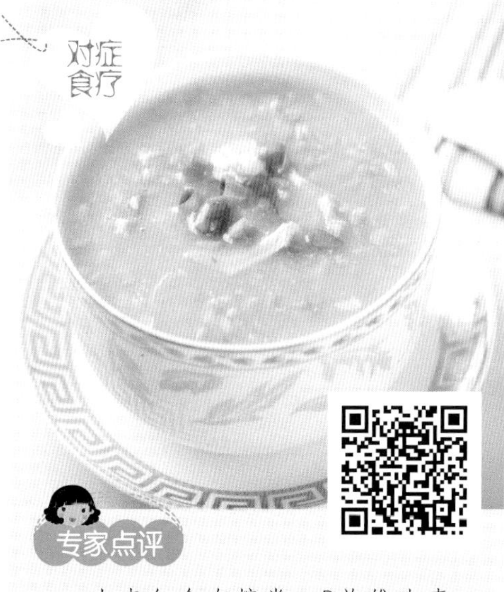

大麦花生鸡肉粥

◐原料：

鸡肉150克，大麦仁300克，花生米30克，葱花少许

◐调料：

料酒少许

◐做法：

1.洗净的鸡肉切片，备用。

2.砂锅中注入适量清水，倒入泡过的大麦仁、花生米，放入切好的鸡肉，拌匀；盖上盖，用大火煮开后转小火续煮1小时至食材熟软。

3.揭盖，加入料酒，拌匀。

4.续煮15分钟，拌匀，煮至食材入味。

5.关火后盛出煮好的粥，装入碗中，撒上葱花即可。

专家点评

大麦仁含有糖类、B族维生素、钙、磷等成分，具有保护肠胃、利尿消肿、清热去火、益气滋阴等功效，搭配鸡肉同食，对缓解呕吐症状有利。

苹果柳橙稀粥

对症
食疗

◐原料：

水发米碎80克，苹果90克，橙汁100毫升

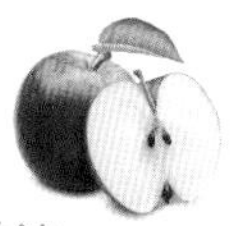

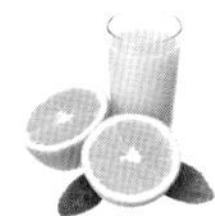

◐做法：

1.去皮的苹果去核，改切成小块。

2.取榨汁机，选择搅拌刀座组合，放入切好的苹果块，选择"榨汁"功能，打碎呈泥状，断电后取出苹果泥。

3.砂锅中注入适量清水烧开，倒入米碎，拌匀。

4.烧开后用小火煮约20分钟，倒入橙汁，放入苹果泥，拌匀。

5.用大火煮约2分钟，至其沸。

6.关火后盛出煮好的稀粥即可。

专家点评

苹果属碱性水果，含有多糖、钾、果胶、酒石酸、苹果酸等营养成分，能调节水盐和电解质的平衡，搭配橙汁有助于缓解呕吐。

厌食

小儿厌食症是指小儿（主要是3~6岁）较长时间内食欲减退或食欲缺乏为主的症状。它是一种症状，并非一种独立的疾病。引起小儿厌食的原因有很多，包括全身性疾病的影响、微量元素缺乏、气候影响、喂养不当、神经性厌食等，其中以疾病和微量元素缺乏引起的厌食较为常见，微量元素主要是指锌。

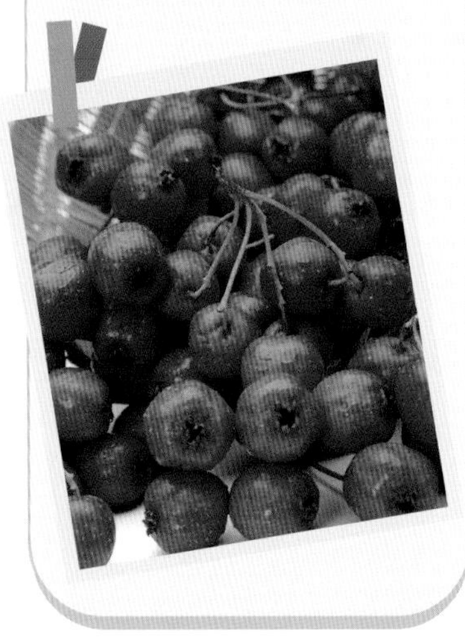

主要症状

厌食主要症状有呕吐、食欲不振、腹泻、便秘、腹胀、腹痛和便血等。严重者可导致营养不良、贫血、佝偻病及免疫力低下，出现反复呼吸道感染。当厌食伴随其他系统疾病出现时，若是神经性厌食，则还会出现精神萎靡、情绪低落、无力、怕冷等症状，最终影响儿童的智力和生长发育。

饮食调理

1.多种食物搭配。遵循营养均衡的膳食原则，在饮食结构上采用荤素搭配、米面搭配、颜色搭配的方法。食谱常变、口味常变，增加新鲜感，刺激食欲。

2.合理喂养。4个月内的婴儿最好采用纯母乳喂养，之后再按顺序合理添加辅食，少给孩子添加含调料多的食物。

3.饮食清淡，多吃健胃消食的食物。具有促消化、健脾的食物有胡萝卜、山楂、白萝卜、麦芽、豆浆、山药等。

4.养成良好的饮食习惯。不让孩子挑食、偏食，少吃高糖、高脂的食物。

5.忌吃生冷、油炸、辛辣的食物。

日常防护

1.创造愉快的进食环境。给宝宝安排一个固定的地方进食，让孩子注意力集中，自己吃饭，父母要和蔼耐心地教导、劝说孩子进食。

2.注意孩子的情绪变化，防止忧思惊恐损伤脾胃。生活环境改变时，要逐步适应。

3.建立合理的生活制度。保证小儿充足的睡眠，纠正不良的卫生习惯，适当安排户外活动及锻炼身体，多让小儿呼吸新鲜空气、晒太阳、增加活动量，以增进食欲，提高消化能力和抗病能力。

宜吃食物

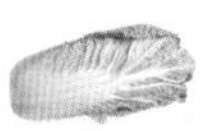

白菜 富含粗纤维，有润肠排毒的作用，增强食欲。

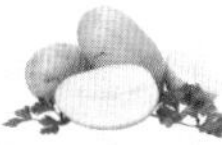

土豆 具有宽肠理气、通便利尿的作用，增进食欲。

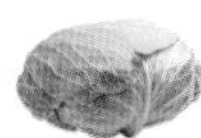

包菜 能促进新陈代谢，促进消化，增进食欲。

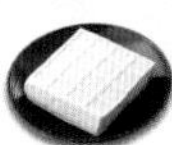

豆腐 营养丰富，有帮助消化、改善食欲的作用。

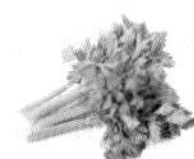

芹菜 能促进排便，可预防小儿厌食、消化不良。

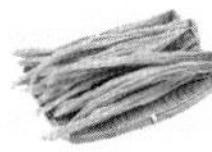

腐竹 能益气补虚、滋养脾胃，有助于开胃消食。

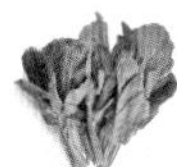

芥蓝 可加快胃肠蠕动，帮助消化，缓解厌食症状。

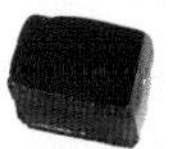

猪血 含多种微量元素，易消化吸收，能排毒清肠。

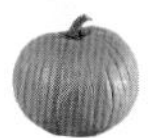

南瓜 含锌丰富，可避免缺锌出现的厌食等症状。

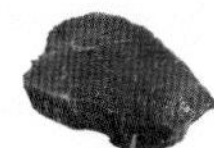

牛肉 能健脾开胃，可治厌食、四肢乏力等症状。

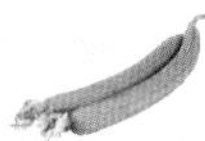

丝瓜 具有滋阴清热、健脾和胃、开胃消食的功效。

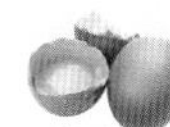

鸡蛋 含有较多的锌，可预防厌食、偏食、发育缓慢。

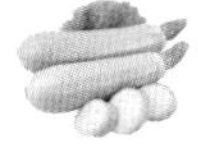

西葫芦 能补充人体所需的多种营养，增进食欲。

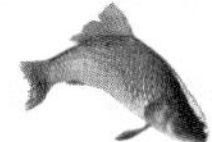

鲫鱼 营养全面而丰富，能刺激食欲，预防贫血。

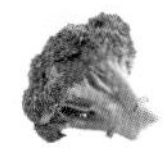

西蓝花 含锌丰富，可增强免疫力，治厌食、挑食。

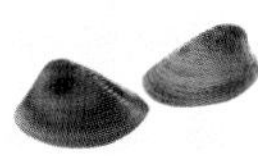

牡蛎 富含锌和不饱和脂肪酸，预防营养不良。

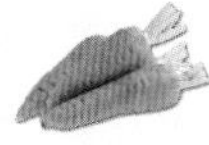

胡萝卜 能健脾消食、行气生津，适用于食积于内等。

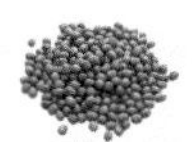

绿豆 能清热润燥、开胃消食，可缓解小儿厌食。

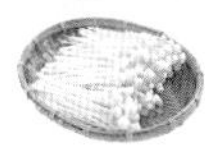

金针菇 能增强机体的生物活性，增进食欲，减少厌食。

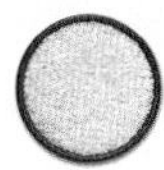

糯米 富含多种维生素和矿物质，适用于小儿厌食。

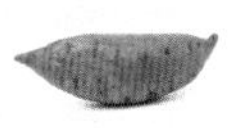

红薯 可促进胃肠蠕动，缓解腹胀、便秘等厌食症状。

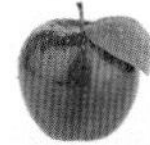

苹果 含充足的水分和营养，维持消化液正常分泌。

其他宜吃食物：橘子、小米、红枣、海苔、蜂蜜、柠檬、鸡肉、薏米、葡萄、红米、杨梅、黑木耳、银耳、蘑菇、白萝卜等。

忌吃食物

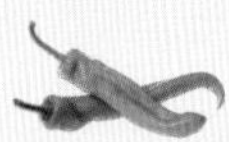
辣椒 大辛大热之物，刺激儿童肠胃黏膜，影响食欲。

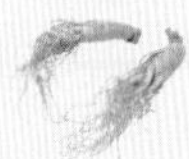
人参 人参素、人参苷能兴奋神经，导致食欲不佳。

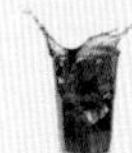
汽水 易稀释胃酸，刺激肠道血管收缩，食欲降低。

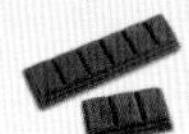
巧克力 高热量食物会影响食物吸收，易致营养不良。

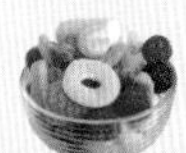
糖果 食用后产生较多的热量，影响食欲。

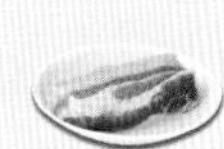
肥肉 肥厚油腻之品，难以消化，易产生饱腹感。

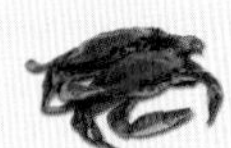
螃蟹 属发物，易致肠胃不适，加重厌食症状。

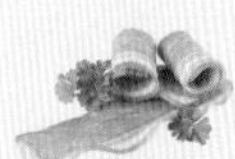
培根 易助热上火，影响肠胃的正常消化功能。

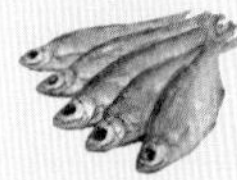
咸鱼 盐分含量高，味偏咸，过多食用会降低食欲。

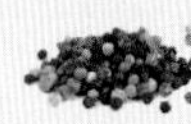
胡椒 刺激性强，助热上火，使胃肠燥热，加重病情。

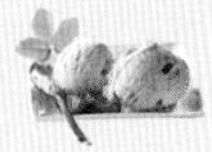
冰激凌 脂肪含量高，产生饱腹感，不利于开胃消食。

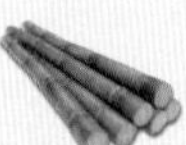
甘蔗 糖分含量高，营养单一，易因营养缺乏而厌食。

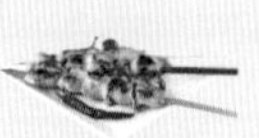
烤肉 含大量的脂肪，易积存在体内，影响消化。

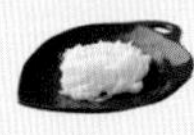
猪油 油脂含量高，易引起微量元素的缺乏。

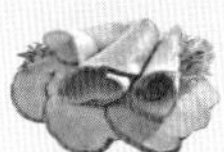
熏肉 过多食用会降低食欲，且含有致癌物质。

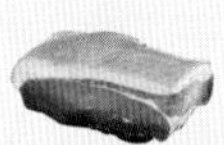
腊肉 水分含量低，易加重厌食引起的便秘症状。

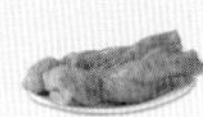
油条 脂肪含量高，营养价值低，还会加重厌食。

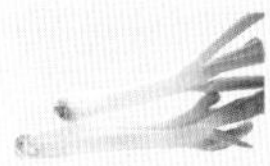
大葱 刺激性过强，儿童食用会降低食欲，加重厌食。

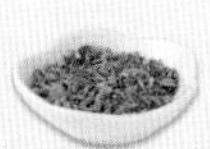
茴香 为香辛物质，不符合厌食儿童清淡的饮食原则。

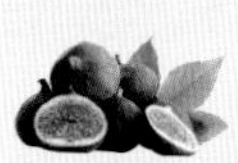
山竹 厌食患儿大多体质虚寒，山竹性凉，不宜食用。

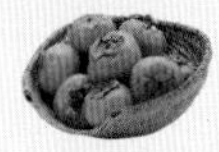
柿子 含有鞣酸，易与锌结合，从而影响儿童食欲。

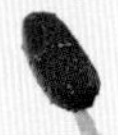
雪糕 属寒凉之物，刺激胃肠黏膜，影响营养吸收。

其他忌吃食物：碳酸饮料、芥末、西瓜、咖喱、各种油炸食品、各种动物油、花生油、奶油、羊肉串等。

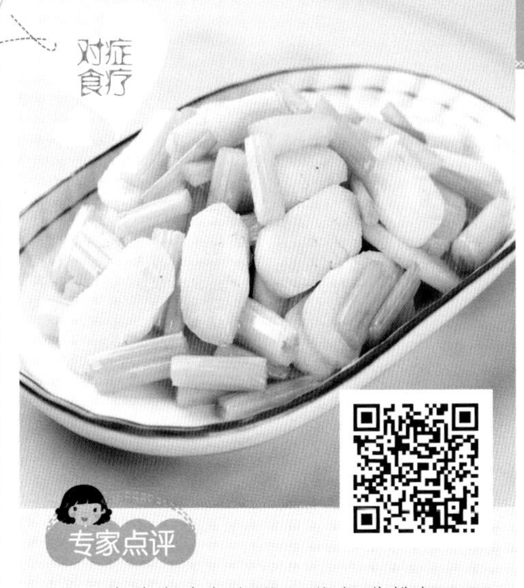

芹菜烧马蹄

原料：

芹菜梗90克，马蹄肉120克

调料：

盐2克，生抽3毫升，水淀粉、食用油各适量

做法：

1.芹菜梗切小段，马蹄肉切成片。
2.开水锅中加少许食用油，倒入切好的马蹄肉，略微搅拌几下。
3.放入芹菜段，搅拌匀，再煮约半分钟，至食材断生，捞出，沥干。
4.用油起锅，倒入焯煮好的食材。
5.用大火翻炒片刻，加入盐，淋入生抽，炒匀调味，再倒入水淀粉。
6.翻炒至食材熟软、入味，装盘即可。

专家点评

芹菜富含粗纤维，能促进排便，可治小儿厌食、消化不良。马蹄含有粗纤维、胡萝卜素、维生素C、磷等成分，有清热解毒、消食除胀的功效。

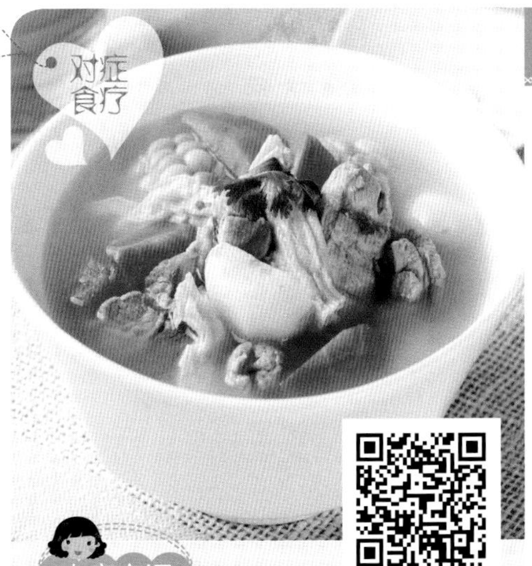

腐竹玉米马蹄汤

原料：

排骨块200克，玉米段70克，马蹄60克，胡萝卜50克，腐竹20克，姜片少许

调料：

盐、鸡粉各2克，料酒5毫升

做法：

1.胡萝卜切滚刀块，马蹄肉对半切开。
2.锅中注水烧热，倒入排骨块，搅匀，汆去血水，去浮沫，捞出，沥干。
3.砂锅中注水烧开，倒入汆过水的排骨，淋入料酒，拌匀，放入胡萝卜、马蹄，倒入玉米段，拌匀，撒上姜片。
4.烧开后用小火煲煮约1小时，倒入腐竹，拌匀，用小火续煮约10分钟。
5.加盐、鸡粉，搅至入味，装盘即可。

专家点评

腐竹有益气补虚、滋养脾胃、开胃消食的作用，马蹄含有多种维生素和矿物质，具有止渴、消食、解热等功效，因此，此汤适合厌食患儿食用。

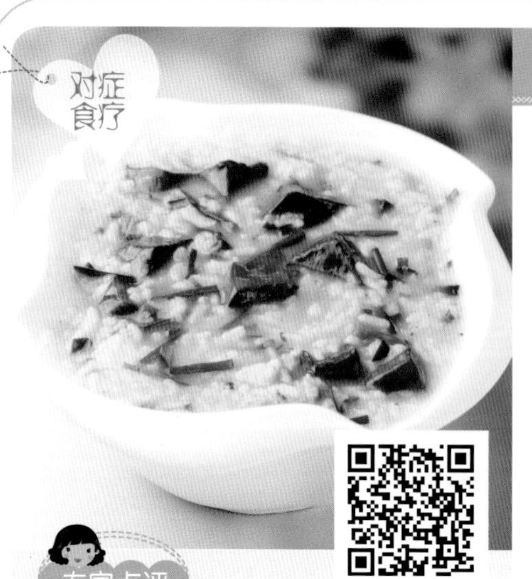

猪血韭菜粥

◐原料：

猪血200克，大米150克，韭菜90克，姜片少许

◐调料：

盐、鸡粉各2克

◐做法：

1.韭菜切段，洗好的猪血切小方块。

2.砂锅中注入适量清水烧开，倒入洗净的大米，搅拌匀。

3.煮沸后用小火煮约30分钟，至米粒变软，撒上姜片，倒入猪血块，搅拌匀。

4.用小火续煮约3分钟，至猪血八成熟，倒入韭菜，轻轻搅拌。

5.断生后加盐、鸡粉，搅匀调味，续煮至全部食材熟透，装碗即可。

专家点评

猪血含有维生素B_2、维生素B_3、维生素C、铁、钙等营养成分，有解毒清肠的功效。韭菜含有大量维生素和粗纤维，能增进胃肠蠕动，增进儿童食欲。

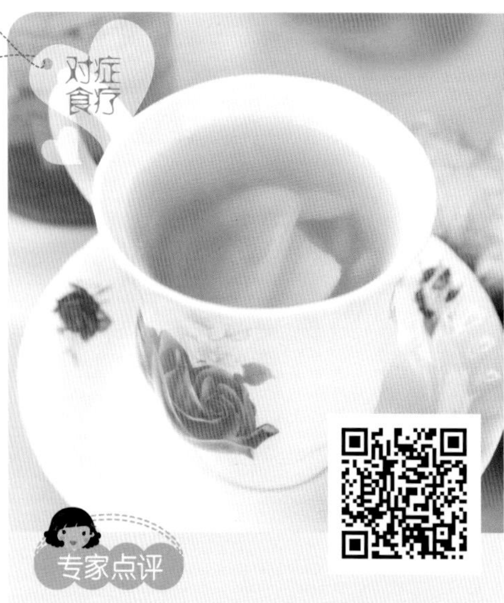

柠檬姜茶

◐原料：

柠檬70克，生姜30克

◐调料：

红糖适量

◐做法：

1.洗净的柠檬切片。

2.取一个大碗，放入姜片和柠檬片。

3.撒上适量的红糖，拌匀，至其溶化，静置约10分钟。

4.汤锅置火上，倒入腌好的材料，注入适量清水。

5.盖上盖子，用中火煮约3分钟，至材料析出营养成分，盛出，装杯即可。

专家点评

柠檬食之味酸、微苦，富含芳香挥发成分，可以生津解暑、开胃醒脾，可防治厌食挑食；常食生姜，能刺激唾液、胃液和消化液分泌，增进食欲。

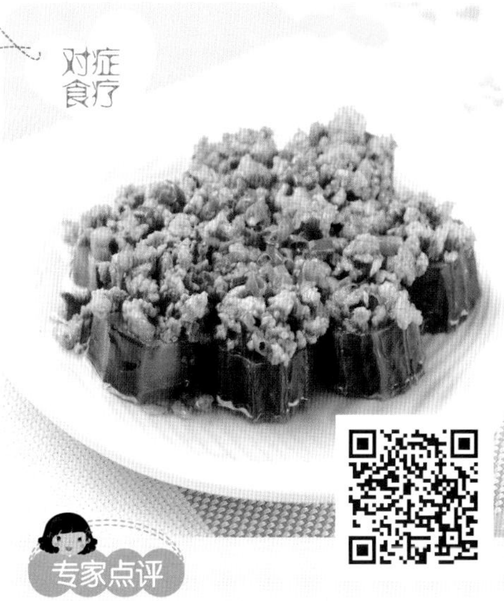

专家点评

丝瓜含有皂苷、丝瓜苦味质、黏液质、木胺等活性成分，有生津止渴、开胃消食的作用；猪肉性味甘平，可滋阴润燥，此菜非常适合厌食的患儿食用。

肉末蒸丝瓜

◑原料：

肉末80克，丝瓜150克，葱花少许

◑调料：

盐、鸡粉、老抽各少许，生抽、料酒各2毫升，水淀粉、食用油各适量

◑做法：

1.去皮的丝瓜切成棋子状的小段，备用；用油起锅，将肉末炒至变色。

2.淋入料酒，炒香、炒透，倒入生抽、老抽，炒匀上色。

3.加鸡粉、盐，倒入水淀粉，炒匀，制成酱料；蒸盘中摆放好丝瓜段，再放上酱料，铺匀，放入烧开的蒸锅中。

4.用大火蒸约5分钟，取出，趁热撒上葱花，浇上热油即成。

对症食疗

专家点评

山楂所含的山楂酸可提高蛋白分解酶的活性，能增进食欲、帮助消化，是一种开胃消食的良好食材；而猴头菇含有较多的多糖，能增强儿童免疫力。

猴头菇山楂瘦肉汤

◑原料：

水发猴头菇80克，山楂80克，猪瘦肉150克，葱花少许

◑调料：

料酒8毫升，盐2克，鸡粉2克

◑做法：

1.猴头菇切成小块；猪瘦肉切条，改切成丁；山楂去核，切成小块，备用。

2.砂锅中注水烧开，放入瘦肉丁、猴头菇，倒入山楂。

3.淋入料酒，搅拌匀，烧开后小火煮30分钟至熟。

4.加入盐、鸡粉，拌匀调味。

5.盛出煮好的汤料，装入汤碗中，撒上葱花即可。

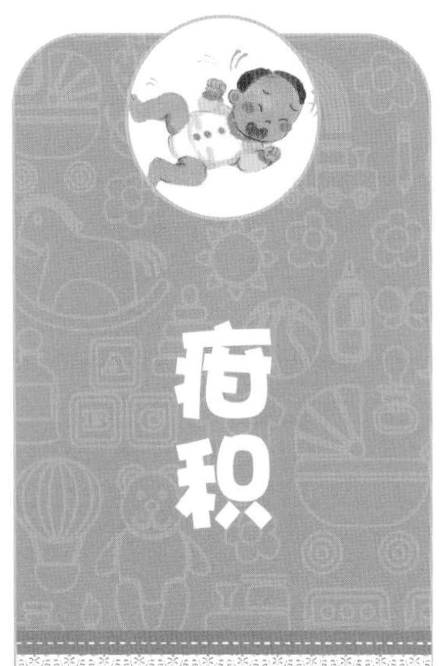

疳积

疳积是由于喂养不当，或其他疾病的影响，致使脾胃功能受损、气液耗伤而逐渐形成的一种慢性病症。本病发病无明显季节性，以婴幼儿多见。本病经及时治疗、合理调护，多数预后良好，若病程迁延，易出现兼症，影响小儿发育，严重者可致阴竭阳脱等危证，预后较差。古代疳证被列为儿科四大要证之一。

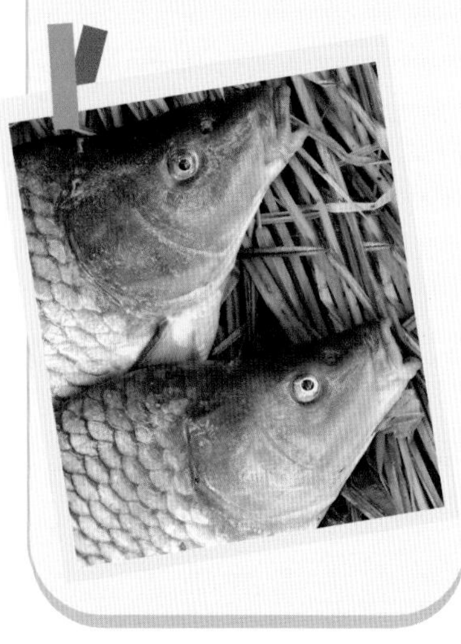

主要症状

小儿面黄肌瘦、烦躁爱哭、睡眠不安、食欲减退或呕吐、腹胀或疼痛、排尿短黄或如米泔、大便酸臭、兼发低热，或兼见口舌生疮、口腔糜烂、秽臭难闻，或兼见两目干涩、畏光羞明、眼角赤烂。严重者还表现为身体逐渐消瘦，甚至骨瘦如柴、腹部坚硬肿大、水肿、生长发育迟缓、头发枯黄，还伴有各个器官功能低下等。

饮食调理

1.提倡母乳喂养，适时添加辅食。婴儿期最好选择母乳喂养，4~6个月后应及时增添辅食，且要遵循先稀后干、先素后荤、先少后多、先软后硬的原则。

2.饮食宜易消化。宝宝1~3岁时，建议每天的食物种类要多样，宜多食鱼、瘦肉、鸡肉、蛋等高蛋白饮食，还要做到加工熟烂，以便消化吸收。

3.忌不良饮食习惯。不良的饮食习惯，如饮食偏嗜、过食肥甘滋补、贪吃零食、饥饱无常等，是造成小儿疳积的一大原因。

4.忌食刺激性食物。忌食一切炙烤、油炸、爆炒之品，以免助湿生热；忌食生冷瓜果、性寒滋腻等损害脾胃、难以消化的食物；忌食一切变味、变质、不洁的食物。

日常防护

1.按摩是辅助治疗小儿疳积的重要手段。按摩手法一定要轻柔，在按摩的部位涂抹润肤油可减轻不适感。

2.合理安排小儿的生活起居，保证充足的睡眠，坚持户外活动。

3.定期测量体重。如发现体重增长缓慢、不增或减少，应尽快查明原因，及时予以纠正。

4.必要时应中西医结合治疗，特别是对原发病、消耗性疾病的治疗。

宜吃食物

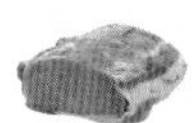
猪瘦肉 营养丰富，具有补虚强身、滋阴润燥的功效。

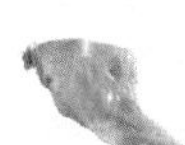
兔肉 脂肪和胆固醇含量均低，适合疳积患儿食用。

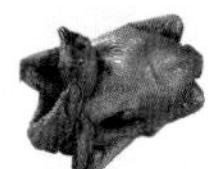
乌鸡 营养价值高于一般的鸡，有补虚健脾的功效。

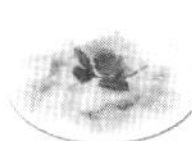
草鱼 肉嫩而不腻，具有开胃、滋补的功效。

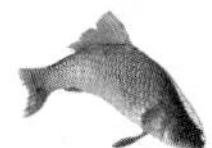
鲫鱼 性平，具有和中补虚、温胃进食的功效。

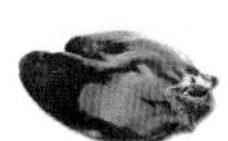
猪肝 营养价值丰富，是疳积患儿的补虚良品。

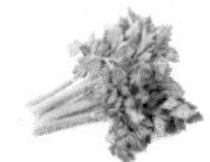
芹菜 含有的膳食纤维能帮助胃肠蠕动，促进消化。

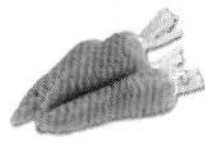
胡萝卜 有“东方小人参”之称，可健胃消食。

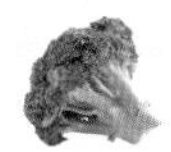
西蓝花 营养成分位居同类蔬菜之首，可补脾健胃。

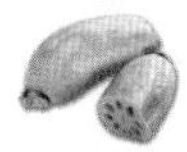
莲藕 性寒，味甘，能开胃清热、消食止泻。

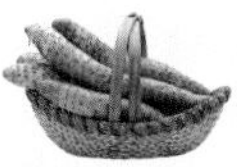
山药 有助消化、止泻之功效，可防治腹胀、腹泻。

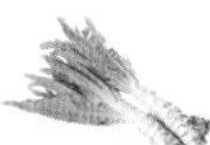
莴笋 味道带苦味，可刺激消化酶分泌，增进食欲。

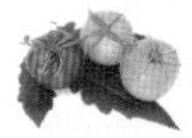
西红柿 增进食欲的同时，还可减少胃胀积食。

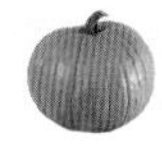
南瓜 含锌丰富，还可以促进胃肠道蠕动，帮助消化。

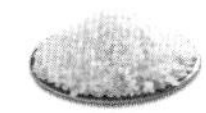
粳米 味甘，性平，能益脾胃、除烦渴。

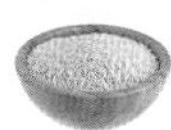
小米 富含维生素B_1、维生素B_{12}，可防止消化不良。

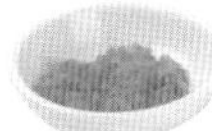
蛋黄 含有丰富的脂溶性维生素，可缓解口舌生疮。

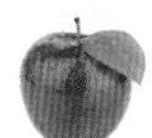
苹果 营养成分可溶性大，易被人体吸收。

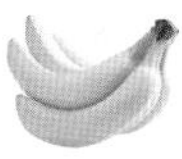
香蕉 所含的维生素B_1可促食欲、助消化。

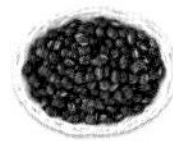
红豆 营养价值高，可健脾止泻，缓解症状。

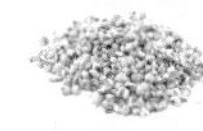
薏米 入脾、肺、肾经，能利水、健脾、清热排脓。

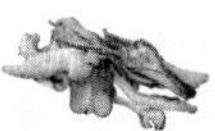
佛手 入肝、脾、胃经，能消胀、舒肝健脾、和胃。

其他宜吃食物：牛腩、猪心、带鱼、莲子、山楂、橙子、麦芽等。

忌吃食物

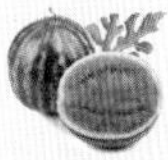

西瓜 水分多，会冲淡胃液，引起消化不良或腹泻。

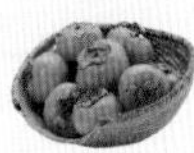

柿子 含有较多的果胶、单宁酸，能形成胃结石。

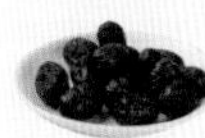

红枣 性温，味甘，其性腻滞碍气，易加重病情。

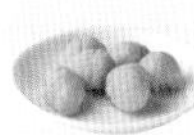

栗子 栗子难以消化，故婴幼儿不宜多吃。

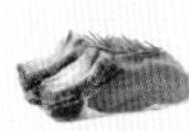

羊肉 是温热助阳食物，易助湿生热，难以消化。

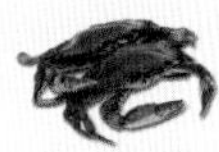

螃蟹 性寒，不宜多食，脾胃虚寒者尤其要注意。

田螺 能削弱胃肠道功能，易导致消化不良或腹泻。

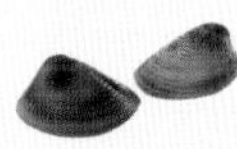

蚌肉 多食寒中，不利于疳积患儿健脾益胃。

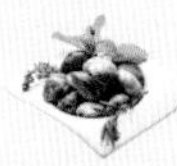

蚬肉 易导致中焦虚寒，影响胃肠道的消化吸收。

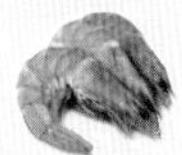

虾 胆固醇含量较高，易加重胃肠道负担。

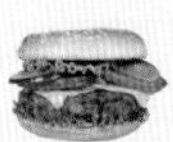

汉堡 热量高，含有大量脂肪，常食易导致肥胖。

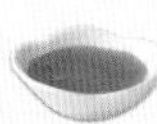

饴糖 易内生湿热，引起腹胀、腹痛。

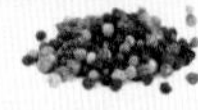

胡椒 辛走气，热助火，易耗气伤阴、动火损目。

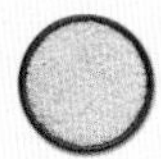

糯米 极柔黏，难以消化，脾胃虚弱的人宜少食。

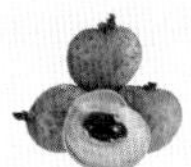

桂圆 味甘，性温，脾胃虚弱的人食用易发内热。

芝麻 含有大量的脂肪和蛋白质，易加重胃肠负担。

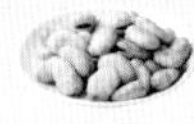

蚕豆 性凉，不适宜中焦虚寒、消化不良的人食用。

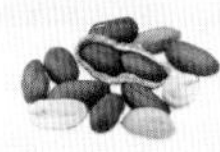

花生 含有丰富的油脂，易加重胃肠负担。

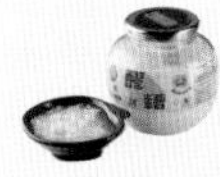

甜酒 能刺激消化腺分泌，但糯米黏滞、难于消化。

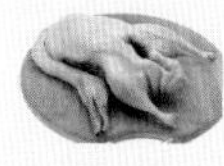

鸭肉 性寒，味甘、咸，易导致水肿泄泻。

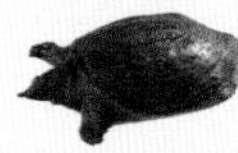

甲鱼 其边缘肉裙的胶质，不易小儿消化吸收。

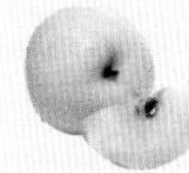

梨 性偏寒，可助湿生痰，易伤脾胃。

其他忌吃食物：甜菜、巧克力、冰激凌、奶油、肥肉、薯片等。

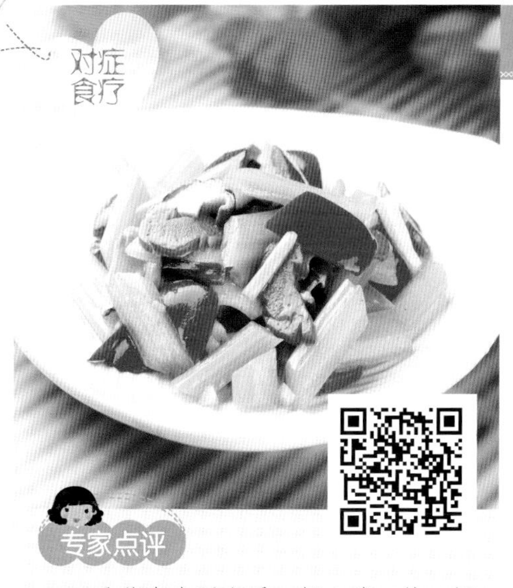

素炒香菇芹菜

原料：

西芹95克，彩椒45克，鲜香菇30克，胡萝卜片、蒜末、葱段各少许

调料：

盐3克，鸡粉、水淀粉、食用油各适量

做法：

1.彩椒切块，香菇切粗丝，西芹切段。
2.开水锅中加盐、食用油，放入胡萝卜片、香菇丝、西芹段、彩椒块。
3.煮约1分钟至食材断生，捞出待用。
4.用油起锅，放入蒜末、葱段，爆香。
5.再倒入焯过水的食材，翻炒匀。
6.加入盐、鸡粉，倒入少许水淀粉。
7.快速翻炒，至食材熟软、入味。
8.关火后盛出食材，装入盘中即成。

专家点评

香菇含有蛋白质、钙、磷、铁、烟酸、香菇多糖、天门冬素等营养物质，有化痰理气的作用，能缓解患儿腹部胀满、疼痛等症状。

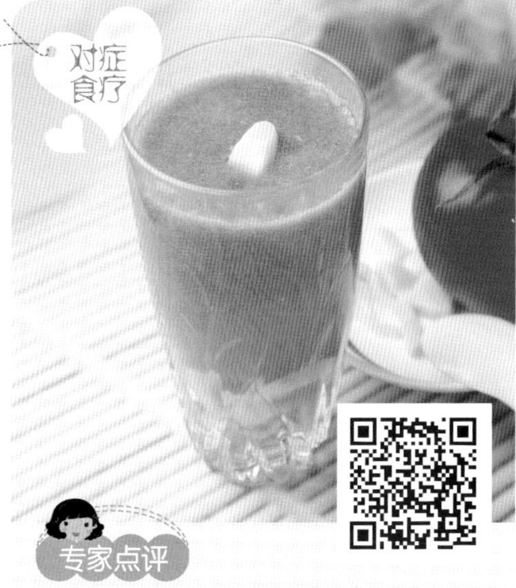

西红柿椰果饮

原料：

西红柿120克，椰味果冻适量

调料：

白糖少许

做法：

1.洗净的西红柿切上十字花刀，备用。
2.将椰味果冻切成片，再切成条。
3.开水锅中将西红柿煮至表皮起皱。
4.将西红柿捞出，放冷水中浸泡片刻。
5.将放凉的西红柿的皮剥掉，切成块。
6.取榨汁机，选择搅拌刀座组合，倒入西红柿、白糖，注入适量纯净水。
7.盖上盖，选择“榨汁”功能，榨汁。
8.断电后揭盖，将西红柿汁倒入杯中。
9.加入适量的果冻即可。

专家点评

西红柿含有蛋白质、维生素C、胡萝卜素、钙、磷、钾、镁、铁、锌、铜等营养成分，味道酸甜可口，给小儿食用，能健胃消食、生津止渴、清热解毒。

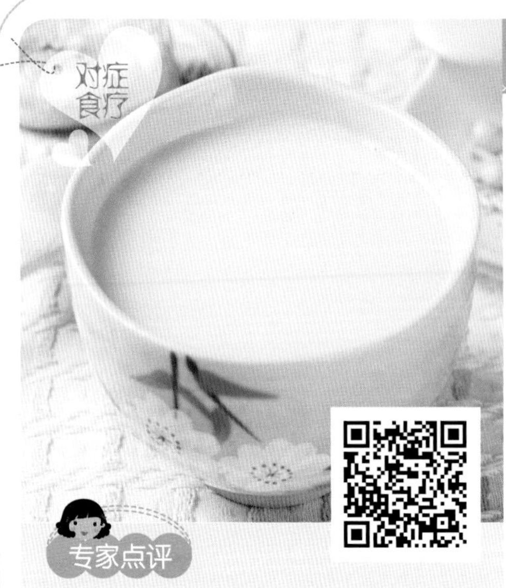

燕麦小米豆浆

原料：

燕麦、小米各30克，水发黄豆50克

做法：

1.将已浸泡8小时的黄豆倒入碗中，再放入小米、燕麦。

2.加入适量清水，用手搓洗干净。

3.将洗好的材料倒入滤网中，沥干水分。

4.把洗好的材料倒入豆浆机中。

5.注入适量清水，至水位线即可。

6.盖上豆浆机机头，选择“五谷”程序，再选择“开始”键，开始打浆。

7.待豆浆机运转约20分钟，即成豆浆。

8.将豆浆机断电，取下机头，把煮好的豆浆倒入滤网中，滤取豆浆。

9.倒入碗中，用汤匙撇去浮沫即可。

专家点评

黄豆含有蛋白质、B族维生素、维生素E、钙、磷、铁、铜、锌等营养成分，小儿食用能健脾宽中、清热解毒、增强免疫力。

对症
食疗

三味南瓜鸡

原料：

鸡肉750克，去皮南瓜300克，洋葱100克，陈皮、郁金、香附各5克，葱段、姜片各少许

调料：

盐1克，生抽、料酒各5毫升，水淀粉、冰糖各少许，食用油适量

做法：

1.洗净的南瓜切块，洋葱切片。

2.开水锅中倒入鸡肉，汆去血水，待用。

3.砂锅中注水，倒陈皮、郁金、香附，大火煮30分钟，盛出药汁，滤掉药渣。

4.用油起锅，放葱段、姜片、洋葱、鸡肉、料酒、生抽，炒匀，再倒入药汁，放南瓜，加盐、清水，焖至食材熟软。

5.倒入冰糖，煮至食材入味。

6.用水淀粉勾芡，关火后盛出即可。

专家点评

南瓜含有糖类、蛋白质、胡萝卜素、B族维生素、维生素C、钙、磷等营养成分，与补虚的鸡肉搭配食用，对患儿有养胃益气、预防便秘等功效。

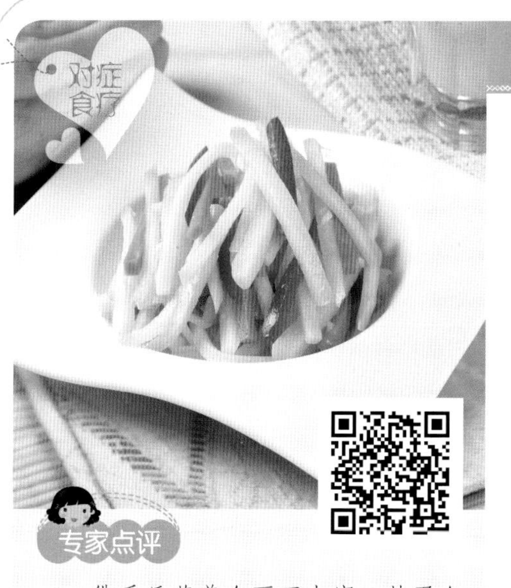

凉拌佛手瓜

原料：

佛手瓜280克，去皮胡萝卜90克，红椒30克，蒜末少许

调料：

盐、鸡粉各2克，白糖3克，白醋、芝麻油各5毫升

做法：

1.洗净的佛手瓜切开，去子，切成丝。
2.洗好的红椒切丝；洗净的胡萝卜切片，改切成丝。
3.开水锅中倒入佛手瓜、胡萝卜、红椒，焯煮片刻，捞出，沥干水分。
4.装入碗中，加入盐、鸡粉、白糖、白醋、芝麻油、蒜末，用筷子拌匀。
5.装入盘中即可。

专家点评

佛手瓜营养全面而丰富，其蛋白质、钙、维生素和矿物质含量显著高于其他瓜类，并且热量很低，常食能增强小儿抵抗疾病的能力。

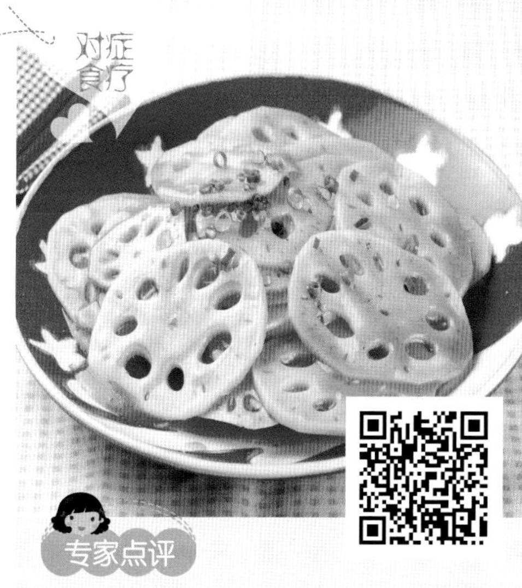

糖醋藕片

原料：

莲藕350克，葱花少许

调料：

白糖20克，盐2克，白醋10毫升，番茄汁10毫升，水淀粉4毫升，食用油适量

做法：

1.将洗净去皮的莲藕切成片。
2.开水锅中倒入5毫升白醋，放入藕片，焯煮2分钟至其八成熟，捞出，备用。
3.用油起锅，注清水，加白糖、盐、5毫升白醋、番茄汁，拌匀，煮至白糖溶化，倒入水淀粉勾芡。
4.放入焯好的藕片，拌炒匀，撒上葱花。
5.将炒好的藕片盛出，装盘即可。

专家点评

莲藕含有糖类、蛋白质、粗纤维、钙、磷、铁、维生素C及氧化酶等成分，具有清热、除烦、健胃的功效，儿童常食莲藕能健脾开胃。

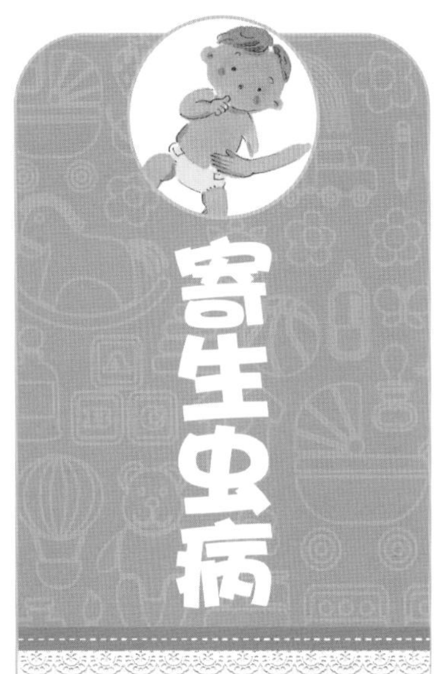

寄生虫病

寄生虫病，是指寄生虫侵入人体而引起的疾病。因虫种和寄生部位不同，引起的病理变化和临床表现各异。本类疾病分布广泛，世界各地均可见到，但以贫穷落后、卫生条件差的地区为多见，热带和亚热带地区较多。非洲、亚洲的发展中国家发病较多，感染的人群主要是免疫力较低的儿童，以蛔虫和蛲虫感染较为多见。

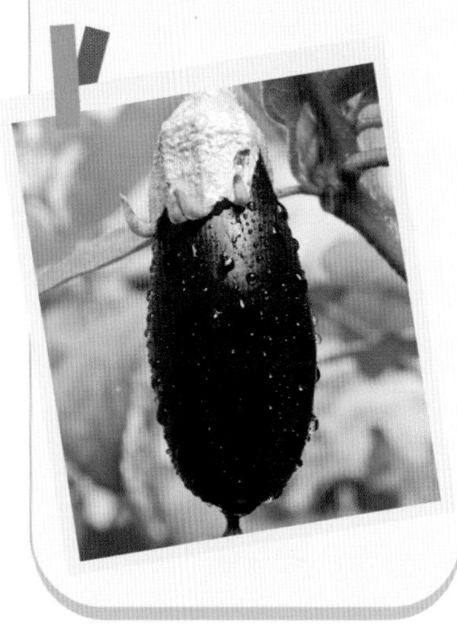

主要症状

蛔虫病症状：反复脐周疼痛，时作时止，腹部按之有条索状物或团块，轻揉可散；食欲异常，形态消瘦，可见挖鼻、咬指甲、睡觉磨牙、面部白斑等。

蛲虫病症状：轻者仅有肛门瘙痒，白天、夜间均有症状，局部有红疹点，其他部位也可有红疹点，但肛周找不到蛲虫成虫。

饮食调理

1.饮食宜清淡，多食易消化的食物，少食辛辣、炙煿及肥腻之品，以免助热生湿。

2.多饮温开水，保持大便的通畅。

3.蛔厥时，口服食醋60～100毫升，有安蛔、止痛的作用。

4.冰箱中的生熟食品要严格分开。

5.不饮生水，不食未清洗干净的蔬菜瓜果。

6.不可滥食野味。野生动物含有大量寄生虫，且不少寄生虫人体消化道自身无法杀灭，且耐高温能力强。

7.不要边走边吃食物。生活中到处都漂浮着灰尘，灰尘中含有很多寄生虫卵，边走边吃容易进入人体。

8.家中不宜养宠物。宠物的身上也有可能带有寄生虫，由于我们和宠物密切接触，宠物排出的寄生虫卵有可能进入我们的身体。

日常防护

1.加强卫生宣教，普及预防寄生虫感染的知识，切断传染途径，特别是群居儿童应注意。

2.注意个人卫生，养成良好的卫生习惯，饭前洗手，勤剪指甲，纠正吮手的不良习惯。

3.患儿的内衣裤及被褥应勤换洗，用开水洗烫煮沸，玩具等物件可用0.5%碘液消毒，杀死虫卵。

4.每天给患儿清洗肛门会阴，穿满裆裤，防止小儿用手搔抓肛门。

宜吃食物

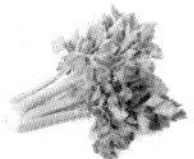

芹菜 富含纤维，能促进肠道蠕动，排出寄生虫。

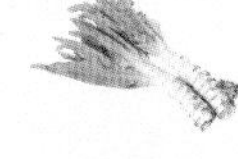

莴笋 可增强胃液、消化腺的分泌和胆汁的分泌。

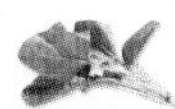

菠菜 不仅富含纤维素，还能保障营养，有利健康。

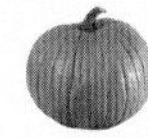

南瓜 可促进胆汁分泌和肠胃蠕动，帮助虫卵排出。

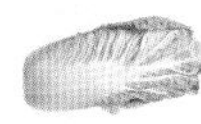

白菜 具有清热解毒、利尿通便、养胃生津的功效。

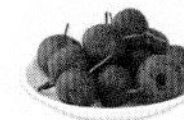

山楂 性微温，味酸甘，能消积、散瘀血、驱绦虫。

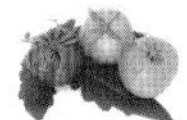

西红柿 能提高对蛋白质的消化，减少腹胀食积。

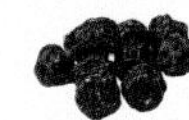

酸梅 酸性较强，有利于减轻蛔虫的活性，安蛔。

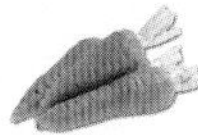

胡萝卜 具有消食、安五脏、补中气、壮元阳的功效。

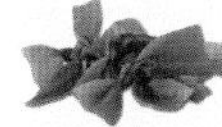

海带 能提高机体的体液免疫，增强机体免疫力。

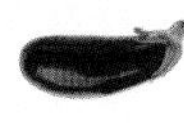

茄子 含有B族维生素，可帮助维生素C代谢。

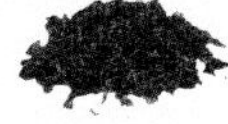

紫菜 能软坚散结，防治肠道寄生虫集结成块。

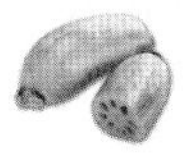

莲藕 能消食止泻、开胃清热、预防内出血。

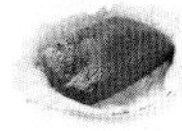

鸡血 可清除肠腔的沉渣浊垢，是肠道的“清道夫”。

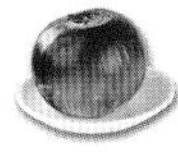

洋葱 含有葱蒜辣素，有一定的驱虫作用。

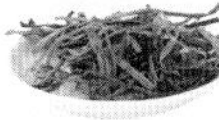

黄花菜 有消炎、清热、消食、明目、安神等功效。

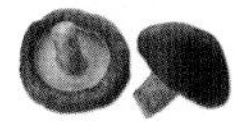

香菇 富含B族维生素、铁、钾、维生素D原等。

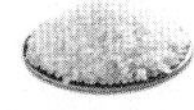

粳米 能保证每日所需能量及营养，是滋补之物。

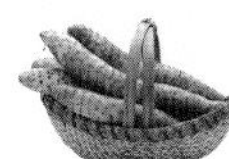

山药 有滋阴养胃、助消化、敛虚汗、止泻的功效。

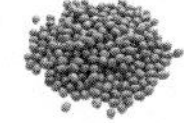

绿豆 性寒，味甘，具有清热解毒、安神等功效。

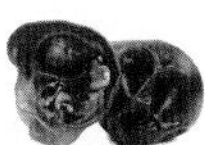

黑木耳 能帮助消化系统将无法消化的异物溶解。

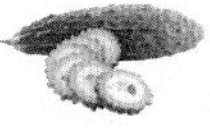

苦瓜 有抗菌、消炎、抗病毒、增强免疫力的功效。

其他宜吃食物：黄瓜、马齿苋、苋菜、芥菜、穿山甲、沙果、西葫芦、银耳等。

忌吃食物

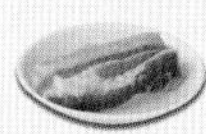

肥肉 脂肪含量高，易致消化不良，加重腹胀、腹痛。

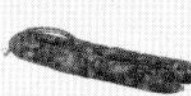

香肠 其含的变性蛋白质不利于胃肠道食物消化。

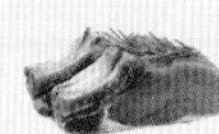

羊肉 热量高，有寄生虫寄居的患者不宜食用。

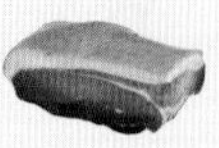

腊肉 为高盐食品，不利于小儿的消化吸收。

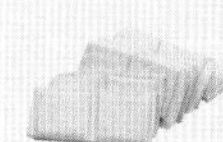

豆腐干 在制作过程中添加了能引起蛔厥的香料。

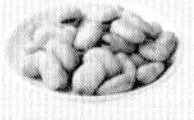

蚕豆 性凉，会刺激胃肠道，加重胃肠道负担。

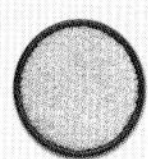

糯米 性柔黏，易加重胃肠负担，不利于患者食用。

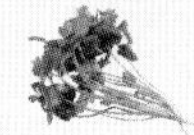

香菜 香气易走窜，引起寄生虫活动，不宜食用。

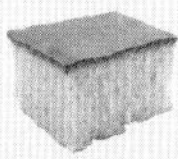

蛋糕 易加重寄生虫活跃程度，引起腹痛。

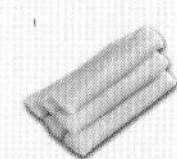

年糕 为糯米制品，易影响胃肠道功能。

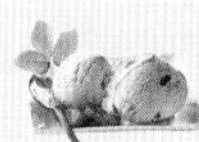

冰激凌 生冷，易引起消化道功能失常，影响康复。

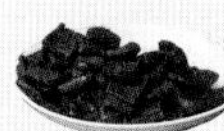

臭豆腐 为发酵的豆制品，本身有一些有害物质。

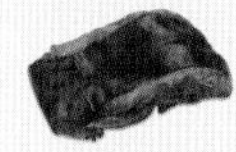

狗肉 发物，其营养成分会促进寄生虫的生长繁殖。

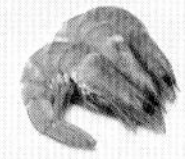

虾 性凉，会影响消化道吸收营养物质的功能。

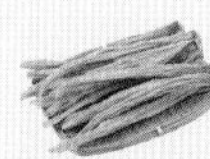

腐竹 虽然营养价值高，但不适宜寄生虫患者食用。

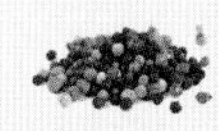

胡椒 性热，不适宜患有消化道疾病的患者食用。

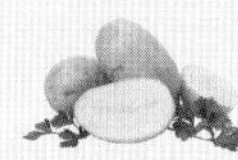

土豆 含有一种生物碱，会引起中毒、恶心、腹泻。

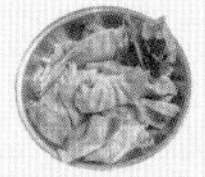

猪肚 性微温，易内生痰湿，加重胃肠道负担。

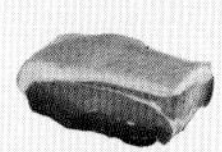

腊肉 含有大量钠元素，易影响酸碱平衡。

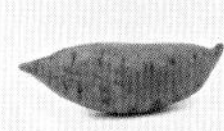

红薯 糖分多，易在肠道里发酵，引起腹部不适。

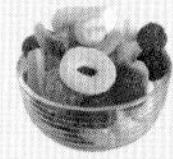

糖果 味甜，易促进寄生虫生长繁殖，加重病情。

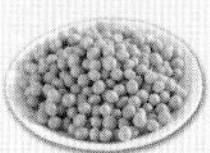

黄豆 不易消化吸收，会产生大量的气体造成腹胀。

其他忌吃食物：炸鸡、红豆、猪大肠、鱼子酱、薯条等。

对症食疗

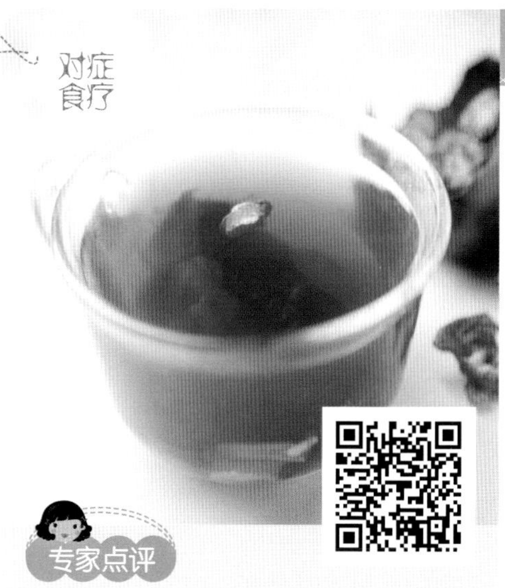

酸梅饮

◐原料：

罗汉果20克，山楂干15克，甘草片30克，乌梅45克

◐调料：

白糖少许

◐做法：

1.取一大碗水，倒入乌梅、甘草片、山楂干和罗汉果，洗净，捞出，沥干。

2.另取一碗清水，放入洗好的材料，浸泡约20分钟，待用。

3.汤锅置火上，倒入泡好的材料。

4.煮至食材析出有效成分，撒上少许白糖，拌匀，用中火煮至溶化。

5.关火后盛出煮好的酸梅汤，放凉后即可饮用。

专家点评

乌梅含有柠檬酸、苹果酸、琥珀酸、谷甾醇、齐墩果酸等营养成分，小儿食用能安蛔止痛。另外，乌梅还具有生津止渴、促进消化等功效。

对症食疗

手撕茄子

◐原料：

茄子段120克，蒜末少许

◐调料：

盐、鸡粉各2克，白糖少许，生抽3毫升，陈醋8毫升，芝麻油适量

◐做法：

1.蒸锅注水烧开，放入洗净的茄子段。

2.盖上盖，用中火蒸约30分钟，至食材熟透。

3.揭盖，取出蒸好的茄子段。

4.放凉后撕成细条状，装在碗中。

5.再加入盐、白糖、鸡粉，淋上生抽。

6.注入陈醋、芝麻油，撒上蒜末。

7.快速搅拌一会儿，至食材入味。

8.将菜肴盛入盘中，摆好盘即可。

专家点评

茄子含有蛋白质、B族维生素、维生素C、维生素E、维生素P、水苏碱、胆碱、钙、磷、铁等营养成分，小儿常食可增强抵抗力、预防贫血。

醋拌莴笋萝卜丝

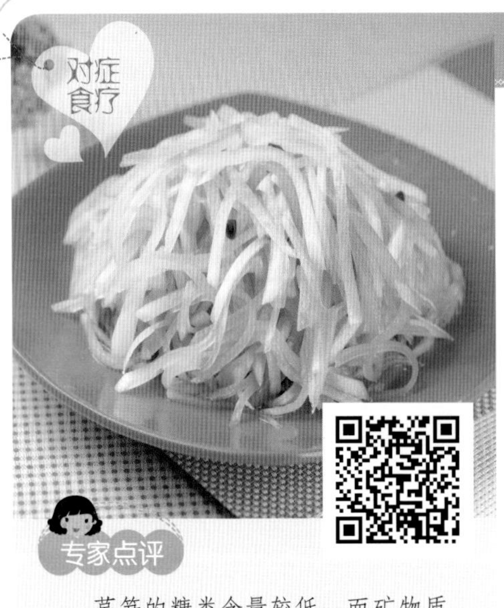

专家点评

莴笋的糖类含量较低，而矿物质、维生素含量较高，可促进小儿增强胃液以及胆汁的分泌；白萝卜能改善气胀、食滞、消化不良等消化道症状。

原料：

莴笋140克，白萝卜200克，蒜末、葱花各少许

调料：

盐3克，鸡粉2克，陈醋5毫升，食用油适量

做法：

1.将洗净去皮的白萝卜、莴笋切细丝。
2.开水锅中放入1克盐、食用油，倒入白萝卜丝、莴笋丝，搅匀，煮约1分钟。
3.至食材熟软后捞出，沥干，待用。
4.将焯煮好的食材放在碗中。
5.撒上蒜末、葱花，加2克盐、鸡粉，淋入陈醋。
6.搅拌一会儿，至食材入味。
7.在盘子中放入食材，摆好即成。

百合葛根粳米粥

对症食疗

专家点评

葛根含有蛋白质、维生素、铁、钙、铜、硒等成分，搭配百合及粳米同食，不仅可为小儿提供每日所需营养物质，还能缓急止痛。

原料：

鲜百合35克，葛根160克，水发粳米150克

调料：

盐2克

做法：

1.洗净去皮的葛根切小块，放在小碟子中，待用。
2.开水锅中倒入洗净的粳米，搅匀。
3.放入葛根块，搅拌至食材散开。
4.用大火烧开后转小火煮至米粒变软。
5.放入洗净的百合，搅拌匀。
6.再盖上盖，用小火续煮至食材熟透。
7.取下盖子，加入盐，搅匀调味。
8.续煮一会儿至食材入味。
9.关火后盛出粥，装入碗中即成。

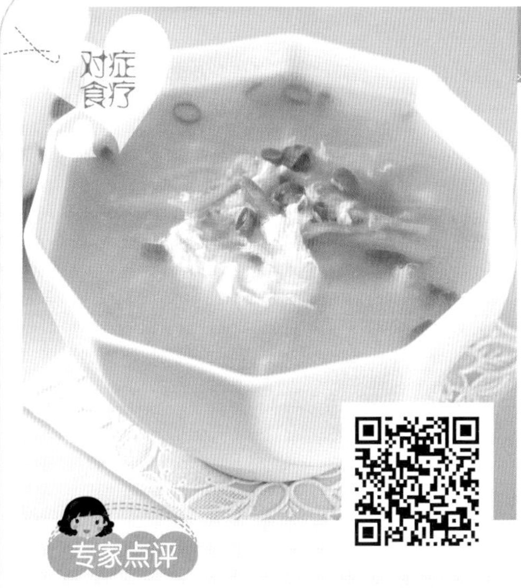

黄花菜鸡蛋汤

原料：

水发黄花菜100克，鸡蛋50克，葱花少许

调料：

盐3克，鸡粉2克，食用油适量

做法：

1.将洗净的黄花菜切去根部。

2.鸡蛋打入碗中，打散、调匀，待用。

3.开水锅中加入盐、鸡粉。

4.放入切好的黄花菜，淋入少许食用油，搅拌匀。

5.用中火煮约2分钟，至其熟软，倒入蛋液，边煮边搅拌。

6.略煮一会儿，至液面浮出蛋花。

7.盛出煮好的鸡蛋汤，装入碗中，撒上葱花即成。

黄花菜含有维生素C、钙、胡萝卜素等营养成分，有消炎、利湿、安神的功效；鸡蛋营养均衡。两者同食，对寄生虫患儿有良好的食疗作用。

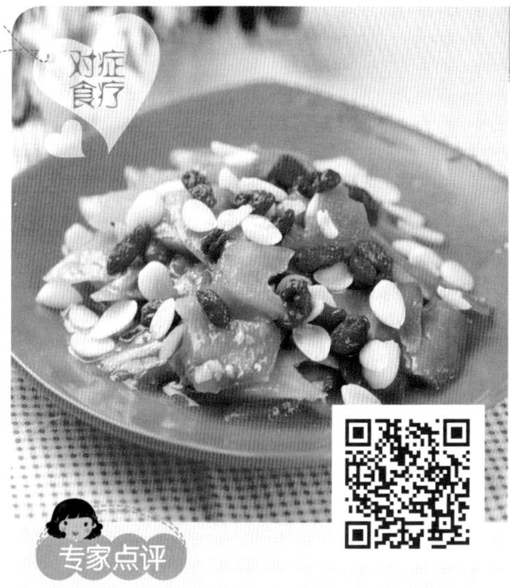

杏仁苦瓜

原料：

苦瓜180克，杏仁20克，枸杞10克，蒜末少许

调料：

盐、鸡粉、食粉、水淀粉、食用油各适量

做法：

1.洗净的苦瓜去子，切片。

2.开水锅中放入杏仁、枸杞，略煮片刻，捞出；锅中加食粉，倒苦瓜，煮至八成熟，捞出，待用。

3.另起锅，注油烧热，倒蒜末，爆香。

4.倒入苦瓜，加鸡粉、盐、水淀粉，快速炒匀。

5.将苦瓜装盘，放上杏仁、枸杞即成。

苦瓜含有蛋白质、脂肪、糖类，且其性凉，味苦，具有抗菌、消炎、抗病毒、增强免疫力的功效，适合免疫力低下的儿童食用。

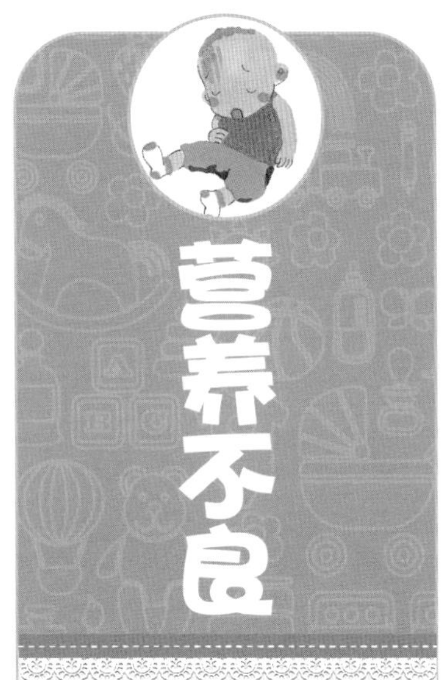

营养不良

营养不良又称蛋白质-能量营养不良，通常是由于热量或蛋白质不足而致的慢性营养缺乏症，多见于婴幼儿期。目前所见营养不良多为婴儿期喂养方法不当所造成，如母乳不足又未能及早添加辅食，一般程度多较轻；或疾病因素所造成，如迁延性婴儿腹泻、慢性肠炎或痢疾、肠寄生虫病等，往往程度较重。

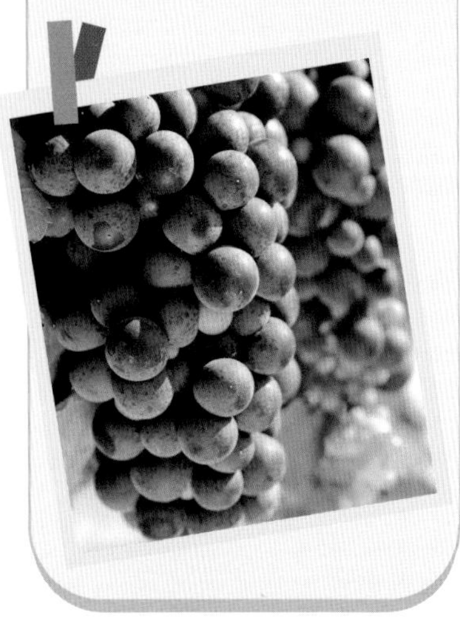

主要症状

Ⅰ度营养不良：精神状态正常，皮肤干燥，身高不影响。

Ⅱ度营养不良：精神不振，烦躁不安，肌张力减弱，皮肤苍白，毛发无光泽，身高比正常减低。

Ⅲ度营养不良：精神萎靡，嗜睡与烦躁不安交替出现，智力发育落后，肌肉萎缩，腹壁皮下脂肪消失，皮肤苍白无弹性，毛发干枯，身高明显低于正常。

饮食调理

1.母乳是小儿最好的营养来源，应尽量母乳喂养，且要注意喂养方法，1岁左右断乳。

2.按年龄及时添加辅食，掌握先稀后干、先素后荤、由一种到多种的原则。

3.多补充富含优质蛋白、锌、铁、钙和维生素A、维生素D的食物。

4.小儿营养不良有一部分是由于体内寄生虫引起的，故应忌不洁食物。

5.高糖食物如巧克力、葡萄糖、麦芽糖、甜饮料、蜂蜜、果酱等甜味食物会助湿生痰，使脾胃运化功能失调，造成小儿纳谷不香，饮食无味，故应忌食。

6.油炸、油煎食物因油腻太甚，食后会长时间停留在胃中，增加胃的负担，影响营养吸收，故应忌食。

日常防护

1.注意户外锻炼，呼吸新鲜空气，多晒太阳，补充维生素D，增强体质。

2.纠正不良睡眠习惯，保证充足的睡眠。

3.让宝宝适当参加娱乐活动，保持乐观的心态。

4.保持环境清洁安静，注意防潮和防寒，积极预防呼吸道感染等并发症。

5.定期做体格检查，注意对儿童生长发育的监测，对体重增长迟缓的儿童，查明原因，早做处理。

宜吃食物

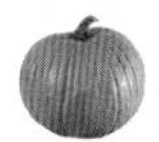
南瓜 有丰富的营养成分，含有人体必需的组氨酸。

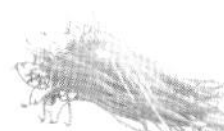
绿豆芽 能通经脉、滋阴壮阳、调五脏、利湿热。

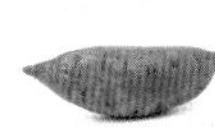
红薯 其蛋白质、糖类等含量都比大米高。

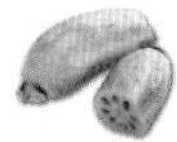
莲藕 微甜而脆，能消食、开胃、清热，滋补养性。

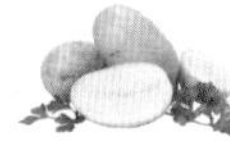
土豆 所含的维生素C、B族维生素是苹果的4倍。

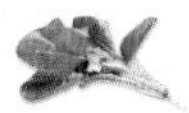
菠菜 具有养血、止血、敛阴、润燥的功效。

燕麦 含有燕麦肽、燕麦β葡聚糖、燕麦油等。

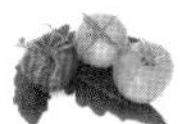
西红柿 有助于提高蛋白质的消化，减少胃肠积滞。

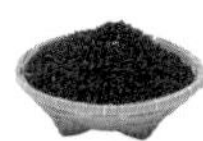
黑芝麻 有健胃、保肝、促进红细胞生长的作用。

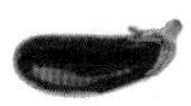
茄子 含B族维生素，有助于促进维生素C的吸收。

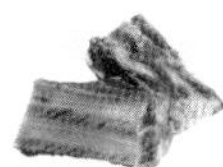
排骨 具有滋阴壮阳、益精补血的功效。

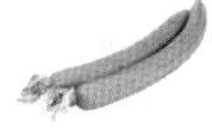
丝瓜 能刺激人体产生干扰素，达到抗病毒的目的。

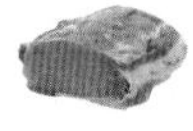
猪瘦肉 富含优质蛋白，适合营养不良的小儿食用。

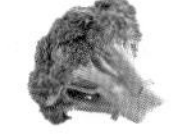
西蓝花 营养丰富，营养成份位居同类蔬菜之首。

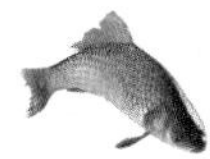
鱼 蛋白质含量高、脂肪含量少，是营养佳品。

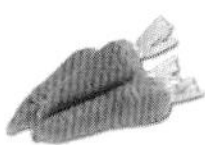
胡萝卜 是一种营养丰富的家常蔬菜，可健胃消食。

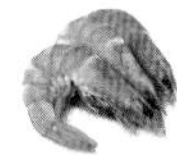
虾 可有效减少小儿因缺乏矿物质而患病的概率。

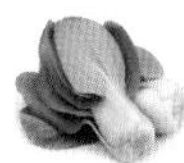
上海青 营养丰富，其中维生素C含量很高。

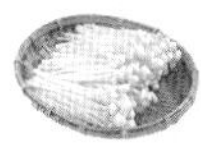
金针菇 氨基酸的含量非常丰富，高于一般菌菇类。

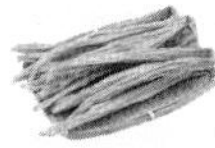
腐竹 含有丰富的蛋白质及多种营养成分。

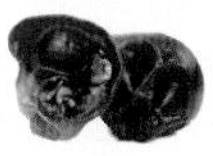
黑木耳 能益气强身、活血，并可防治缺铁性贫血等。

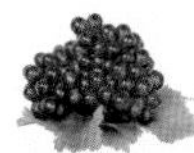
葡萄 含有容易被人体直接吸收的葡萄糖。

其他宜吃食物：香菇、平菇、桑葚、猕猴桃、火龙果、无花果、猪血等。

忌吃食物

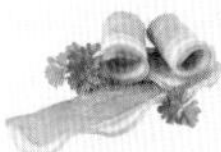
培根 烟熏制品，胃肠道功能不佳者不宜食用。

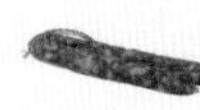
腊肠 烟熏制品，含有不利于生长发育的物质。

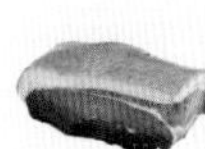
腊肉 含有大量亚硝酸盐，是重要的致癌物质。

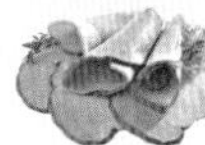
熏肉 含大量亚硝酸钠，是烟熏易致癌的原因。

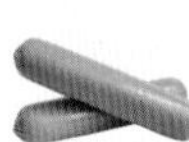
火腿肠 其含盐量高，不利于维持钠钾平衡。

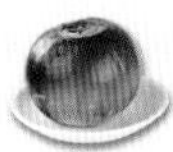
洋葱 属于胀气不消化的食物，会影响胃的运化。

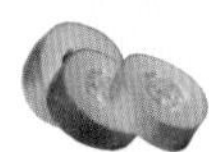
冬瓜 性寒，伤阳损胃，使消化功能减弱。

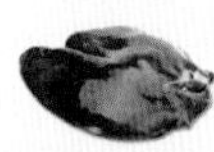
猪肝 胆固醇含量较高，会加重胃肠道负担。

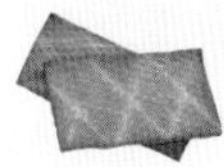
豆腐干 容易导致消化不良，不建议患儿食用。

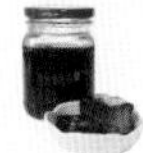
腐乳 容易被微生物污染，产生含硫的化合物。

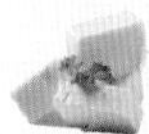
奶油 是高脂肪的食物，但不能为患儿补充营养。

巧克力 含有的可可碱能损伤神经和心脏，使肌肉松弛。

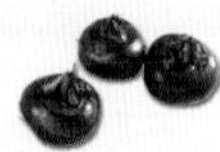
马蹄 含有的荸荠英对血压有一定的降低作用。

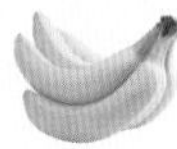
香蕉 含有的5-羟色胺，会阻碍胃肠道功能。

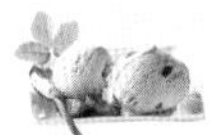
冰激凌 食用后会刺激内脏血管，使局部出现贫血。

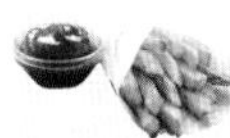
薯条 为油炸食品，能提供的营养物质很少。

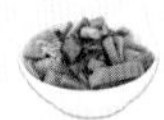
泡菜 不仅含钠量高，而且具有大量发酵菌。

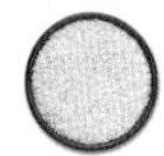
糯米 含有大量的糊精，黏性较强，不宜消化。

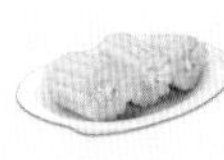
玉米 所含烟酸属于结合型，不能被人体吸收。

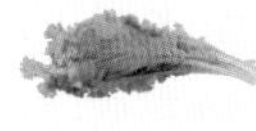
芥菜 属于辛温的食材，辛散太甚，易化燥伤津。

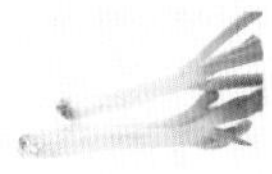
大葱 是味道浓郁的调味品，易影响儿童的食欲。

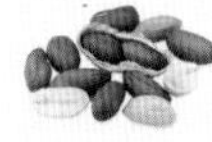
花生 属于不宜消化的食物，不适合患儿食用。

其他忌吃食物：烤肉、蚕豆、松子、油豆腐、糖油粑粑等。

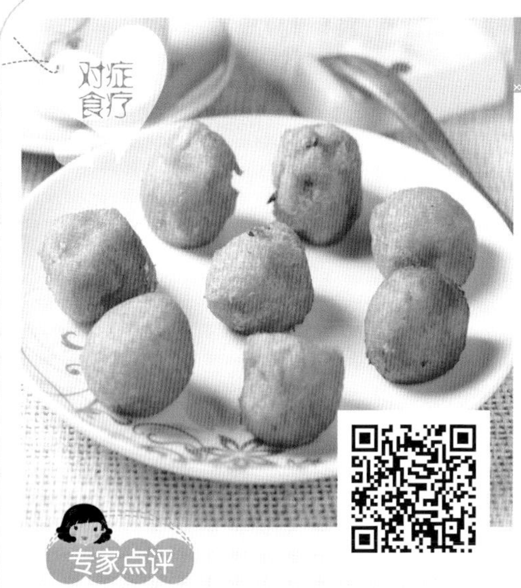

美味红薯丸

◐原料：

红薯350克，姜末、蒜末、葱花各少许

◐调料：

盐1克，鸡粉1克，芝麻油6毫升，陈醋4毫升，食用油适量

◐做法：

1.红薯洗净去皮，切块，摆入蒸盘中。
2.蒸锅注水烧开，放蒸盘，蒸至熟软。
3.取出蒸盘，放凉待用。
4.红薯压碎呈泥状，装入碗中，撒姜末、蒜末、葱花，加盐、鸡粉、芝麻油、陈醋快速拌匀，至其起劲。
5.挤出红薯泥，制成红薯丸。
6.红薯丸放油锅中，炸至呈金黄色。
7.捞出炸好的红薯丸，装盘即可。

专家点评

红薯含有膳食纤维、胡萝卜素、维生素、钾、铁、铜、硒、钙等营养成分，具有润肠通便、增强免疫力等功效，适合营养不良的小儿食用。

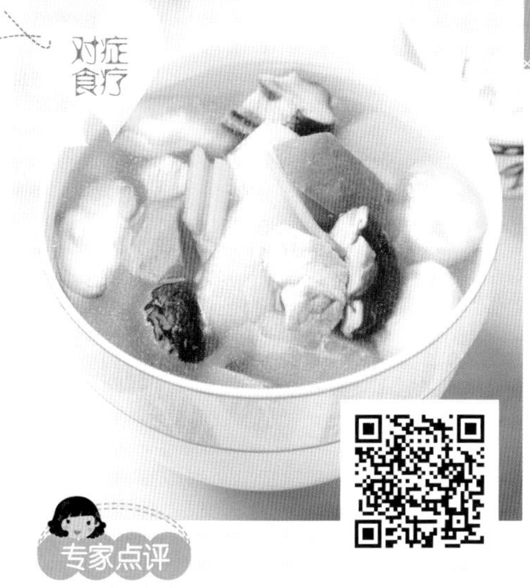

西芹丝瓜胡萝卜汤

◐原料：

丝瓜75克，西芹50克，胡萝卜65克，瘦肉45克，冬瓜120克，水发香菇55克，姜片少许

◐调料：

盐、鸡粉各2克，胡椒粉少许，料酒7毫升，芝麻油适量

◐做法：

1.冬瓜、胡萝卜、丝瓜切小块，西芹斜刀切段，瘦肉切丁块，香菇切小块。
2.开水锅中将瘦肉丁汆去血水。
3.开水锅中倒入瘦肉丁，撒姜片，倒入切好的其他食材，淋料酒，煮至食材断生，放丝瓜，拌匀，煮至食材熟透。
4.加盐、鸡粉、胡椒粉、芝麻油调味，略煮片刻至汤汁入味，关火后盛出即成。

专家点评

丝瓜含有苦味质、黏液质、木胶、瓜氨酸、木聚糖、维生素B_1、维生素C及钙、磷、铁等营养成分，能刺激小儿机体产生干扰素，抗病强身。

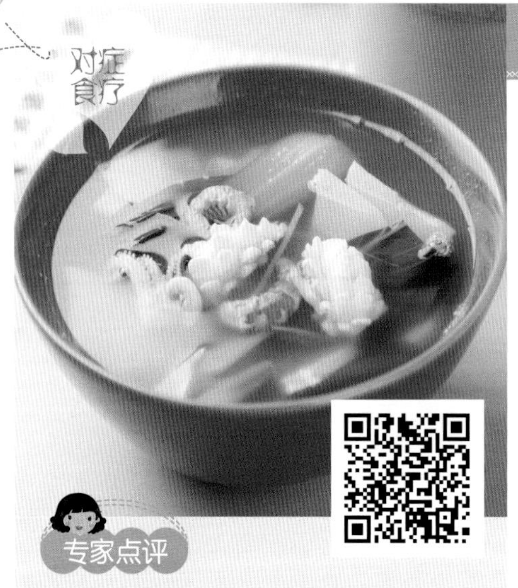

冬笋油菜海味汤

原料：

冬笋片150克，鱿鱼片120克，上海青130克，虾米25克，姜丝少许

调料：

盐、鸡粉、胡椒粉各2克，芝麻油少许

做法：

1.锅中注入适量清水烧开，倒入备好的冬笋片。
2.加入姜丝、虾米，搅拌均匀。
3.倒入备好的鱿鱼片，搅拌匀，放入盐、鸡粉。
4.放入洗净的上海青，煮约2分钟至熟。
5.加入胡椒粉、芝麻油。
6.搅拌均匀。
7.盛出煮好的汤料，装入碗中即可。

专家点评

鱿鱼含有蛋白质、维生素B_1、牛磺酸、钙、磷等营养成分，具有祛风除湿、滋补、消食等功效，适当食用，能有效缓解营养不良患儿的症状。

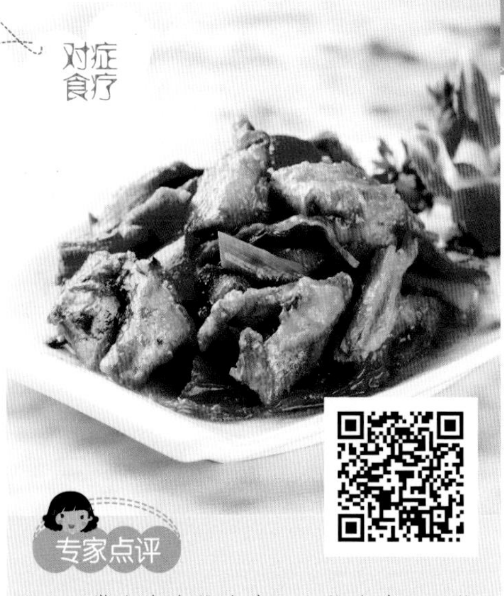

醋焖腐竹带鱼

原料：

带鱼110克，蒜苗70克，红椒40克，腐竹35克，姜末、蒜末、葱段各少许

调料：

盐3克，生粉15克，白醋、生抽、料酒、水淀粉、鸡粉、食用油各适量

做法：

1.将蒜苗切段，红椒切块；带鱼切小块，加盐、鸡粉、生抽、料酒拌匀，撒生粉裹匀。
2.腐竹、带鱼在油锅中炸至金黄色。
3.锅底留油，放姜末、葱段、蒜末、蒜苗梗、盐、清水、腐竹，煮至沸腾，放红椒、带鱼、蒜苗叶、生抽、白醋。
4.倒少许水淀粉，炒匀，即可出锅。

专家点评

带鱼含有维生素B_1、维生素B_2、维生素B_3、钙、磷、铁等营养成分，能补脾益气、润泽肌肤、益血补虚，适合血虚头晕、营养不良的小儿食用。

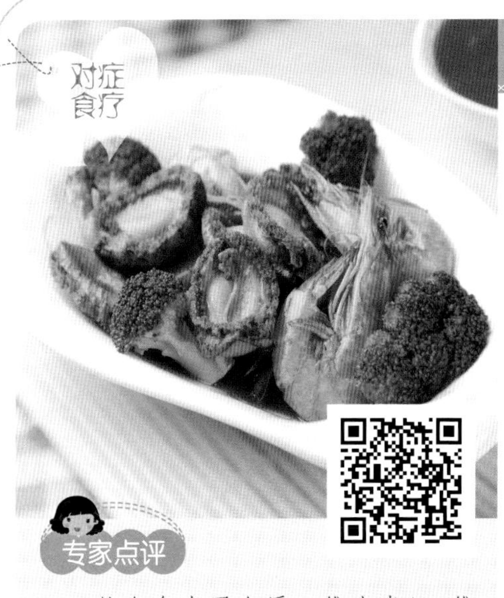

鲜虾烧鲍鱼

◑原料：

基围虾180克，鲍鱼250克，西蓝花100克，葱段、姜片各少许

◑调料：

海鲜酱25克，盐3克，料酒8毫升，鸡粉、蚝油、蒸鱼豉油、水淀粉、食用油各适量

◑做法：

1.将鲍鱼肉在开水锅中去腥味及杂质。

2.将基围虾、西蓝花加盐、油分别焯熟。

3.砂锅注油烧热，放姜片、葱段、海鲜酱、鲍鱼肉，加清水、料酒、蒸鱼豉油，煮1小时，倒基围虾，加蚝油、鸡粉、盐，煮至食材熟透。

4.倒水淀粉，炒至汤汁收浓；盛出食材，用西蓝花围边即成。

专家点评

鲍鱼含有蛋白质、维生素A、维生素D、钙、铁、碘、锌、磷等营养成分，具有润燥、利肠、滋阴壮阳等功效，适合营养不良的小儿加强营养。

对症食疗

鹅肝炖土豆

◑原料：

鹅肝250克，土豆200克，香菜末、葱花各少许

◑调料：

盐2克，甜面酱20克，料酒、生抽各4毫升，白糖、食用油各适量

◑做法：

1.洗净去皮的土豆切块，鹅肝切片。

2.用油起锅，倒入甜面酱，放入切好的鹅肝，炒匀，淋入料酒，炒香。

3.倒入土豆块，炒匀，注入适量清水，烧开后用小火煮约30分钟。

4.加入盐、白糖、生抽，用小火续煮约15分钟至食材熟透，搅拌几下。

5.盛出菜肴，撒上香菜末、葱花即可。

专家点评

土豆含有蛋白质、B族维生素、纤维素、钾、锌、铁等营养成分，具有通便排毒的功效，能有效改善营养不良的小儿的消化道功能。

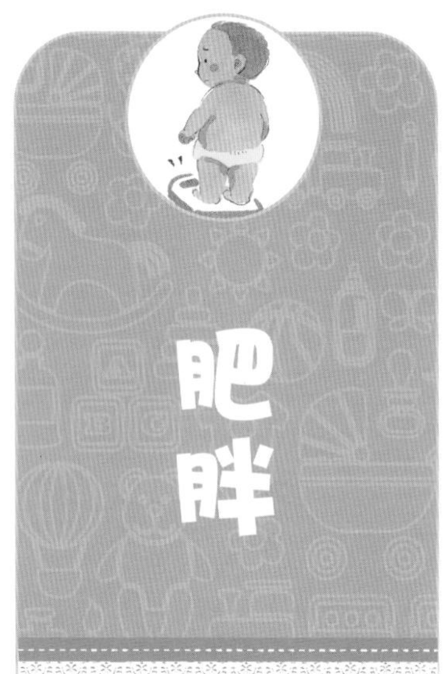

肥胖

肥胖是指体内脂肪堆积过多或分布异常，体重增加的一种慢性代谢性疾病。肥胖分两大类，无明显病因者称单纯性肥胖，儿童大多数属此类；有明显病因者称继发性肥胖，常由内分泌代谢紊乱、脑部疾病等引起。研究表明，小儿肥胖与“三高”等有密切关系。因此，有必要对小儿单纯性肥胖进行早期干预。

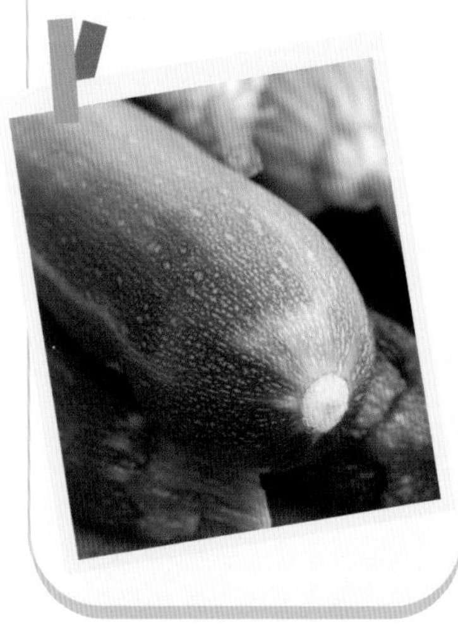

主要症状

患儿食欲极好，喜食油腻、甜食，懒于活动，体态肥胖，皮下脂肪丰厚、分布均匀，面颊、肩部、乳房、腹壁脂肪积聚明显。腹部偶可见白色或紫色纹。男孩因会阴部脂肪堆积，阴茎被掩盖，而被误认为外生殖器发育不良。严重肥胖者可因胸壁肥厚、横膈抬高、换气困难，造成二氧化碳潴留、缺氧，以致气促、发绀。

饮食调理

1.进食体积大而热量低的食物。食物的体积在一定程度上会使肥胖儿童产生饱腹感，故应鼓励多吃此类食物，如胡萝卜、青菜、黄瓜、莴笋等。

2.宜饭前喝汤。饭前喝几口营养丰富、低热量的汤，可以产生饱腹感，还可以使胃内食物充分贴近胃壁，增强饱腹感，从而使食欲下降，放缓吃饭的速度。

3.按需补充营养。每天总能量应根据个人的具体情况，按肥胖营养配餐方案计算；蛋白质、脂肪、糖类、矿物质、维生素等营养素的摄取量也应精确计算，以免营养不良或营养过剩。

4.养成细嚼慢咽的饮食习惯。狼吞虎咽的进食方式不仅易加重胃肠负担，还会使食物难以消化吸收，直接以脂肪的形式堆积于皮下。

日常防护

1.培养对运动的兴趣。选择多样的运动，培养孩子对运动的兴趣，如太极拳、乒乓球、慢跑、快速行走、柔软的体操等，家长最好陪同进行，每天运动1小时左右，可以逐渐增加时间，但要避免剧烈运动。

2.勿过分担忧。有些家长对子女的肥胖过分忧虑，到处求医，对患儿的进食习惯经常指责，干预过甚。这些都可能引起患儿的精神紧张，甚至产生对抗心理，应注意避免。

宜吃食物

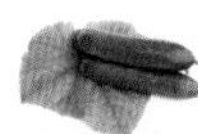
黄瓜 含有的丙醇二酸可抑制糖类转变为脂肪。

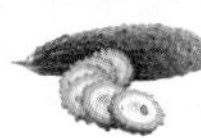
苦瓜 能促进脂肪的分解，减少脂肪在皮下的堆积。

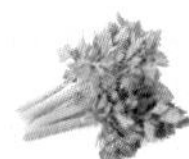
芹菜 富含膳食纤维，能降低胃肠道对脂肪的吸收。

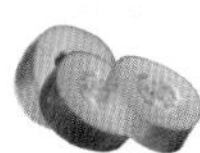
冬瓜 热量低，富含水分，具有清热利尿的作用。

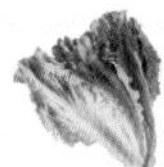
生菜 能加强蛋白质和脂肪的消化与吸收。

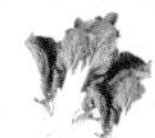
小白菜 所含的膳食纤维能与脂肪结合，将其排出体外。

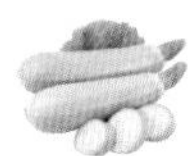
西葫芦 富含蛋白质、矿物质和维生素，不含脂肪。

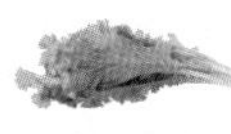
荠菜 能增强饱腹感，还有助于胃肠道消化吸收。

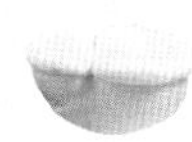
白灵菇 含多种维生素和无机盐，能调节人体生理平衡。

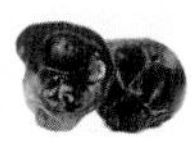
黑木耳 是“菌中之冠”，能够疏通肠胃、润滑肠道。

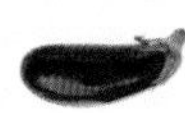
茄子 可改善血液流动，减少脂肪囤积于皮下。

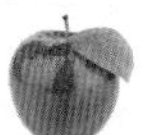
苹果 营养成分可溶性大，易被人体吸收。

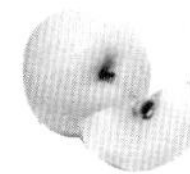
梨 可助消化、润肺清心、消痰止咳、退热。

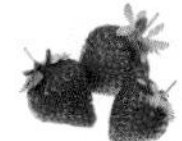
草莓 含丰富的维生素C，有帮助消化的功效。

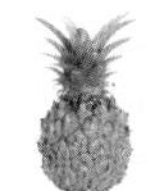
菠萝 含有菠萝朊酶，帮助消化，防止脂肪沉积。

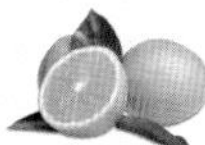
橙子 能增加毛细血管的弹性，降低血液胆固醇。

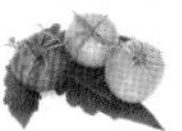
西红柿 能提高人体对蛋白质的消化，防止肥胖的产生。

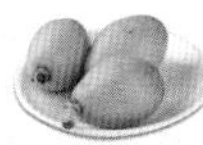
枇杷 味道甜美，营养颇丰，有润肺、止咳的功效。

柠檬 富含维生素C，能抗菌消炎、增强免疫力。

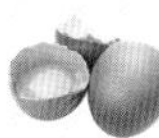
鸡蛋 氨基酸比例很适合人体生理需要。

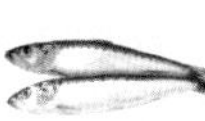
沙丁鱼 能减少三酰甘油的产生，防止肥胖并发症。

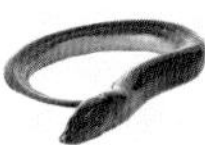
黄鳝 能消毒、补虚，对体虚多病的肥胖孩子有益。

其他宜吃食物：银耳、酸奶、麦片、枸杞、三文鱼、荞麦、蓝莓、石榴等。

忌吃食物

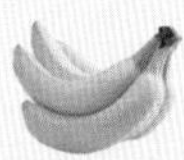

香蕉 淀粉含量高，造成能量过剩，会加重肥胖。

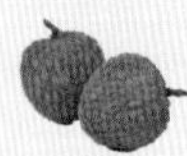

荔枝 易化火，且含糖量高，不适合肥胖孩子食用。

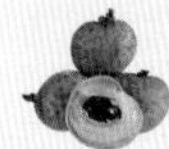

桂圆 属湿热食物，多食易滞气，影响消化吸收。

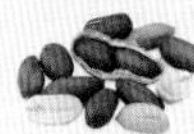

花生 油脂含量高，且易诱发肥胖并发症。

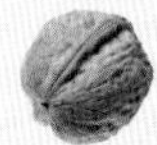

核桃 所含热量较高，肥胖孩子食用对减肥不利。

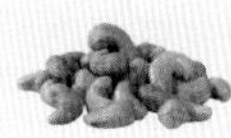

腰果 营养丰富，但含脂肪较高，超过每日所需。

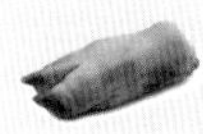

猪蹄 含有大量的胆固醇，加重胃肠负担，导致肥胖。

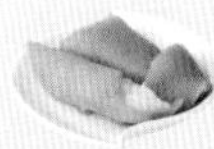

猪皮 是脂肪相对沉积的地方，易导致脂肪堆积。

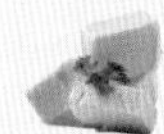

奶油 是高脂肪、高糖食物，会加剧小儿脂肪囤积。

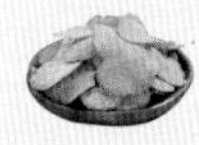

薯片 是高热量食物，多余能量将以脂肪的形式储存。

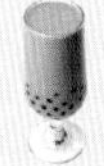

奶茶 是奶精兑茶粉制成的饮品，常喝容易增肥。

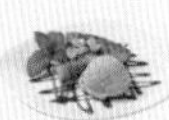

泡芙 含有奶油，还是高糖食物，食用会加重肥胖。

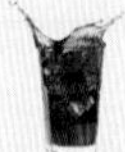

可乐 能量和脂肪都偏高，不适合儿童饮用。

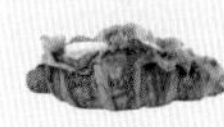

面包 脂肪含量较高，易影响胃肠道功能。

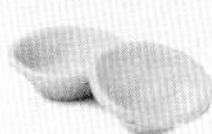

蛋挞 属于高能量、高脂肪食品，肥胖小儿不宜吃。

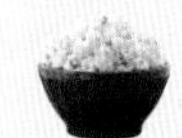

爆米花 能量高，多余能量会转化为脂肪，沉积在体内。

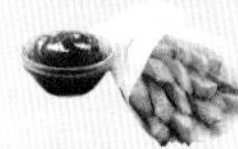

薯条 属于油炸食品，不利于消化吸收，易肥胖。

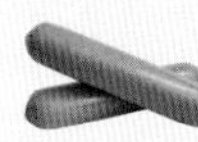

火腿肠 含有较高的热量，是加工食品，儿童不宜吃。

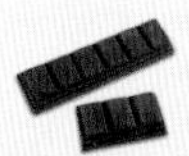

巧克力 所含的能量和脂肪量很高，容易增肥。

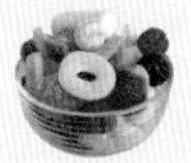

糖果 在体内易转化为脂肪，沉积于皮下。

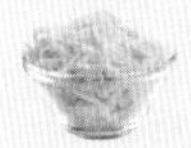

奶酪 是高脂食物，更易于脂肪的堆积。

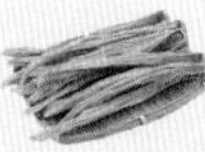

腐竹 蛋白质丰富、热量高，食用不利于减肥。

其他忌吃食物：热狗、炸鸡排、甜甜圈、臭豆腐、汤圆、糯米等。

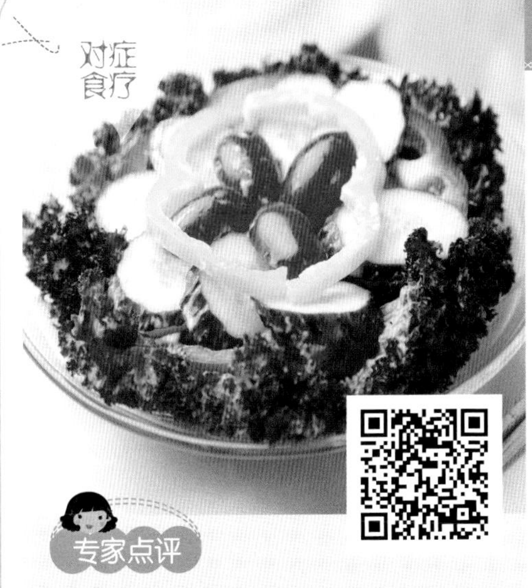

专家点评

紫生菜含有花青素、胡萝卜素、多种维生素以及矿物质，能加强小儿体内蛋白质和脂肪的消化与吸收，改善肠胃的血液循环。

生菜沙拉

◐ 原料：

紫生菜150克，黄瓜120克，彩椒50克，圣女果65克

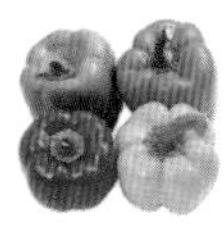

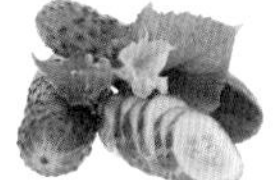

◐ 调料：

沙拉酱适量

◐ 做法：

1.将洗净的紫生菜撕成小朵，洗好的彩椒切粗丝，洗净的圣女果对半切开，洗好的黄瓜切薄片，备用。

2.取一个大碗，倒入彩椒丝、黄瓜片。

3.放入紫生菜、圣女果。

4.加入适量沙拉酱，拌匀即可。

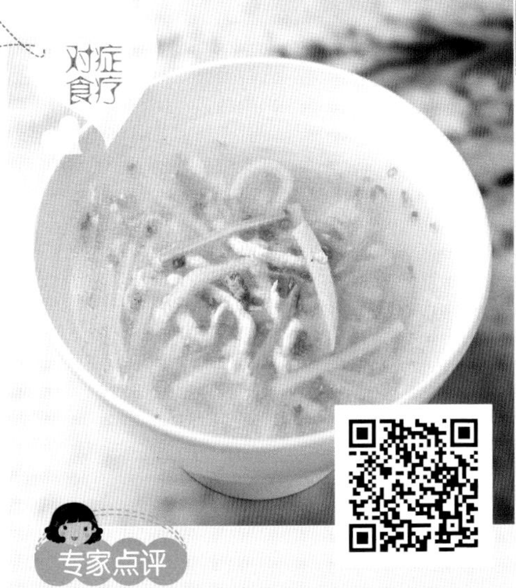

专家点评

西葫芦热量低体积大，是良好的饱腹食材；鸡肉含有非常丰富的优质蛋白，可预防减肥所致的蛋白质缺乏。两者煮汤食用，还能预防脂肪堆积。

西葫芦鸡丝汤

◐ 原料：

西葫芦100克，鸡胸肉120克，虾皮30克，枸杞10克，姜片、葱花各少许

◐ 调料：

盐3克，鸡粉3克，水淀粉4毫升，食用油适量

◐ 做法：

1.将西葫芦、鸡胸肉分别切成丝。

2.把鸡肉丝装入碗中，放入盐、鸡粉、水淀粉、食用油，拌匀，腌渍10分钟。

3.开水锅中放入虾皮、姜片、枸杞，倒入少许食用油，煮3分钟。

4.倒入西葫芦、鸡肉丝，搅散，煮至熟透，加入适量盐、鸡粉，搅匀调味。

5.将汤料装入碗中，撒上葱花即可。

柠檬薏米豆浆

◐原料：

柠檬少许，薏米15克，水发红豆50克

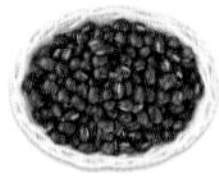
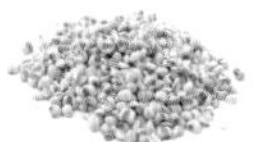

◐做法：

1.将浸泡4小时的红豆倒入碗中，放入薏米，加水洗净，倒入滤网中，沥干水分。

2.将柠檬、薏米、红豆倒入豆浆机中。

3.注入适量清水，至水位线即可。

4.选择“五谷”程序，按“开始”键打浆，待豆浆机运转约15分钟。

5.将豆浆机断电，取下机头。

6.把煮好的豆浆倒入滤网，滤取豆浆。

7.将滤好的豆浆倒入碗中即可。

专家点评

薏米含有维生素B_1、维生素B_2、钙、磷、镁、钾等成分，搭配富含维生素C，具有抗菌消炎、增强人体免疫力作用的柠檬，适合肥胖儿童长期食用。

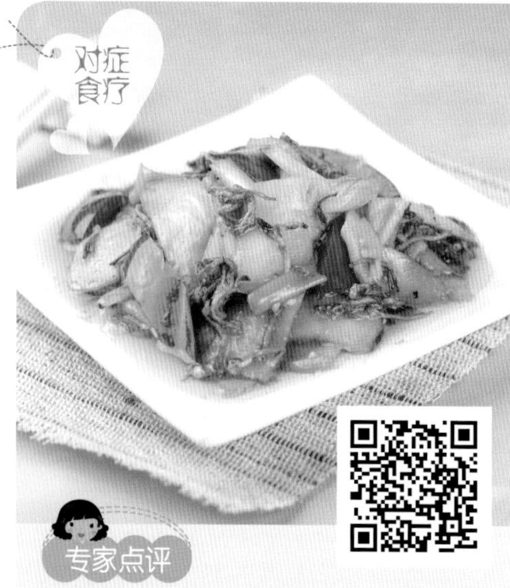

银花烧白灵菇

◐原料：

金银花7克，白灵菇200克，彩椒40克，姜片、蒜末、葱段各少许

◐调料：

盐4克，鸡粉4克，料酒8毫升，蚝油8克，水淀粉5毫升，生抽4毫升，食用油适量

◐做法：

1.洗好的白灵菇切片，彩椒切小块。

2.开水锅中放入少许盐、鸡粉，倒入切好的食材，煮至其断生，捞出待用。

3.用油起锅，倒入姜片、蒜末、葱段。

4.倒入彩椒、白灵菇，淋料酒，倒入金银花、盐、鸡粉、蚝油、生抽，炒匀。

5.倒入水淀粉，翻炒均匀，出锅即可。

专家点评

白灵菇含有真菌多糖和多种氨基酸、维生素，具有养胃生津、补益提气、清肠补肾的功效，有助于调节小儿机体生理平衡，增强机体免疫功能。

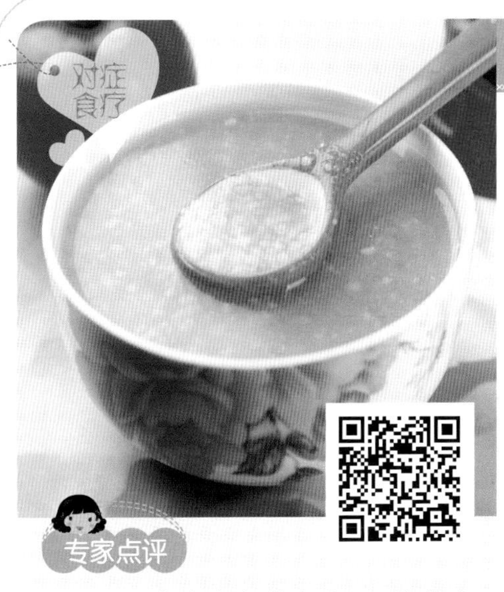

西红柿稀粥

◐ 原料：

水发米碎100克，西红柿90克

◐ 做法：

1.将洗好的西红柿切开，再切成小块，去皮，去子，装盘待用。

2.取榨汁机，选择搅拌刀座组合，倒入西红柿，注入少许温开水。

3.盖好盖，通电后选择“榨汁”功能，榨取汁水。

4.断电后揭盖，将汁水倒入碗中，备用。

5.开水锅中倒入备好的米碎，拌匀。

6.盖上盖，烧开后煮约20分钟至熟。

7.揭盖，倒入西红柿汁，搅拌均匀。

8.盖上盖，再用小火煮约5分钟。

9.揭开盖，将稀粥盛入碗中即可。

专家点评

西红柿含有胡萝卜素、B族维生素、维生素C、纤维素等营养成分，能提高对蛋白质的消化、减少胃胀食积，防止肥胖的产生。

对症食疗

苦瓜豆腐汤

◐ 原料：

苦瓜150克，豆腐200克，枸杞少许

◐ 调料：

盐3克，鸡粉2克，食用油适量

◐ 做法：

1.将洗净的苦瓜去子，切成片。

2.洗好的豆腐切成片，改切成小方块。

3.锅中注水烧开，加1克盐，放豆腐块，煮约1分钟，捞出。

4.用油起锅，倒入苦瓜，翻炒匀。

5.注入适量清水，烧开后用中火煮约3分钟，至苦瓜熟软。

6.倒入豆腐块，加2克盐、鸡粉，搅匀。

7.放入枸杞，拌匀，续煮至食材熟透。

8.将煮好的汤料盛入碗中即可。

专家点评

苦瓜含有蛋白质、糖类和维生素C等，可除邪热、解劳乏、清心、聪耳明目、轻身，还能促进小儿脂肪的分解，减少脂肪在皮下的堆积。

贫血

贫血是小儿常见的一种综合征，是指单位容积外周血中红细胞数、血红蛋白量低于正常。营养性缺铁性贫血是小儿贫血中最常见的一种类型，形态学表现为小细胞低色素性贫血，以6个月到2岁的孩子最为常见。起病较为隐匿，本病预后一般较好，但长期贫血，会使脏腑失养，进而抗病力弱，易生他疾。

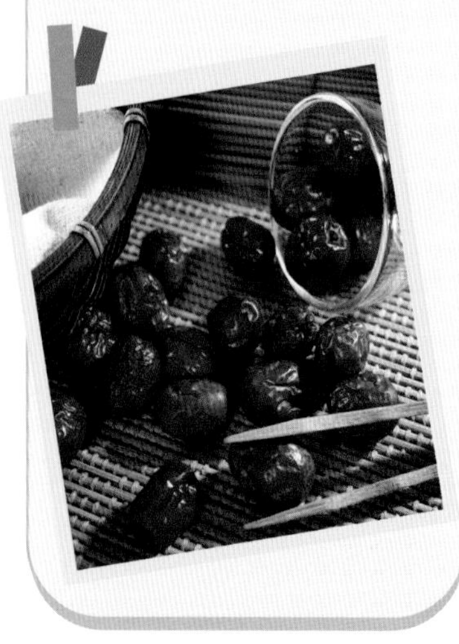

主要症状

小儿皮肤、黏膜逐渐苍白或苍黄，以口唇、口腔黏膜及甲床最为明显。易感疲乏无力，易烦躁哭闹或精神不振，不爱活动，食欲减退。年长儿可诉头晕、眼前发黑，耳鸣等。部分患儿有肝脾肿大。呼吸、脉率可代偿性加快，心前区可听到收缩期杂音。贫血严重者可有心脏扩大，甚至并发心功能不全。

饮食调理

1.加强孕期、哺乳期母亲的营养，合理膳食，保证婴儿的健康。

2.尽量母乳喂养，及时添加营养丰富、富含铁剂的辅食；早产儿、低体重儿宜于1～2个月给予铁剂补充，预防贫血。

3.在补充铁含量高的食物的同时，给宝宝多吃一些富含维生素C的水果，对提高铁的吸收率特别有好处，一般吸收率可以提高好几倍。猕猴桃、鲜枣、柑橘等都是富含维生素C的水果。

4.合理的烹饪。有研究发现，发酵食品中的铁比较容易吸收，因此，馒头、发糕、面包更适合宝贝吃；吃叶菜类蔬菜时，先用开水焯一下，去掉大部分草酸，可以让宝贝吸收更多的铁。另外，用铁锅烹调食物，对预防贫血大有益处。

日常防护

1.轻、中度贫血的孩子，不必严格限制日常活动，但剧烈运动时较同龄正常儿童易感疲乏，甚至头晕目眩。因此，应让患儿生活规律，做适合个体的运动，无须卧床休息。

2.重度贫血的孩子应根据其活动耐力下降程度制定休息方式、活动强度及每日活动持续时间。

3.符合缺铁性贫血诊断者应尽力查明病因，在医生指导下接受铁剂治疗。

宜吃食物

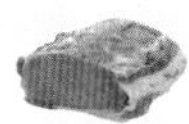

猪瘦肉 可提供血红素和促进铁吸收的半胱氨酸。

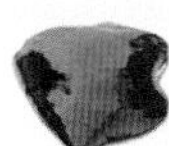

猪肝 可改善贫血儿童造血系统的生理功能。

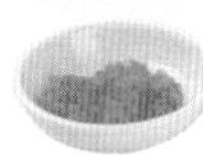

蛋黄 可预防因缺铁引起的面色苍白等贫血症状。

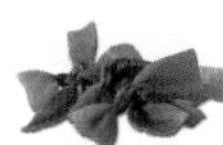

海带 含热量低、矿物质丰富，适合贫血儿童食用。

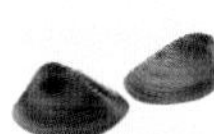

蛤蜊 含有的维生素B_{12}能加强补血效果。

木耳 是各类食物中含铁较多的食物，能益气补血。

银耳 有补气、和血的作用，是较好的补血原料。

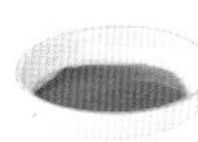

芝麻酱 可以治疗贫血所致的皮肤干枯、粗糙等症。

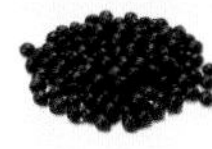

黑豆 含有的物质能促进铁的吸收，能养血、生血。

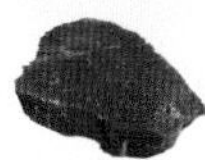

牛肉 含铁且是容易吸收的动物性血红蛋白铁。

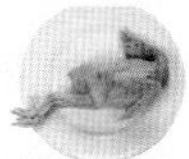

鸽 富含铁，民间常称鸽子为“甜血动物”。

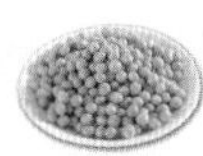

黄豆 中铁的吸收率高，是预防儿童贫血的好食材。

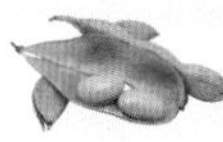

青豆 含有的大豆异黄酮能增强血管弹性。

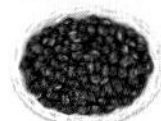

红豆 含有的维生素C能促进铁的吸收。

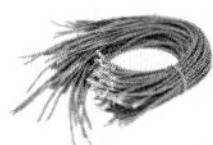

豆角 对儿童食欲下降有较好的食疗作用。

燕麦 能较好地补充铁，预防贫血的发生。

小米 含有的铁可促进体内红细胞的形成和成熟。

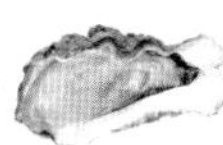

牡蛎 含的铁易吸收，可减少缺铁性贫血的发生。

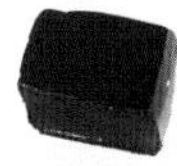

猪血 含铁量较高，而且以血红素铁的形式存在。

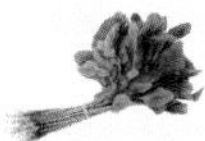

苋菜 含有较高的铁，具有促进凝血、造血等功能。

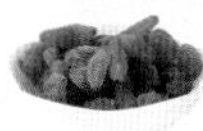

葡萄干 富含铁和钙，是患儿的食疗佳品，可补血气。

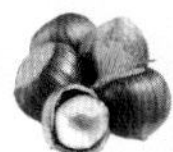

榛子 榛子中的铁能够满足红细胞的正常需要。

其他宜吃食物：黑枣、草莓、玉米、鹌鹑蛋、菠菜、银耳、藕粉、虾等。

忌吃食物

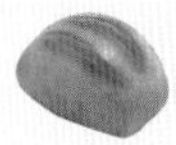

馒头 在制作中加入了食用碱，会影响铁的吸收。

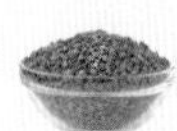

荞麦 含有纤维素，会缩短食物在胃肠道停留的时间。

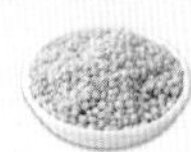

高粱 含有粗纤维，会促进胃肠蠕动，减少铁吸收。

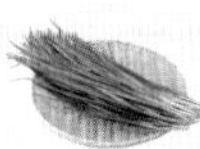

韭菜 富含膳食纤维，易诱发上消化道出血。

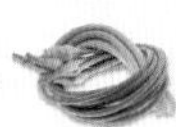

蒜苗 含有膳食纤维，不利于人体对矿物质的吸收。

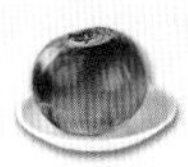

洋葱 钙、磷含量丰富，会影响铁的吸收。

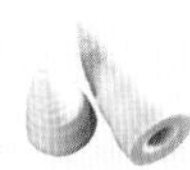

竹笋 含难溶性草酸，抑制铁的吸收，而且易过敏。

芥末 为大辛大热之品，易刺激胃肠道，影响消化。

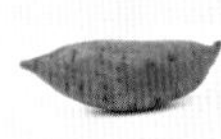

甜薯干 含糖量高，属产气食物，贫血儿童不宜食用。

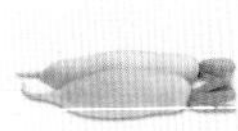

白萝卜 食用后容易产生气体，易引起腹胀。

海藻 含有丰富的铜，影响铁的吸收，加重病情。

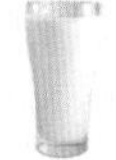

牛奶 易与铁、磷结合成不溶性的含铁化合物。

冰棒 温度低，刺激内脏血管，加重局部贫血。

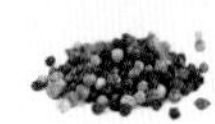

胡椒 易促进胃黏膜充血，影响消化吸收。

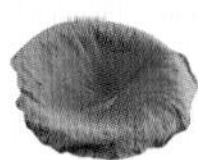

荷叶 富含茶瘦素，不利于贫血的患者恢复健康。

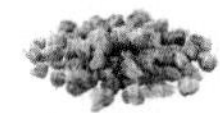

菊花 属于寒凉食物，易引起腹泻、腹痛等症。

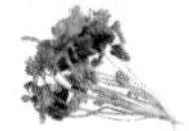

香菜 含有挥发物质，会降低血糖、抑制胃液分泌。

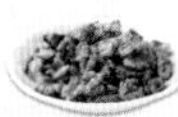

核桃 油脂含量高，不利于胃肠道的消化吸收。

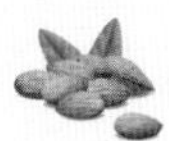

杏仁 含有大量草酸，易影响铁的吸收。

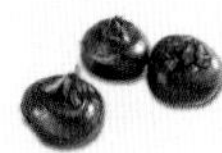

马蹄 含有的荸荠英有一定的降血压作用。

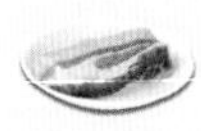

肥肉 中脂肪含量多，会抑制人的造血功能。

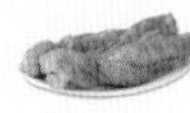

油条 会引起肠道渗透压改变，引起肠道功能障碍。

其他忌吃食物：薄荷、桂皮、槟榔、巧克力、奶茶等。

松仁黑豆豆浆

◐原料：

松仁20克，水发黑豆55克

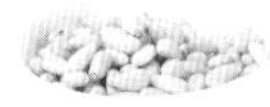
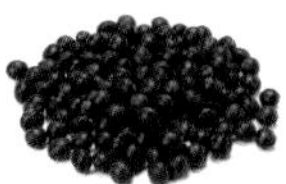

◐做法：

1.把洗好的松仁倒入豆浆机中。
2.倒入洗净的黑豆。
3.注入适量清水，至水位线即可。
4.盖上豆浆机机头，选择“五谷”程序，再选择“开始”键，开始打浆。
5.待豆浆机运转约15分钟，即成豆浆。
6.将豆浆机断电，取下机头，把煮好的豆浆倒入滤网中，滤取豆浆。
7.再倒入碗中，用汤匙撇去浮沫即可。

黑豆含有蛋白质、不饱和脂肪酸、叶酸、钙、磷、铁、钾等营养成分，具有补血安神、明目、健脾、补肾等功效，小儿可长期食用。

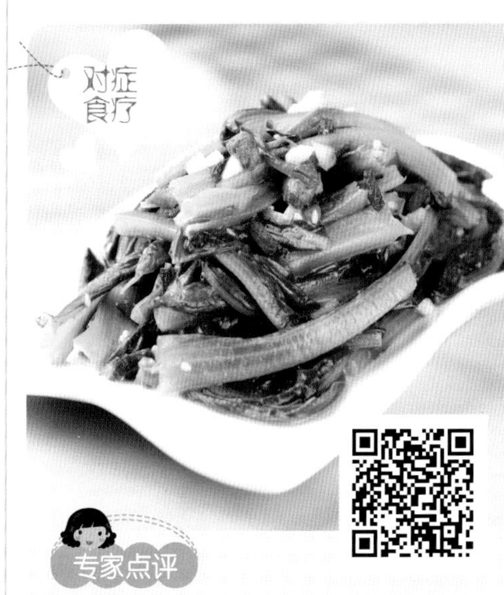

芝麻酱拌油麦菜

◐原料：

油麦菜240克，芝麻酱35克，熟芝麻5克，枸杞、蒜末各少许

◐调料：

盐、鸡粉各2克，食用油适量

◐做法：

1.洗净的油麦菜切段，装入盘中待用。
2.锅中注水烧开，加入少许食用油。
3.放入切好的油麦菜，轻轻搅拌匀，煮约1分钟。
4.至其熟软后捞出，沥干水分，待用。
5.将油麦菜装入碗中，撒上蒜末。
6.倒入熟芝麻，加芝麻酱、盐、鸡粉。
7.快速搅拌一会儿，至食材入味。
8.盛出食材，撒上洗净的枸杞即成。

油麦菜含有维生素A、维生素B_1、维生素B_2、钙、铁等营养成分，与芝麻酱同食，能补肝肾、益精血，可以治疗小儿贫血所致的皮肤干枯、粗糙等。

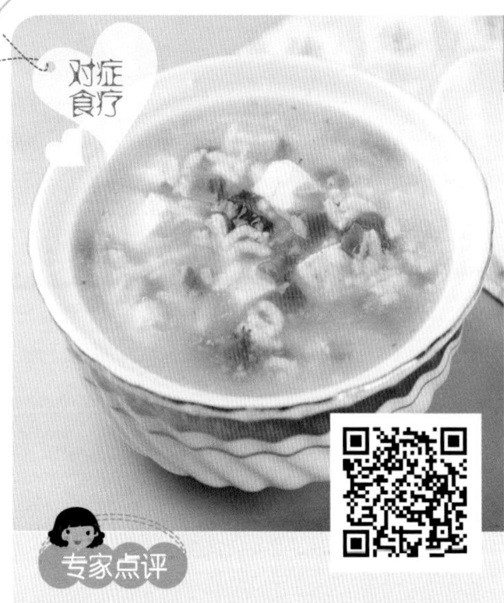

猪血含有蛋白质、维生素B_2、维生素C、维生素B_3、铁、磷、钙等营养成分，是小儿理想的补血食品，具有改善肤色、增强免疫力等功效。

胡萝卜猪血豆腐粥

原料：

水发大米120克，猪血150克，豆腐130克，胡萝卜70克，葱花少许

调料：

盐2克，鸡粉1克

做法：

1.将洗好的猪血切成小方块。
2.洗净的豆腐、胡萝卜切小丁块。
3.砂锅中注入清水烧开，倒入洗净的大米，拌匀。
4.烧开后用小火煮30分钟。
5.倒入胡萝卜、豆腐、猪血，拌匀。
6.用中小火续煮20分钟至食材熟透。
7.加入盐、鸡粉，拌匀调味。
8.关火后盛出粥，撒上葱花即可。

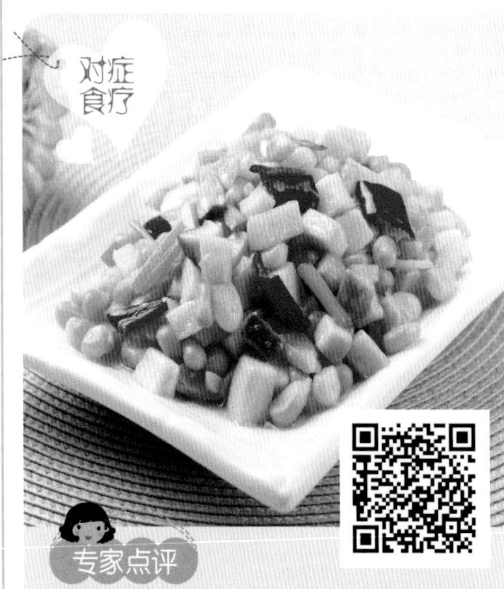

玉米中含有较多的粗纤维，可加强肠壁蠕动，促进机体废物的排泄，且其作为补充人体所必需的铁、镁等矿物质的来源，适合贫血儿童食用。

杏鲍菇炒甜玉米

原料：

杏鲍菇100克，鲜玉米粒150克，胡萝卜50克，姜片、蒜末各少许

调料：

盐5克，鸡粉2克，白糖3克，料酒3毫升，水淀粉10毫升，食用油少许

做法：

1.洗净的胡萝卜、杏鲍菇切丁。
2.锅中注水烧开，加2克盐、食用油。
3.倒入胡萝卜、杏鲍菇、玉米粒煮至食材断生，捞出。
4.用油起锅，倒入姜片、蒜末，爆香。
5.放入焯煮过的食材，翻炒匀。
6.淋料酒，加3克盐、鸡粉、白糖，炒匀。
7.用水淀粉勾芡，翻炒至食材熟软，盛入盘中即成。

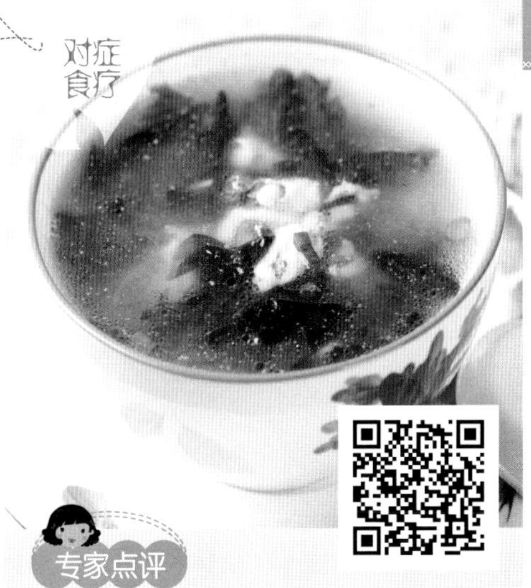

生蚝汤

◐原料：

生蚝肉110克，水发紫菜30克，姜丝、葱花各少许

◐调料：

盐2克，鸡粉2克，料酒、食用油各适量

◐做法：

1.将洗净的生蚝肉切成片，备用。
2.锅中注入适量清水，煮开后加入少许食用油、盐、鸡粉、料酒。
3.倒入生蚝肉，撒上姜丝，拌匀。
4.盖上锅盖，调至中火煮1分钟。
5.揭开锅盖，放入紫菜，煮至熟软。
6.搅拌均匀，掠去浮在汤面的泡沫。
7.关火后，盛出生蚝汤，装在碗中，撒上葱花即可。

专家点评

生蚝含有蛋白质、牛磺酸、维生素、钾、钠、钙、镁等营养成分，具有滋阴养血、增强免疫力、宁心安神、益智健脑等功效，小儿可适当食用。

对症食疗

牛肉海带汤饭

◐原料：

冷米饭150克，高汤270毫升，水发海带15克，牛肉35克，葱花少许

◐调料：

料酒4毫升，盐少许，食用油适量

◐做法：

1.洗好的海带划成条，再切成小块。
2.洗净的牛肉切成小丁块，再剁碎。
3.炒锅注油烧热，倒入牛肉，快速翻炒至变色，淋入料酒，翻炒出香味。
4.倒入海带，翻炒均匀，加入米饭。
5.分次加入高汤，翻炒至米饭松散。
6.加入少许盐，炒匀调味。
7.撒上葱花，翻炒出葱香味。
8.将炒好的米饭盛出，装入碗中即可。

专家点评

海带含有蛋白质、胡萝卜素、膳食纤维、昆布素、半乳聚糖、碘、钙等营养成分，搭配牛肉食用，不仅可以提高小儿免疫力，还能预防贫血。

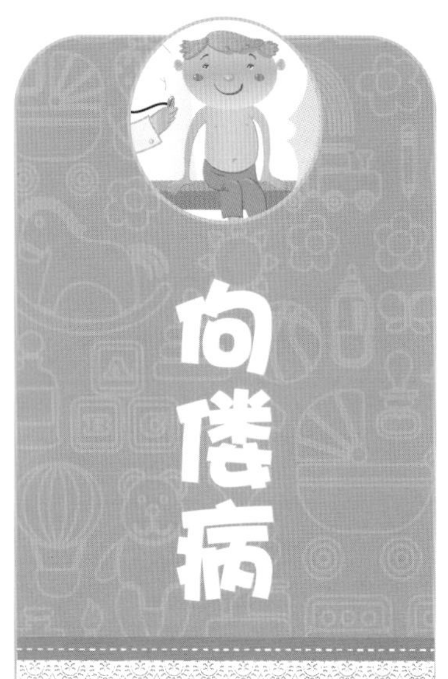

佝偻病

佝偻病一般指维生素D缺乏性佝偻病，是由于儿童体内维生素D不足，致使钙磷代谢失常，以致正在生长的股后端软骨板不能正常钙化，造成以骨骺病变为特征的全身慢性营养性疾病。2岁以下的婴幼儿，特别是1岁以内的婴儿，是易发本病的高危人群。多数患儿属轻症，治疗得当，一般预后良好。重者可遗留骨骼畸形，影响正常发育。

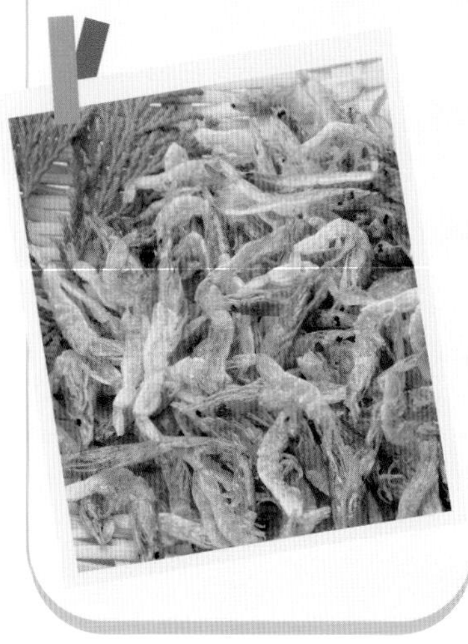

主要症状

初期：多汗、烦躁、睡眠不安、夜间惊啼。有枕秃、脱发圈、囟门迟闭、牙齿迟出等。

活动期：除早期症状加重外，以轻中度骨骼改变为主，可见乒乓头、方颅、肋串珠、肋外翻、鸡胸、漏斗胸、龟背、手脚镯、下肢弯曲等骨骼病变。

恢复期：各种临床表现均消失，肌张力恢复，血液生化改变和X线表现也恢复正常。

饮食调理

1.尽量母乳喂养。母乳中有丰富的钙（每100毫升母乳含有34毫克钙），并且钙磷比例恰当，有利于钙的吸收和利用。

2.纯母乳喂养至少到婴儿出生4个月。如果过早添加淀粉类食品，如奶糕、米粉之类，小儿体重增长过快，会造成维生素D和钙的吸收不足。

3.如母乳不足或无母乳，应给小儿食用足够的牛奶或奶粉。每100毫升牛乳含有100毫克钙，小儿容易吸收。小儿食用牛奶时，最好不加入奶糕、米粉，因为这些淀粉类食物有植酸，会影响钙的吸收。

4.从小儿4个月起，应逐步添加辅食。维生素D在一般食物中含量很少，只有在动物肝脏和蛋黄中含量稍高。而钙在奶制品、虾皮和骨粉中含量较高。

日常防护

1.加强孕期保健，适当外出活动，多晒太阳，增强体质。

2.婴儿2个月开始多晒太阳，每天平均1小时以上。

3.为患儿提供良好的睡眠环境，保持室内温度、湿度适宜，盖被厚薄适宜，以患儿手足温暖为宜。避免大声喧哗、噪声、强光等刺激。

4.宝宝不宜过早站立、走路，也不宜久坐久站久行，以免骨骼畸形生长。

宜吃食物

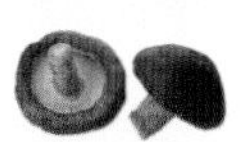

香菇 富含维生素D原，对预防小儿佝偻病有益。

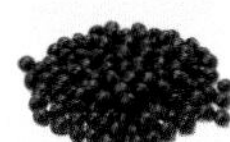

黑豆 含钙量是豆类中最高的，可防止儿童佝偻病。

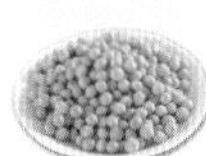

黄豆 能促进骨骼发育，可防治小儿佝偻病。

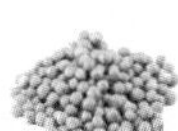

豌豆 含钙量中等，食用能维持机体钙磷代谢平衡。

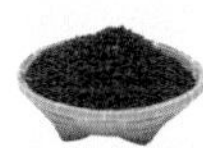

黑芝麻 钙含量远高于牛奶，具有乌发润发的功效。

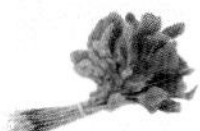

苋菜 富含的钙质易被人体吸收，促进骨骼生长。

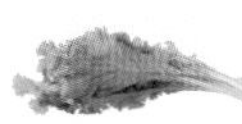

芥菜 对小儿由缺钙引起的多汗有辅助食疗作用。

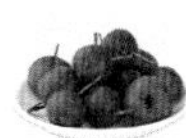

山楂 含钙量较高，能保持骨骼和血液中钙的恒定。

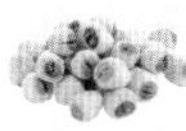

莲子 对儿童因缺钙引起的症状都有改善作用。

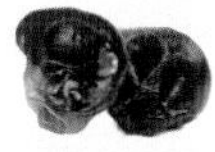

黑木耳 常食可对儿童有强壮骨骼、增高助长的功效。

蛋黄 富含维生素D，能有效防治小儿佝偻病。

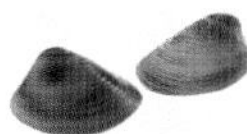

蛤蜊 富含钙及维生素D，是儿童补钙的优质来源。

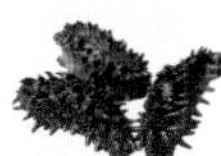

海参 含钙较高，能补充儿童发育期所需的脑黄金。

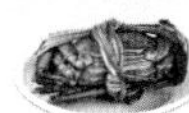

螃蟹 含钙量较高，有补骨添髓、利肢节的功效。

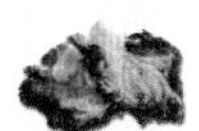

海蜇 钙及维生素D含量较高，能保证钙的吸收。

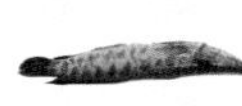

生鱼 含钙量中等，但适合换牙期的儿童食用。

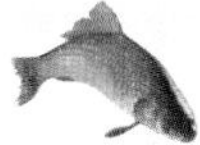

鲫鱼 是家常餐桌上常见的补钙食物，有健脾之效。

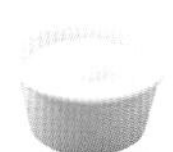

酸奶 进入人体后，能快速达到“钙平衡”的状态。

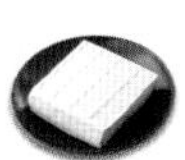

豆腐 含钙量高，细嫩易消化，可防止钙摄入不足。

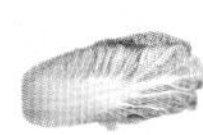

白菜 是蔬菜中含钙较多的蔬菜之一，还能清肺热。

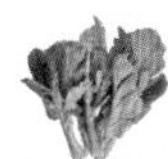

芥蓝 不但含钙量高，且具有利水化痰的作用。

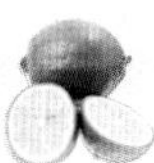

柠檬 含钙量是水果中较为突出的，还可生津解暑。

其他宜吃食物：鲑鱼、上海青、鸭蛋、牛奶、虾等。

忌吃食物

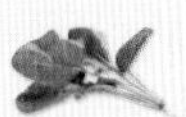

菠菜 草酸含量丰富，会阻碍机体对钙的吸收。

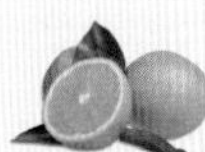

橙子 含有的果酸会抑制钙的吸收。

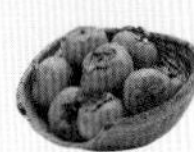

柿子 其中的鞣酸会与钙元素结合，形成沉淀。

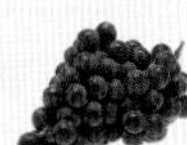

葡萄 几乎不含维生素D，不利于人体对钙的吸收。

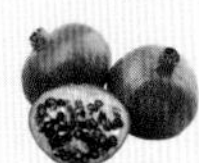

石榴 无机盐含量高，会影响钙的吸收。

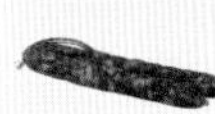

香肠 含钠和食品添加剂，影响营养素的吸收。

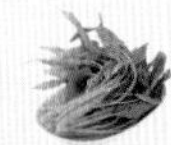

空心菜 含有草酸，会影响钙的吸收。

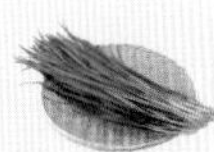

韭菜 富含纤维素，会刺激肠壁，影响钙的消化吸收。

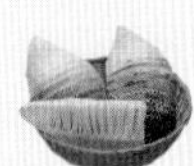

竹笋 钙磷比例不协调，不利于钙的吸收。

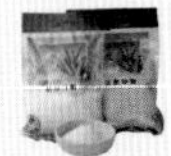

白糖 会产生大量的丙酮酸和乳酸，造成钙质流失。

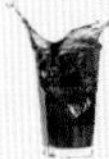

可乐 含大量磷酸，阻碍钙的吸收。

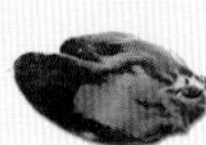

猪肝 磷含量高，会导致体内钙、磷比例失调。

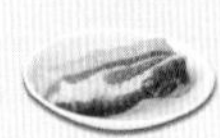

肥肉 含有大量饱和脂肪酸，胆固醇含量也较高。

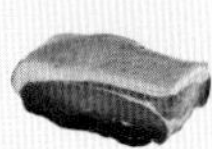

腊肉 加入了过多的盐，会加速钙的流失。

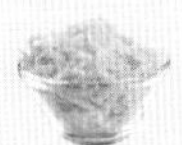

奶酪 脂肪含量高，不利于骨骼生长。

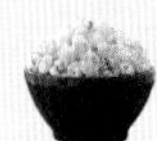

爆米花 脂肪含量多，不利于消化吸收。

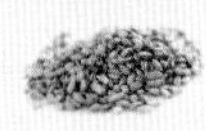

青稞 富含膳食纤维，会缩短食物在胃肠道的时间。

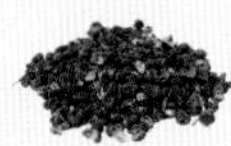

花椒 口味太重，影响味觉，不利于营养的摄入。

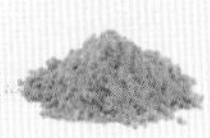

芥末 为辛辣刺激性食物，会助火伤阴，影响生长。

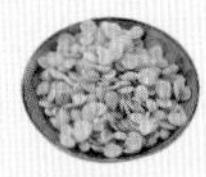

杏仁 含油脂量大，会妨碍胃肠道消化吸收功能。

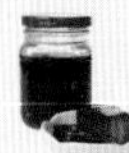

腐乳 含钠太多，容易对身体造成负担。

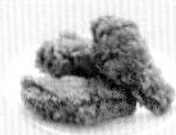

炸鸡 油炸食品，富含饱和脂肪酸，会阻碍生长发育。

其他忌吃食物：巧克力、可乐、皮蛋、大麦等。

蛤蜊炒饭

◐ 原料：

蛤蜊肉50克，洋葱40克，鲜香菇35克，胡萝卜50克，彩椒40克，芹菜25克，大米饭、糙米饭各100克

◐ 调料：

盐2克，鸡粉2克，胡椒粉少许，芝麻油2毫升，食用油适量

◐ 做法：

1.将洗净的芹菜、彩椒、洋葱切粒。
2.将胡萝卜、香菇切粒，煮至其断生。
3.用油起锅，倒入芹菜、彩椒、洋葱，炒香，倒入大米饭、糙米饭，炒松散。
4.加入蛤蜊肉，放入焯过水的食材，加入盐、鸡粉、胡椒粉、芝麻油，翻炒片刻；关火后盛出米饭，装入盘中即可。

专家点评

洋葱含有维生素C、维生素B_3、维生素B_1及钙等营养物质；蛤蜊富含维生素D，是儿童补钙的优质来源，且有利湿消肿之效。本品适合佝偻病儿童食用。

对症
食疗

拔丝莲子

◐ 原料：

鲜莲子100克，面粉30克

◐ 调料：

白糖35克，生粉、食用油各适量

◐ 做法：

1.热水锅中放入莲子，煮至食材断生，捞出，待用。
2.将面粉与清水、莲子，搅拌均匀。
3.取出莲子，滚上生粉，制成生坯。
4.锅中油烧至四五成热，倒入莲子，炸至食材熟透，捞出。
5.用油起锅，放白糖，熬至白糖呈暗红色。
6.倒入炸熟的莲子，翻炒均匀。
7.盛出菜肴，食用时拔出糖丝即成。

专家点评

莲子含有蛋白质、棕榈酸、亚油酸、亚麻酸、钙、磷、铁等营养成分，对儿童因缺钙引起的夜间失眠、惊厥、体虚都有改善作用。

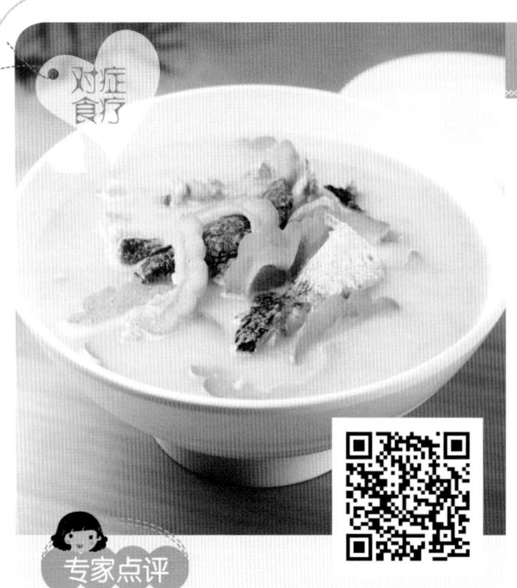

苦瓜生鱼汤

◐原料：

生鱼500克，苦瓜120克，姜片少许

◐调料：

盐2克，鸡粉2克，料酒15毫升，食用油适量

◐做法：

1.洗净的苦瓜去子，切成片。
2.处理好的生鱼斩成小块。
3.锅中油烧热，放姜片、鱼块，煎出焦香味，淋入料酒，注入开水，加盐、鸡粉，搅匀调味。
4.用勺撇去汤中浮沫。
5.盖上盖，煮2分钟，至鱼肉熟透。
6.揭开盖，放入苦瓜，搅匀，煮至沸。
7.将煮好的汤料盛出，装入碗中即可。

专家点评

生鱼含有蛋白质、脂肪、钙、磷、铁及多种维生素，因其含钙量中等、肉质鲜美细嫩、刺少，非常适合换牙期的儿童食用，同时还可预防佝偻病。

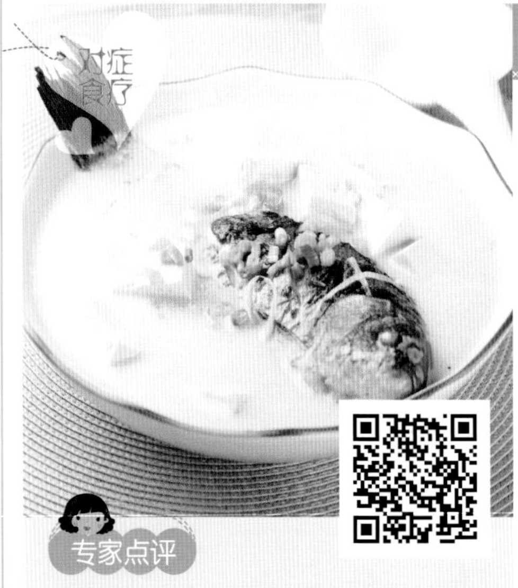

牛奶鲫鱼汤

◐原料：

净鲫鱼400克，豆腐200克，牛奶90毫升，姜丝、葱花各少许

◐调料：

盐2克，鸡粉少许，食用油适量

◐做法：

1.洗净的豆腐切小方块。
2.用油起锅，放鲫鱼，煎至两面断生。
3.关火后盛出鲫鱼，装入盘中，待用。
4.锅中水烧开，撒姜丝，放鲫鱼，加盐、鸡粉调味，撇去浮沫。
5.用中火煮约3分钟，至鱼肉熟软。
6.放入豆腐块，倒入牛奶，拌匀。
7.用小火煮约2分钟，至豆腐入味。
8.盛出鲫鱼汤，撒上葱花即成。

专家点评

鲫鱼含有蛋白质、钙、磷、铁等营养物质，有和中补虚、除湿利水、补中益气的功效，是家常餐桌上十分常见的补钙食物，适合小儿食用。

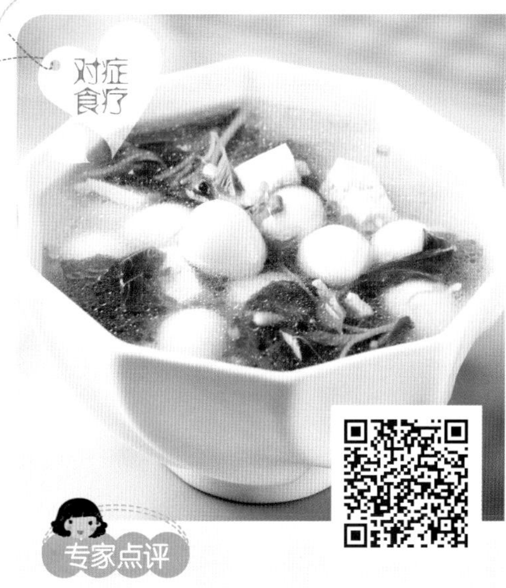

苋菜豆腐鹌鹑蛋汤

◐原料：

熟鹌鹑蛋180克，豆腐150克，苋菜100克，姜片、葱花各少许

◐调料：

盐2克，芝麻油、食用油各适量

◐做法：

1.将洗净的豆腐切小方块，洗好的苋菜切小段。

2.开水锅中放入盐、食用油、姜片。

3.倒入豆腐块，搅匀，用大火略煮。

4.放入去壳的熟鹌鹑蛋，搅匀。

5.放入切好的苋菜，搅拌片刻。

6.淋入少许芝麻油。

7.搅拌匀，续煮片刻，至食材熟软。

8.关火后盛出蛋汤，撒上葱花即成。

专家点评

鹌鹑蛋含有赖氨酸、维生素A、维生素B_1、维生素B_2及铁、磷、钙等营养物质，搭配含钙量高且细嫩易消化的豆腐同食，可防止小儿钙摄入不足。

对症食疗

桔梗拌海蜇

◐原料：

水发桔梗100克，熟海蜇丝85克，葱丝、红椒丝各少许

◐调料：

盐、白糖各2克，胡椒粉、鸡粉各适量，生抽5毫升，陈醋12毫升

◐做法：

1.将洗净的桔梗切细丝，备用。

2.取一个碗，放入切好的桔梗，倒入备好的海蜇丝。

3.加入盐、白糖、鸡粉，淋入生抽。

4.倒入陈醋，撒上少许胡椒粉。

5.搅拌一会儿，至食材入味。

6.将拌好的菜肴盛入盘中，点缀上葱丝、红椒丝即可。

专家点评

海蜇含有蛋白质、胆碱、维生素B_1、维生素B_2、维生素D、钙、磷、铁、碘等营养成分，其钙含量较高，能帮助小儿消积润肠，保证钙的吸收。

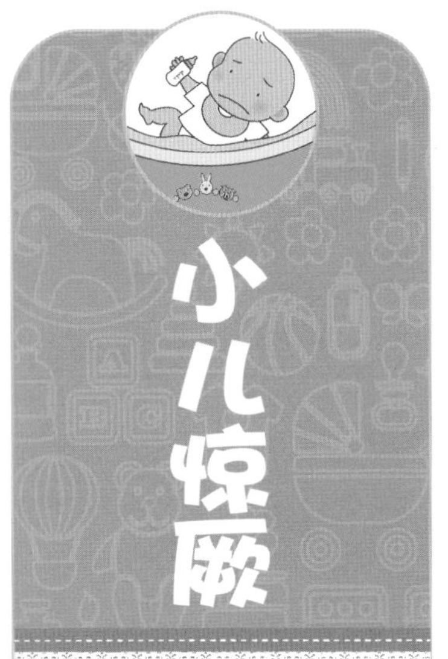

小儿惊厥

小儿惊厥的发病率很高，1~5岁儿童多见，5%~6%的小儿曾有过一次或多次惊厥。本病中医称惊风，无明显季节性，可发生于高热、中毒性细菌性疾病、乙型脑炎、原发性癫痫等多种疾病中。惊厥频繁发作或持续状态可使患儿遗留严重的后遗症，影响小儿智力发育和健康，更严重者甚至危及生命。

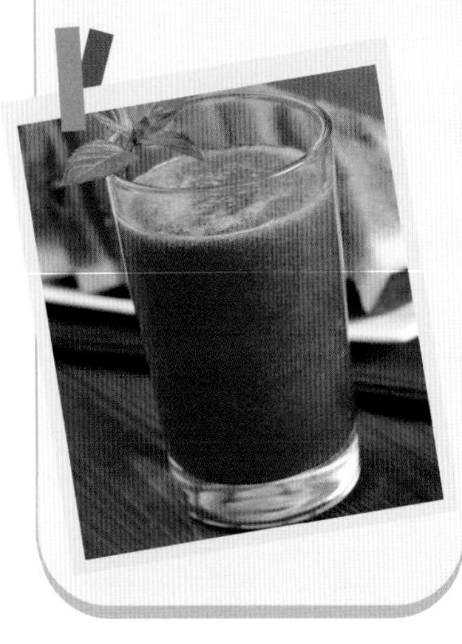

主要症状

症见突然起病、意识丧失、头向后仰、眼球固定上翻或斜视、口吐白沫、牙关紧闭、面部或四肢肌肉呈阵挛或强直性抽搐，严重者可出现颈项强直、角弓反张、呼吸不整、青紫或大小便失禁。持续时间数秒至数分钟或更长，继而转入嗜睡或昏迷状态。发作停止后不久意识恢复。惊厥持续30分钟以上，或两次发作间歇期意识不能完全恢复者，为惊厥的危重型。

饮食调理

1.小儿惊厥发作时，不能喂水和进食，以免发生窒息和吸入性肺炎。

2.惊厥伴高热的患儿，要及时补充水分，多饮水及果汁，如生石膏荸荠汤、苦瓜汁、西瓜汁等。

3.小儿除了奶类饮食以外，还应当及时添加辅食，比如鱼肝油、钙片、维生素B_1和维生素B_6以及各种矿物质，不能让小儿饥饿，以免发生低血糖性惊厥。

4.合理控制食物的质和量。若小儿脾胃功能薄弱，应以素食流质为好；病情好转可适当增加易吸收而富有营养的食品，如豆浆、牛奶、鸡蛋羹等。

5.多食清热化痰之物，如白萝卜汁、鲜藕汁等。

6.惊厥患儿不宜食用巧克力、可乐等兴奋性物质。

7.忌食油腻、黏滞、燥热等厚味食品。

日常防护

1.对于发热小儿，尤其是有高热惊厥病史者，要及时控制体温。

2.对于惊厥发作的小儿切勿强制按压，以防骨折。要采取头侧位，保持呼吸通畅，及时清理鼻腔、口腔分泌物，必要时吸痰。另外将压舌板用纱布包裹后放在患儿上下牙齿之间，防止咬伤舌头。

3.注意避免过度疲劳或兴奋，以免诱发惊厥。

4.按计划免疫接种，预防传染病。

宜吃食物

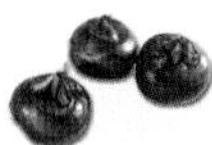

马蹄 能促进人体生长发育和维持生理功能需要。

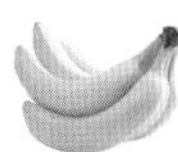

香蕉 所含的硫胺素能助消化，保护神经系统。

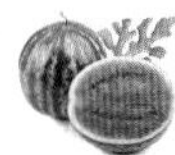

西瓜 堪称“瓜中之王”，具有清热、生津的功效。

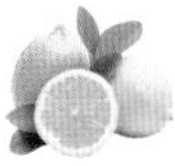

柠檬 能促进分泌蛋白分解酶，可缓解低血糖惊厥。

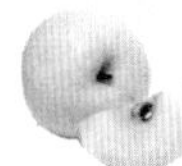

梨 水分大，能为高热惊厥的患儿及时补充水分。

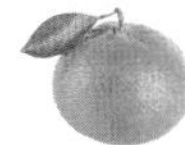

橘子 富含维生素C，对人体有很大的好处。

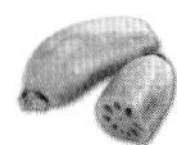

藕 能开胃清热、滋补养性、预防内出血。

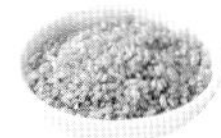

糙米 能提高人体免疫功能，促进血液循环。

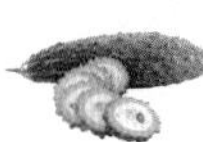

苦瓜 所含的奎宁，有利尿活血、消炎退热的功效。

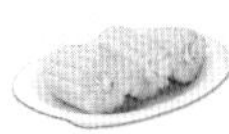

玉米 有增强人体新陈代谢、调整神经系统的功能。

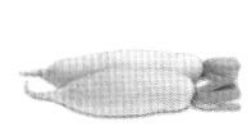

白萝卜 具有消食、除疾润肺、利尿通便的功效。

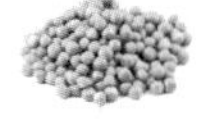

豌豆 对增强儿童的新陈代谢有作用。

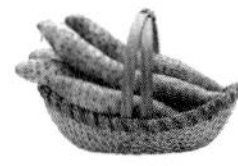

山药 含黏液蛋白，可燥湿化痰、理气止咳。

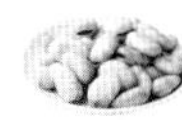

蚕豆 磷和钾含量较高，能维持体内酸碱平衡。

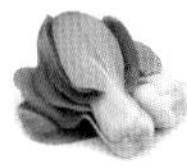

上海青 含有大量的植物纤维素，能促进肠道蠕动。

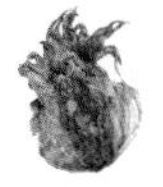

墨鱼 是一种高蛋白、低脂肪的滋补食品。

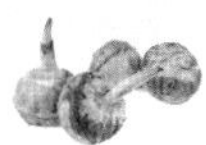

慈姑 具有清肺散热、润肺止咳作用。

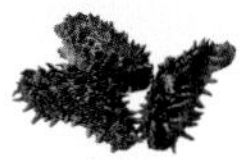

海参 其活性物质酸性多糖、多肽能提高免疫力。

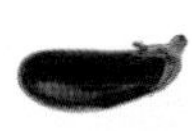

茄子 对疾病的康复具有相当高的食疗价值。

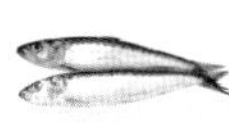

沙丁鱼 含有的长链脂肪酸，能缓解缺血性惊厥。

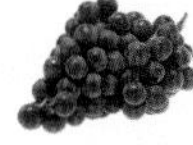

葡萄 含葡萄糖，可直接被人体吸收，预防低血糖性惊厥。

紫菜 含有维生素B_{12}，具有预防小儿惊厥之功效。

其他宜吃食物：黄豆、松子、榛子、蛤蜊、麸皮、荞麦、小米、花生、苋菜、菠菜等。

忌吃食物

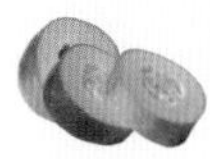

冬瓜 会使血流量减少，致脑部供血不足。

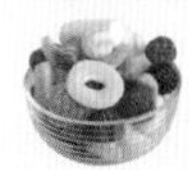

糖果 易使血流速度减慢，影响大脑供血。

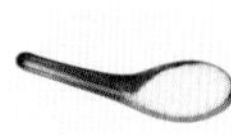

味精 其中的谷氨酸钠会对神经系统产生抑制作用。

芥末 属于辛辣之品，不利于神经递质的正常传递。

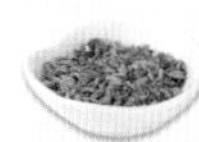

小茴香 属燥热之品，高热惊厥患儿食用会加重病情。

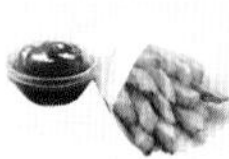

薯条 热量大、油脂含量高，不适宜惊厥患儿食用。

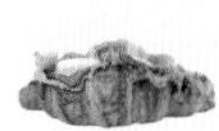

面包 是烘烤的高热量食物，易加剧患儿发热症状。

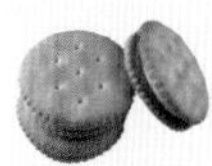

饼干 不易于消化，且热量高，不适合患儿食用。

巧克力 含糖量高，产生较高的热量，影响康复。

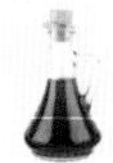

醋 有收缩毛孔的功效，不利于患儿散热。

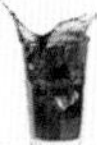

可乐 属于碳酸饮料，生长发育期的小儿不宜饮用。

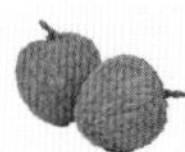

荔枝 能助火生痰，易蒙蔽神窍。

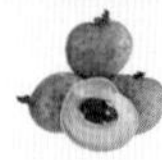

桂圆 易生痰湿，使痰蒙心窍，引起惊厥。

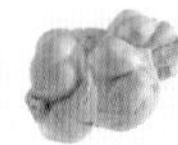

榨菜 含盐量大，会打破体内酸碱平衡。

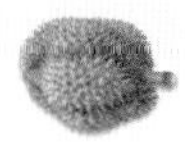

榴莲 含有大量饱和脂肪酸，会加重血管负担。

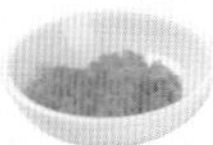

蛋黄 胆固醇含量高，会使胆固醇沉积在血管壁上。

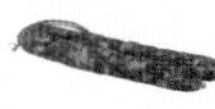

香肠 含有脂肪和胆固醇，会使血脂黏稠度升高。

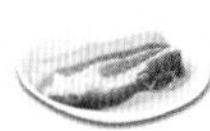

肥肉 属肥腻之物，过多食用，容易助湿生痰。

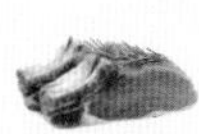

羊肉 是温补食物，易生痰湿，会使惊厥反复发作。

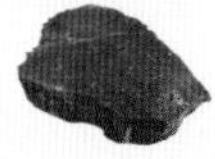

牛肉 是发物，不利于惊厥小儿疾病康复。

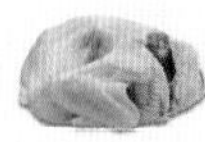

鸡肉 含有动物蛋白，会使血压产生波动。

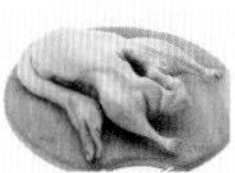

鸭肉 脂肪含量高，会升高血脂，增加血液黏稠度。

其他忌吃食物：狗肉、方便面、椰子、菠萝等。

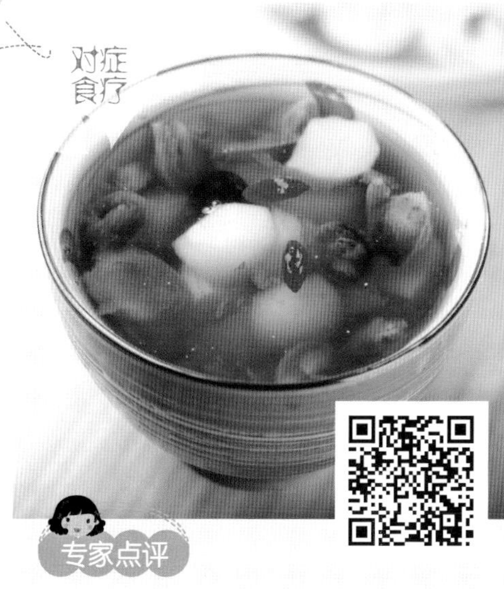

黑加仑马蹄糖水

◐原料：

黑加仑100克，马蹄肉100克

◐调料：

冰糖20克

◐做法：

1.将洗净的马蹄肉切成小块。

2.洗净的黑加仑切小块，备用。

3.砂锅中注入适量清水烧开。

4.放入切好的黑加仑，倒入马蹄块。

5.盖上盖，煮沸后用小火再煮约15分钟，至食材析出营养物质。

6.揭盖，放入冰糖，搅拌匀。

7.用中火续煮一会儿，至糖分溶化于汤汁中。

8.盛出马蹄糖水，装入碗中即成。

专家点评

马蹄含有粗纤维、胡萝卜素、维生素、铁、钙、磷等营养成分，具有清热解毒、润肺生津等功效，能促进小儿生长发育，维持生理功能的需要。

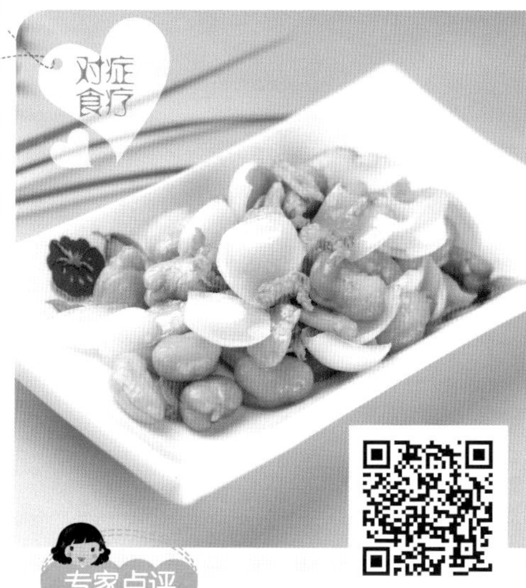

百合虾米炒蚕豆

◐原料：

蚕豆100克，鲜百合50克，虾米20克

◐调料：

盐3克，鸡粉2克，水淀粉4毫升，食用油适量

◐做法：

1.锅中注水烧开，加1克盐、食用油。

2.倒入蚕豆、鲜百合，煮至其断生。

3.将蚕豆、百合捞出，沥干水分。

4.用油起锅，倒入虾米，爆香。

5.放入百合和蚕豆，翻炒均匀。

6.加2克盐、鸡粉，炒匀调味。

7.倒入水淀粉，快速翻炒匀，至食材入味；关火后盛出食材，装入盘中即可。

专家点评

蚕豆含有钙、钾、镁、维生素C等成分，且赖氨酸含量比较丰富，能补充人体所需的营养。此外，蚕豆中的磷和钾含量也较高，能维持体内酸碱平衡。

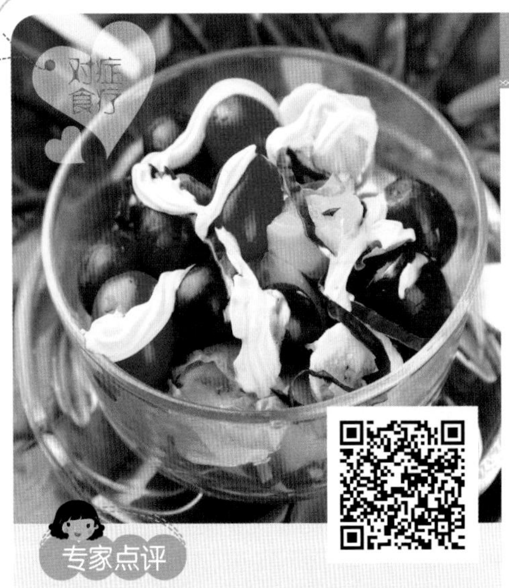

芒果香蕉蔬菜沙拉

◐原料：

芒果135克，香蕉70克，紫甘蓝60克，生菜30克，胡萝卜40克，圣女果25克，黄瓜75克，紫葡萄50克

◐调料：

沙拉酱适量

◐做法：

1.将洗净的生菜切细丝。
2.去皮洗净的胡萝卜切片，改切成丝。
3.洗净的黄瓜、芒果切成块。
4.香蕉去皮，将果肉切段。
5.洗净的紫甘蓝切细丝，备用。
6.取一个大碗，倒入切好的食材。
7.放入紫葡萄、圣女果，摆放好。
8.挤上适量沙拉酱即成。

专家点评

芒果含有粗纤维、维生素C、铁、磷、钾等营养成分，具有增强小儿免疫力的功效；香蕉所含的维生素B_1能抗脚气病、助消化、保护神经系统。

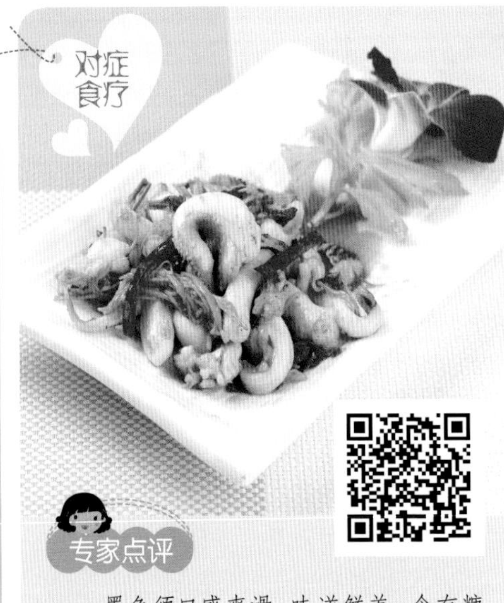

姜丝炒墨鱼须

◐原料：

墨鱼须150克，红椒30克，生姜35克，蒜末、葱段各少许

◐调料：

豆瓣酱8克，盐、鸡粉各2克，料酒5毫升，水淀粉、食用油各适量

◐做法：

1.生姜、红椒切成丝，墨鱼须切段。
2.将墨鱼须在开水锅中煮半分钟，捞出。
3.用油起锅，放蒜末，撒红椒丝、姜丝，倒墨鱼须，快速翻炒至肉质卷起。
4.淋料酒，加豆瓣酱、盐、鸡粉、水淀粉，翻炒片刻，至食材熟透。
5.撒上葱段，炒出葱香味。
6.关火后盛出炒好的菜肴即成。

专家点评

墨鱼须口感爽滑，味道鲜美，含有糖类、维生素A、B族维生素、钙、磷、铁等营养物质，是一种高蛋白、低脂肪的滋补食品，适合小儿食用。

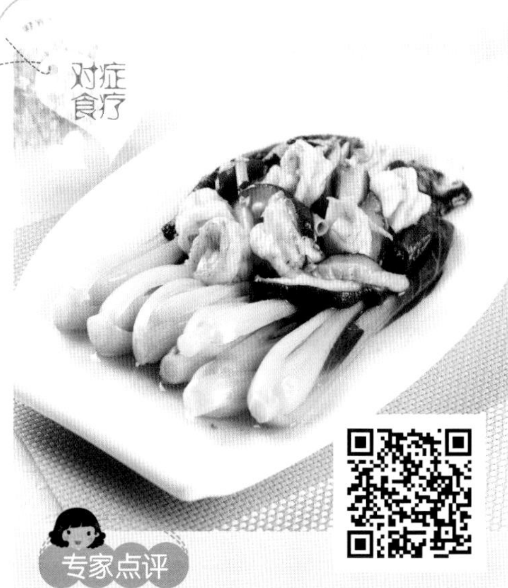

小油菜为低脂肪蔬菜，而且含有较多的膳食纤维，能与食物中的胆固醇及三酰甘油结合，有助于排出体内的毒素，改善小儿的新陈代谢。

虾菇油菜心

◐原料：

小油菜100克，鲜香菇60克，虾仁50克，姜片、葱段、蒜末各少许

◐调料：

盐、鸡粉各3克，料酒3毫升，水淀粉、食用油各适量

◐做法：

1.洗净的香菇切片；虾仁挑去虾线，用盐、鸡粉、水淀粉腌渍至入味。

2.锅中注水烧开，加盐、鸡粉，倒入小油菜、香菇，煮至断生，捞出。

3.用油起锅，放姜片、蒜末、葱段、香菇、虾仁、料酒，炒至虾身呈淡红色。

4.加盐、鸡粉调味，快炒至食材熟透。

5.小油菜摆盘，再盛出锅中食材即可。

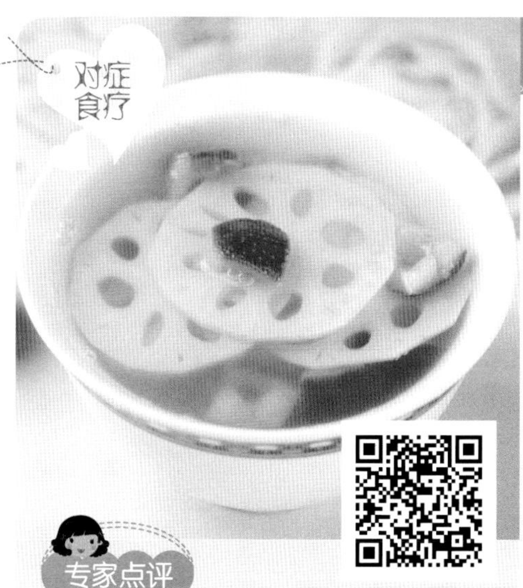

莲藕含有B族维生素、维生素C、钙、磷、铁等营养物质，能增强血管壁的韧性，维持血压稳定，小儿食用还能开胃清热、滋补养性。

山楂藕片

◐原料：

莲藕150克，山楂95克

◐调料：

冰糖30克

◐做法：

1.将洗净去皮的莲藕切成片。

2.洗好的山楂切开，去除果核，再把果肉切成小块，备用。

3.砂锅中注入适量清水，用大火烧开。

4.放入藕片，倒入切好的山楂。

5.盖上盖，煮沸后用小火炖煮约15分钟，至食材熟透。

6.揭盖，倒入冰糖，快速搅拌匀。

7.用大火略煮至冰糖溶入汤汁中。

8.关火后盛出汤料，装入汤碗中即成。

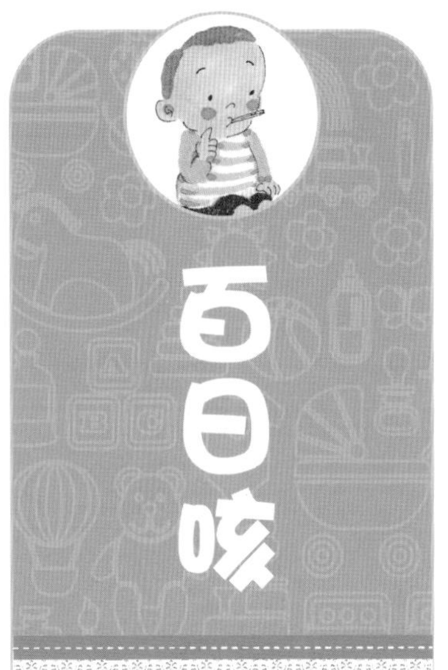

百日咳

百日咳是小儿常见的急性呼吸道传染病。百日咳杆菌是本病的致病菌，一般病程较长，可达数周甚至3个月，故有百日咳之称。本病发病前1～2天至病程3周内传染性最强，带菌者及症状不典型病人均有感染性。主要通过空气飞沫传播，人群普遍易感，新生儿亦可发病。全年均可发生，主要见于冬春季节。

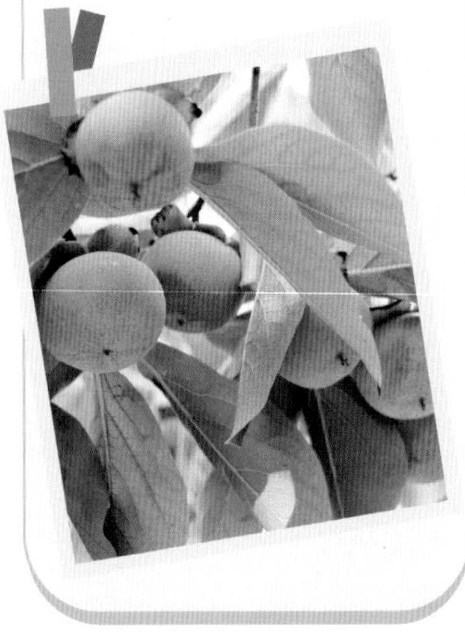

主要症状

初咳期：一般为7～10天。最初有上呼吸道感染的症状，如咳嗽、喷嚏、发热等。

痉咳期：出现明显的阵发性痉挛性咳嗽，一般持续2～6周。年幼体弱儿表现为阵发性憋气、青紫，甚至窒息、惊厥。

恢复期：痉咳消失，咳嗽减少，病程2～3周。并发肺炎、肺不张等病症时，可能迁延不愈，持续数月。

饮食调理

1.宜选择细、软、烂，易消化吸收，且宜吞咽的半流质食物或软食。

2.本病病程较长，应注意选择热能较高，含优质蛋白且营养丰富的食物。

3.忌辛辣油腻食物。姜、蒜、辣椒、胡椒等辛辣食物对气管黏膜有刺激作用，可加重炎性改变。肥肉、油炸食品等油腻食物易损伤脾胃，使其受纳运化功能失常，可使病情加重。

4.忌海鲜发物。百日咳对海鲜、河鲜之类食物特别敏感，咳嗽期间食入海腥之物，会导致咳嗽加剧，这类食物包括海虾、带鱼、蚌肉、淡菜、海鳗、螃蟹等。

5.忌食生冷食物。生冷食物易导致脾胃运化失调，如冰棒、冰激凌等甜冷食物，食用会使咳嗽加剧。

日常防护

1.疾病发生时，要隔离患儿3～4周，有密切接触史者应观察21天。

2.痉咳时轻拍其背，使痰液易咳出，防止痰液吸入呼吸道引起窒息。

3.注意休息和营养，室内空气要流通，保持一定湿度，避免痉咳诱发因素。

4.新生儿应及时预防接种白喉类毒素、百日咳菌苗、破伤风类毒素三联制剂。

宜吃食物

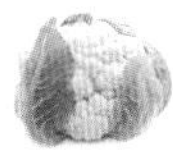

花菜 含硫莱菔子素，能清理体内的有害细菌。

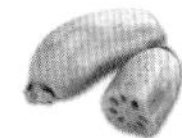

莲藕 具有养阴清热、润燥止渴、清心安神的作用。

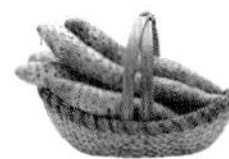

山药 具有补脾养胃、生津益肺、补肾涩精的功效。

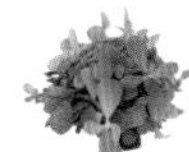

马齿苋 有很高的药用价值，有“天然抗生素”之称。

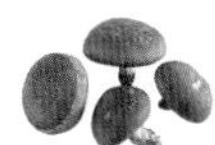

香菇 含麦角甾醇和菌甾醇，能增强抗疾病的能力。

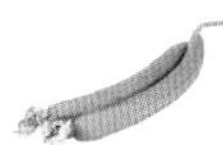

丝瓜 性寒，具有清热、解毒、凉血止血的功效。

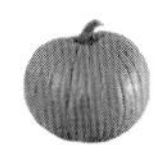

南瓜 不仅有较高的食用价值，而且有补虚的作用。

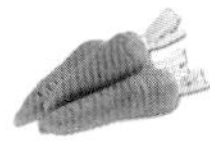

胡萝卜 所含的胡萝卜素能防治呼吸道疾病。

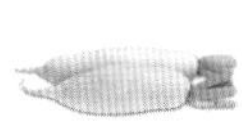

白萝卜 含芥子油、粗纤维，能促进消化和止咳化痰。

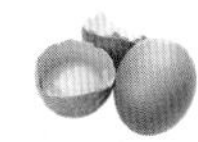

鸡蛋 蛋白质的氨基酸比例适合人体生理需要。

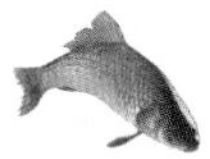

鲫鱼 具有和中补虚、除羸、补中益气之功效

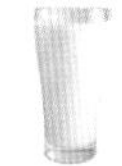

牛奶 具有补虚损、益肺胃、生津液的功效。

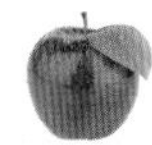

苹果 营养成分的可溶性大，利于人体吸收。

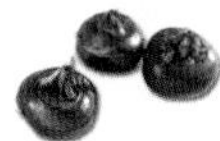

马蹄 可以促进人体代谢，还具有一定的抑菌功效。

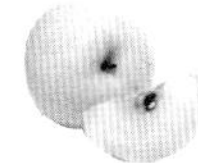

梨 具有生津、润燥、清热、化痰等功效。

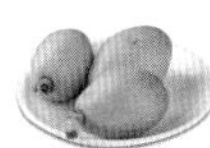

枇杷 营养颇丰，有润肺、止咳、止渴的功效。

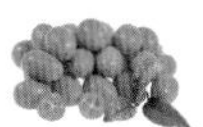

金橘 味辛，具有行气散结、化痰、止痛的作用。

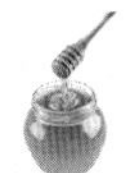

蜂蜜 含有多种酶和矿物质，可提高人体免疫力。

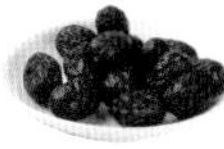

红枣 能促进白细胞的生成，提高血清白蛋白。

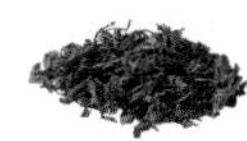

薄荷 有特殊香味，能疏风散热、清咽利喉。

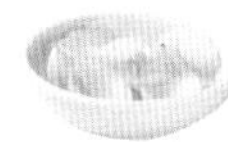

百合 具有养心安神、润肺止咳的功效。

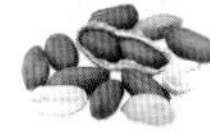

花生 所含的脂肪油对体虚者有滋补气血的作用。

其他宜吃食物：芹菜、菠菜、白菜、西蓝花、罗汉果、杏仁、红豆等。

忌吃食物

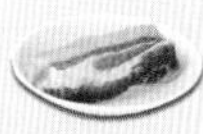

肥肉 易助湿生痰，易引起小儿咳嗽反复。

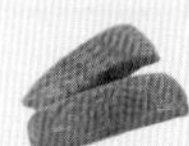

三文鱼 会加重咳喘，不利于百日咳患儿疾病恢复。

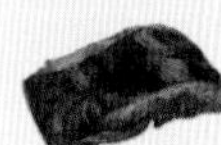

狗肉 为温补食物，可助热上火，加重痰结、气喘。

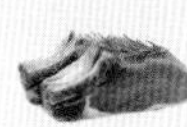

羊肉 为大热之品，不利于疾病的恢复。

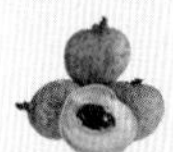

桂圆 为温补之品，易加重患儿病情。

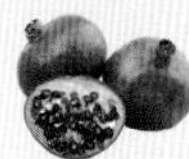

石榴 易引起发热痰鸣，影响患儿的疾病康复。

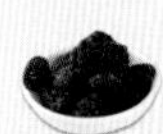

梅子 具有收敛之性，会加重呼吸道痉挛。

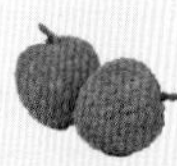

荔枝 易上火，刺激呼吸道，加重病情。

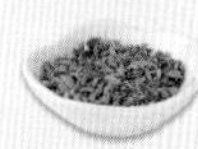

小茴香 性温，有温热助火之性，不利于恢复健康。

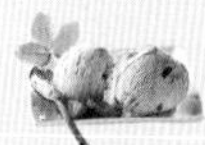

冰激凌 为冷饮，会刺激呼吸道，加重咳嗽等症状。

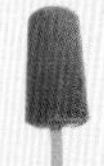

冰棒 会对气管、食道产生寒冷刺激，引起痉挛。

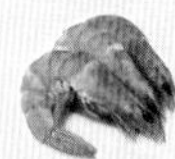

海虾 易过敏，引起呼吸道痉挛，加重病情。

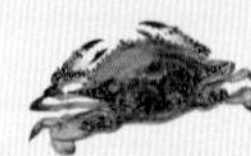

梭子蟹 属于高敏食物，可引起人体的变态反应。

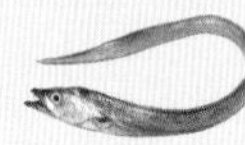

带鱼 属于动风发物，百日咳感染的患儿不宜食用。

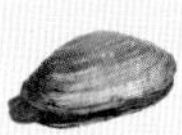

蚌肉 性凉，易引起肠道腹泻，不利于药物的吸收。

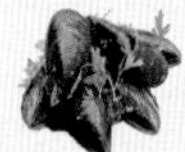

淡菜 性寒凉，易过敏，不利于患儿恢复健康。

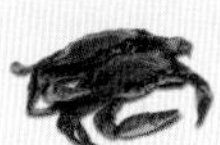

螃蟹 性寒，易过敏，百日咳患儿不宜食用。

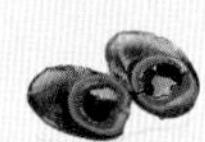

皮蛋 含有大量的盐，易加剧咳嗽、呼吸困难等症。

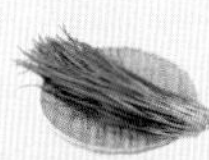

韭菜 易产生气体，加重呼吸困难等症状。

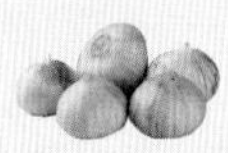

蒜 含有大蒜精油，会使小儿呼吸不畅加重。

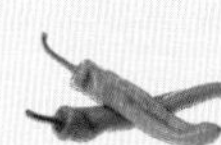

辣椒 为大辛大热之品，会刺激呼吸道黏膜。

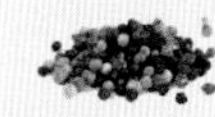

胡椒 带有刺激性，食用后易导致呼吸道黏膜充血。

其他忌吃食物：糍粑、咸蛋、海鳗、炒黄豆、年糕、汤圆等。

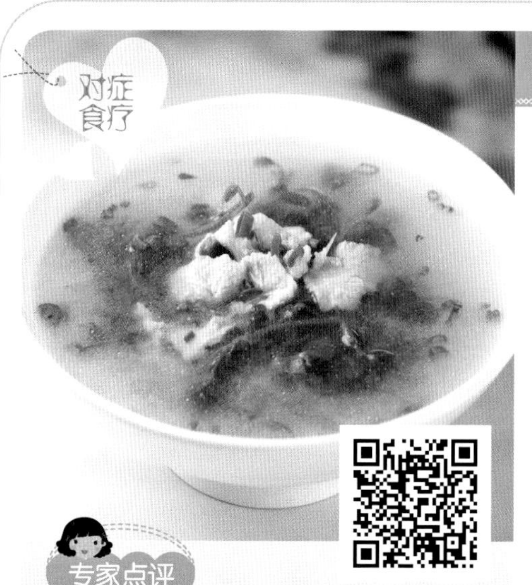

马齿苋肉片汤

◐原料：

马齿苋100克，猪瘦肉100克，姜丝、葱花各少许

◐调料：

盐3克，鸡粉3克，食用油适量

◐做法：

1.洗净的猪瘦肉切片。

2.把肉片装入碗中，加入1克盐、1克鸡粉。

3.淋入适量水淀粉，搅拌匀。

4.倒入食用油，腌渍10分钟至其入味。

5.开水锅中，放入姜丝，加入1克盐、1克鸡粉，放入洗净的马齿苋，搅拌匀。

6.倒入食用油，煮至沸，倒入腌好的肉片，搅匀，煮1分钟至熟透。

7.关火后将汤料盛出，撒上葱花即可。

专家点评

马齿苋含有B族维生素、维生素C、胡萝卜素、钾等营养物质，具有很高的营养价值和药用价值，有“天然抗生素”之称，适合患百日咳的小儿食用。

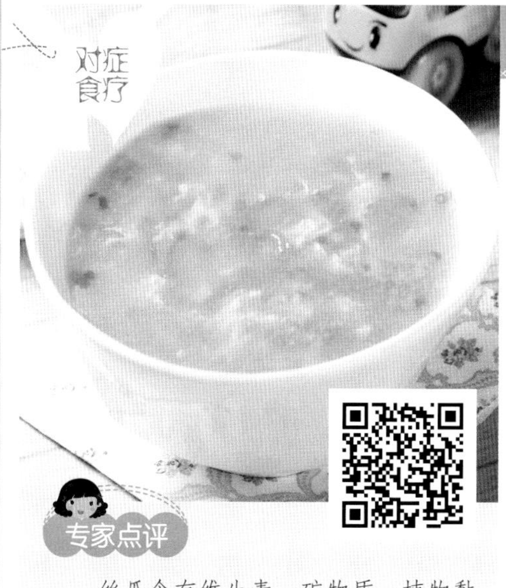

丝瓜鸡蛋汤

◐原料：

鸡蛋1个，丝瓜120克，虾皮30克，葱花少许

◐调料：

盐、鸡粉、料酒各少许，食用油适量

◐做法：

1.将鸡蛋打入碗中，调成蛋液，待用。

2.洗净的丝瓜去皮，切成片，备用。

3.锅内倒入食用油烧热，放入虾皮。

4.淋入少许料酒，炒匀。

5.注入适量清水，大火煮至沸。

6.放入丝瓜，中火煮至丝瓜熟软。

7.加入少许盐、鸡粉，拌匀调味。

8.倒入蛋液，边倒边搅拌至蛋花成形。

9.关火后盛出汤料，撒上葱花即可。

专家点评

丝瓜含有维生素、矿物质、植物黏液、木糖胶等营养成分，百日咳患儿食用有消热化痰、凉血解毒、解暑除烦、通经活络等功效。

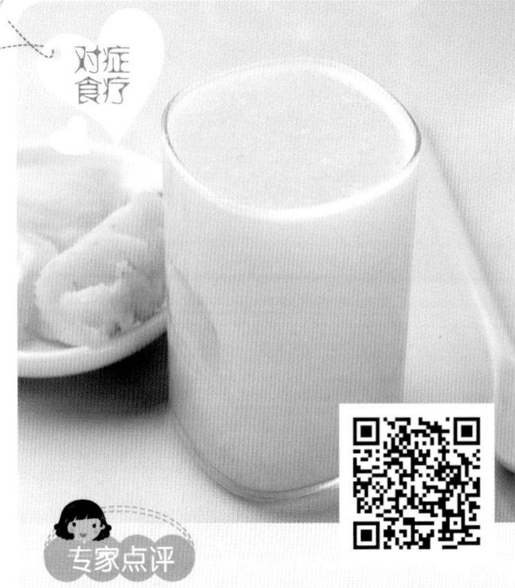

莴笋菠萝蜂蜜汁

◐原料：

菠萝肉180克，莴笋65克

◐调料：

蜂蜜20克

◐做法：

1.锅中注入适量清水，用大火烧开。
2.放入去皮的莴笋，煮约1分30秒。
3.捞出莴笋，沥干水分，放凉待用。
4.将放凉的莴笋切成小块。
5.把洗好的菠萝切成小块，备用。
6.取榨汁机，选择搅拌刀座组合。
7.倒入切好的莴笋、菠萝肉。
8.加蜂蜜，注入适量纯净水，盖上盖。
9.选择“榨汁”功能，榨取蔬果汁。
10.揭盖，倒出蔬果汁，装入杯中即可。

专家点评

莴笋含有钙、磷、铁、氟、胡萝卜素、维生素等营养成分；蜂蜜中含有多种酶和矿物质。两者同食能起协同作用，可以增强小儿免疫力。

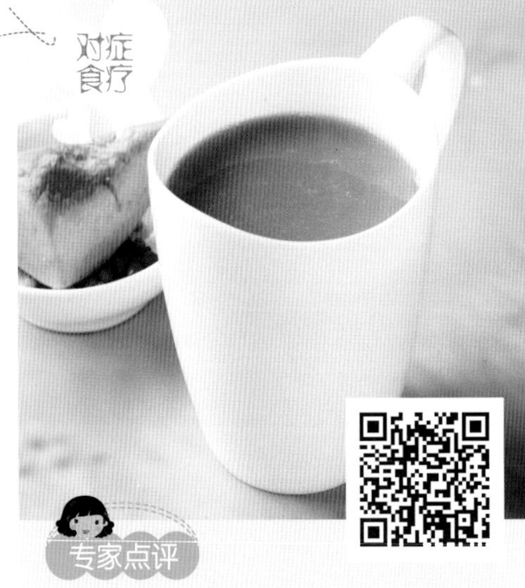

南瓜二豆浆

◐原料：

水发红豆40克，水发绿豆40克，南瓜块30克

◐做法：

1.将已浸泡4小时的红豆、绿豆倒入碗中，注入清水，用手搓洗干净。
2.把洗好的食材倒入滤网中，沥干水分。
3.将红豆、绿豆、南瓜倒入豆浆机中。
4.注入适量清水，至水位线即可。
5.盖上豆浆机机头，选择“五谷”程序，按“开始”键打浆。
6.待豆浆机运转约15分钟，即成豆浆。
7.将豆浆机断电，取下机头。
8.把煮好的豆浆倒入滤网中，滤取豆浆。
9.将滤好的豆浆倒入杯中即可。

专家点评

绿豆含有蛋白质、膳食纤维、B族维生素、磷、钾、镁、锌、铁、铜等营养成分，搭配南瓜同食有着显著的补虚作用，适合百日咳患儿食用。

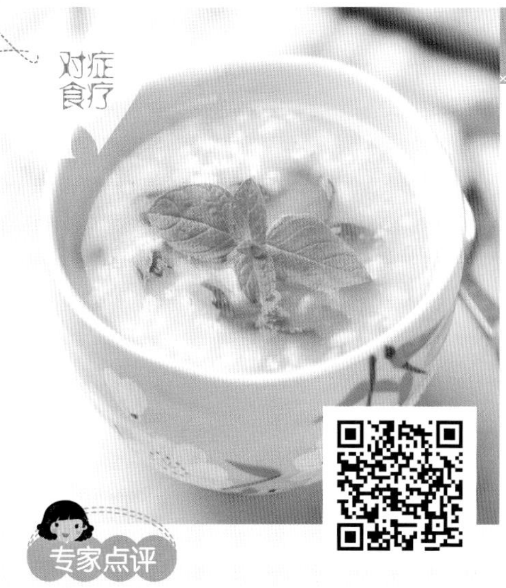

专家点评

糙米含有B族维生素、维生素E、钾、镁、锌、铁、锰等营养成分，小儿适量食用，具有增强免疫力、促进血液循环、预防贫血等功效。

薄荷糙米粥

◐ 原料：

水发糙米150克，枸杞15克，鲜薄荷叶少许

◐ 调料：

冰糖25克

◐ 做法：

1.砂锅中注入适量清水烧热。
2.倒入洗净的糙米，搅散，盖上盖。
3.烧开后转小火煮至食材熟软。
4.揭盖，倒入洗净的薄荷叶，搅匀，略煮一会儿。
5.撒上备好的枸杞，拌匀，用中火煮约2分钟，至食材熟透。
6.加入冰糖，拌匀，用大火煮至溶化。
7.关火后盛出煮好的糙米粥，装入碗中即可。

对症食疗

专家点评

芦笋含有蛋白质、B族维生素、维生素C、硒、钼、铬、锰等营养成分，搭配有一定抑菌作用的马蹄同食，能调节小儿机体代谢、增强免疫力。

芦笋马蹄藕粉汤

◐ 原料：

马蹄肉50克，芦笋40克，藕粉30克

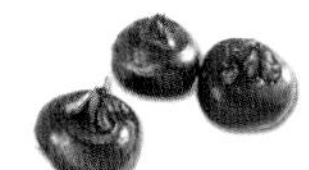

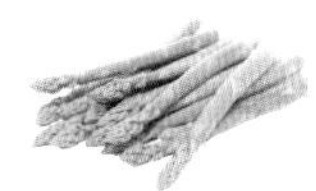

◐ 做法：

1.将洗净去皮的芦笋切丁。
2.洗好的马蹄肉切开，改切成小块。
3.把藕粉装入碗中，倒入适量温开水，调匀，制成藕粉糊，待用。
4.砂锅中注入适量清水烧热，倒入切好的食材，拌匀。
5.用大火煮约3分钟，至汤汁沸腾。
6.倒入藕粉糊，拌匀至汤汁中。
7.关火后盛出藕粉汤，装入碗中即成。

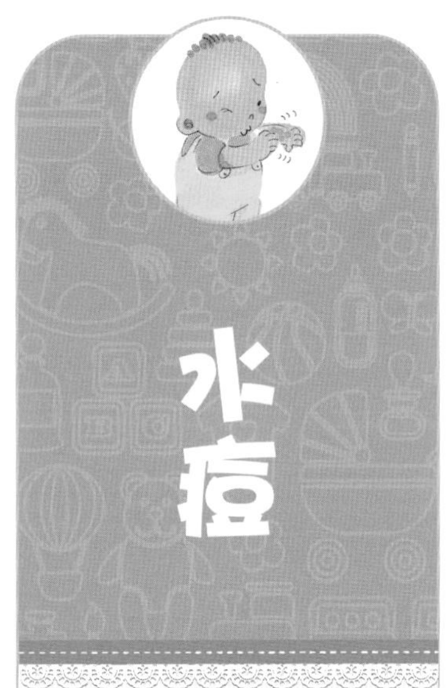

水痘

水痘是由水痘-带状疱疹病毒初次感染引起的急性传染病，传染率很高。冬春两季多发，其传染力强，接触或飞沫均可传染。易感儿发病率可达95%以上，学龄前儿童多见。本病一般病情较轻，变症少见，预后皮肤一般不留疤痕，预后良好。该病为自限性疾病，病后可获得终身免疫，可在多年后感染复发而出现带状疱疹。

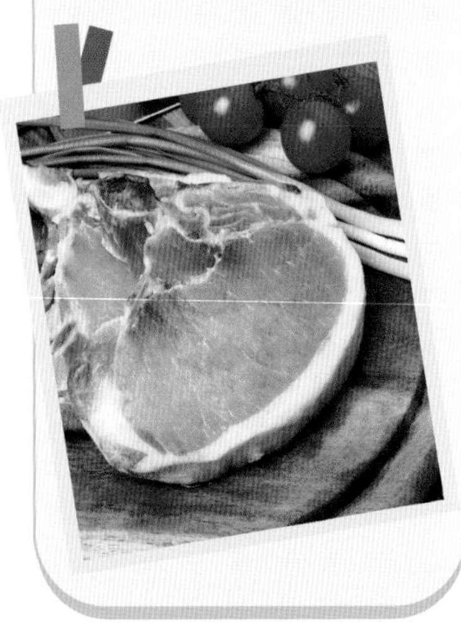

主要症状

疹前期：可有发热、流涕、轻咳等症状。

出疹期：发热当天或第2天诱发皮疹，首先见于躯干和头部，以后沿及面部和四肢。皮疹初为红色斑丘疹，很快变为疱疹，呈椭圆形，大小不一，内含透明包浆，周围红晕，壁薄易破，有痒感，继而干燥结痂，然后痂盖脱落，不留疤痕。口腔、咽喉、眼结膜、外阴黏膜亦可见疹，且疱疹易破，形成溃疡。

饮食调理

1.宜清淡饮食。可吃些稀粥、米汤、牛奶、面条和面包，还可加些豆制品、猪瘦肉等。

2.忌生冷、油腻食物。生冷、油腻的食物会导致脾胃运化失调而使机体康复功能减弱，不利于康复。

3.忌食易过敏的食物。如螃蟹、牛肉、羊肉、香菜、茴香、菌类等含丰富蛋白质的食物，这些异体蛋白容易产生变应原，使机体发生过敏反应，导致病情加重。

4.忌辛辣刺激性食物。如咖喱、芥末等，都会引起上火现象，不利于病情的早日康复。

日常防护

1.水痘的传染性很强，发现患病的孩子应立即隔离，直至疱疹全部结痂脱落。

2.水痘流行期间，未患过水痘的孩子应少去公共场所。接触患水痘的孩子后，应在家隔离观察3周。

3.患了水痘的孩子，在家里应该完全避免与带有化脓菌的人接触。

4.被患者呼吸道分泌物或皮疹内容物污染的被服及用具，应利用暴晒、煮沸、紫外线照射等方法消毒。

5.室内空气要流通，注意避风寒，防止复感外邪。

6.不要搔破皮肤，以防继发感染，可用浓度为2%的甲紫液外涂。

宜吃食物

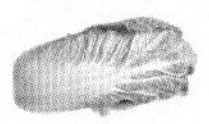
白菜 能清热除烦、解渴利尿、通利肠胃、清肺热。

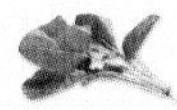
菠菜 所含的胡萝卜素能增加预防传染病的能力。

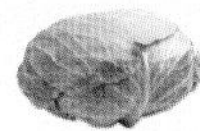
包菜 含有植物杀菌素，有抗菌消炎的作用。

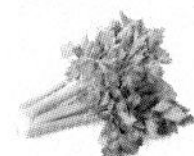
芹菜 具有平肝清热、祛风利湿、除烦消肿的功效。

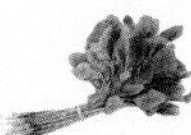
苋菜 可提供丰富的营养物质，帮助儿童强身健体。

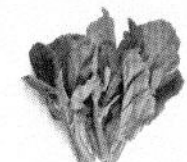
芥蓝 有利水化痰、清热解毒的作用，还有利于出疹。

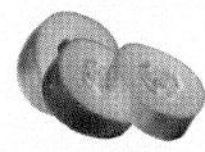
冬瓜 钾盐含量高，能维持体内酸碱平衡。

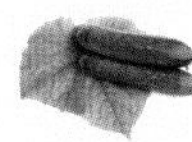
黄瓜 具有除热、利水利尿、清热解毒的功效。

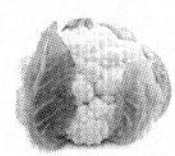
花菜 可为机体补充丰富的维生素C，增强免疫力。

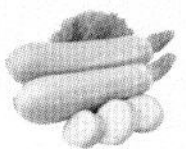
西葫芦 能增强免疫力，发挥抗病毒的作用。

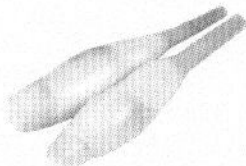
茭白 质地鲜嫩，具有清湿热、解毒的功效。

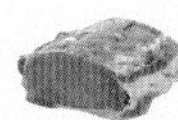
猪瘦肉 为营养滋补之品，能补虚强身，滋阴润燥。

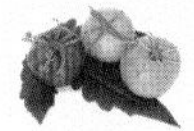
西红柿 营养丰富，能帮助患儿提高对蛋白质的消化。

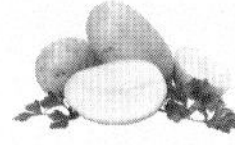
土豆 含有丰富的膳食纤维，利于营养物质的吸收。

黑豆 富含蛋白质，对增强儿童体质十分有效。

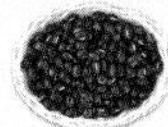
红豆 具有利水除湿、消肿解毒的功效。

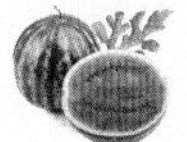
西瓜 性寒，具有清热、生津、除烦、利尿的功效。

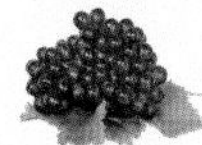
葡萄 营养价值很高，患儿常食，有助于恢复健康。

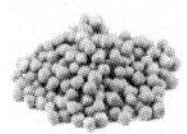
豌豆 具有止泻痢、调营卫、利小便的功效。

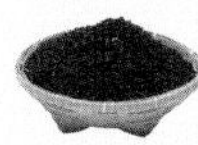
黑芝麻 药食两用，能补肝肾、益精血、润肠燥。

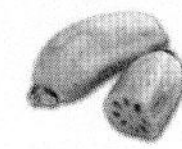
莲藕 微甜而脆，能消食止泻、清热、滋补养性。

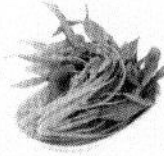
空心菜 含有膳食纤维，具有通便解毒之功效。

其他宜吃食物：油麦菜、芦荟、蚕豆、酸奶、金橘等。

忌吃食物

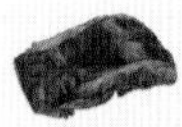
狗肉 是温补食物，但水痘是外感之邪，宜泻不宜补。

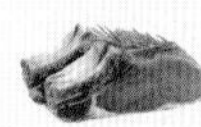
羊肉 是腥膻之物，属温燥之性，水痘患儿不宜食用。

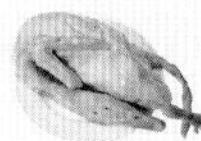
鹅肉 肥腻，水痘患儿食之会加重胃肠负担。

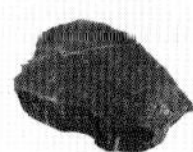
牛肉 易引起小儿皮肤过敏，加重皮肤红肿疼痛。

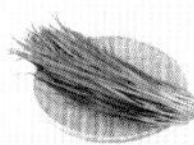
韭菜 在胃肠道会产生大量气体，引起患儿腹胀。

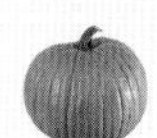
南瓜 富含维生素C分解酶，会降低患儿抗病能力。

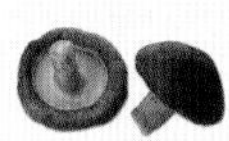
香菇 为动风食物，会加重皮肤瘙痒。

芥末 为大辛大热之品，刺激毛囊，分泌过多油脂。

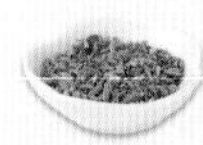
茴香 性燥热，易生痰湿，加重患儿病情。

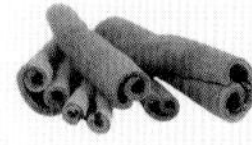
桂皮 属纯阳之物，温热助火、燥烈伤阴。

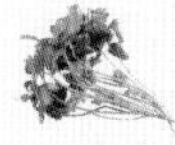
香菜 性温，易使水痘破溃、流脓，加重病情。

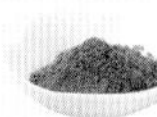
咖喱 是辛辣之品，会助火生痰，加重病情。

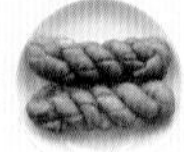
麻花 为油腻之品，会加重胃肠道负担。

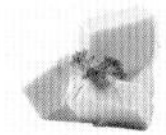
奶油 含有大量脂肪，会引起水痘患儿腹泻。

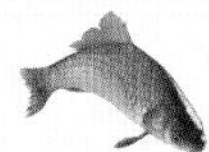
鲤鱼 能引发风热，升高患儿皮肤温度。

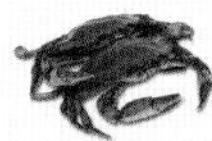
螃蟹 性寒凉，易过敏，不适合水痘患儿食用。

粟米 为粗粮，会加重胃肠道消化负担。

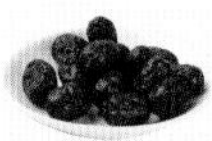
大枣 味甜，容易生痰生湿，导致水湿积于体内。

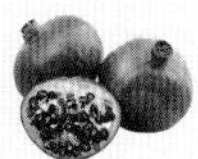
石榴 易上火，且有收敛之效，不利于水痘患儿康复。

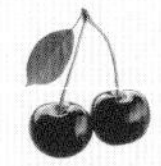
樱桃 性温热，不利于水痘患儿清热解毒。

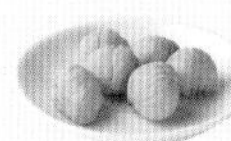
栗子 富含柔软的膳食纤维，易引起患儿腹泻。

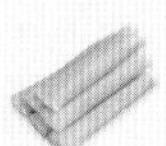
年糕 为黏腻之品，易助湿生痰，加重病情。

其他忌吃食物：带鱼、荔枝、桂圆、金针菇、梅子、杏仁等。

菠菜胡萝卜蛋饼

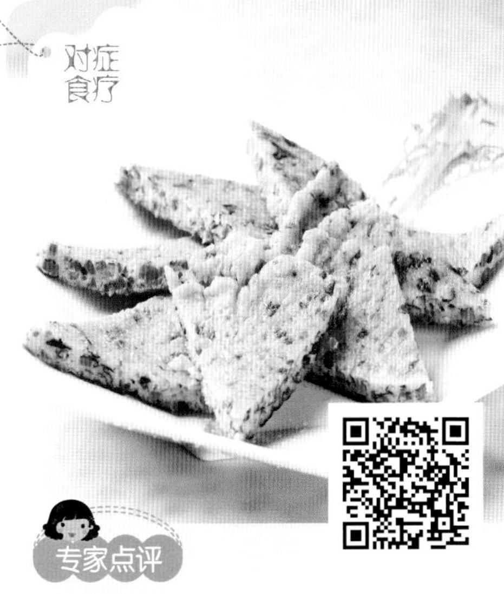

专家点评

胡萝卜含有维生素B_1、维生素B_2、槲皮素、山奈酚、钙、铁、磷等营养物质，另外还含有胡萝卜素，能转换为维生素A，增强小儿预防传染病的能力。

原料：

菠菜80克，胡萝卜100克，鸡蛋2个，面粉90克，葱花少许

调料：

盐3克，食用油适量

做法：

1.将胡萝卜切粒，菠菜切粒，备用。

2.开水锅中加盐、食用油，倒入胡萝卜、菠菜，煮至断生，捞出，备用。

3.鸡蛋打散调匀，将食材倒入蛋液中，加葱花、面粉，用筷子调匀。

4.煎锅中注油烧热，倒入蛋液，小火煎至蛋饼呈金黄色。

5.把煎好的蛋饼盛出，装入盘中，待稍微放凉后切成块，装入盘中即可。

凉拌茭白

对症
食疗

专家点评

茭白含有蛋白质、维生素B_1、维生素B_2、维生素E、胡萝卜素和多种矿物质，能增强机体免疫力，而且茭白中钠盐的含量极低，适合水痘患儿食用。

原料：

茭白200克，彩椒50克，蒜末、葱花各少许

调料：

盐3克，鸡粉2克，陈醋4毫升，芝麻油2毫升，食用油适量

做法：

1.洗净去皮的茭白切片，彩椒切块。

2.开水锅中放入1克盐，加入食用油。

3.倒入切好的茭白、彩椒，拌匀，煮1分钟，至其断生。

4.把茭白和彩椒捞出，沥干水分。

5.装入碗中，加入蒜末、葱花。

6.加入2克盐、鸡粉，淋入陈醋、芝麻油。

7.用筷子拌匀调味。

8.将拌好的茭白盛出，装入盘中即可。

金钩黄瓜

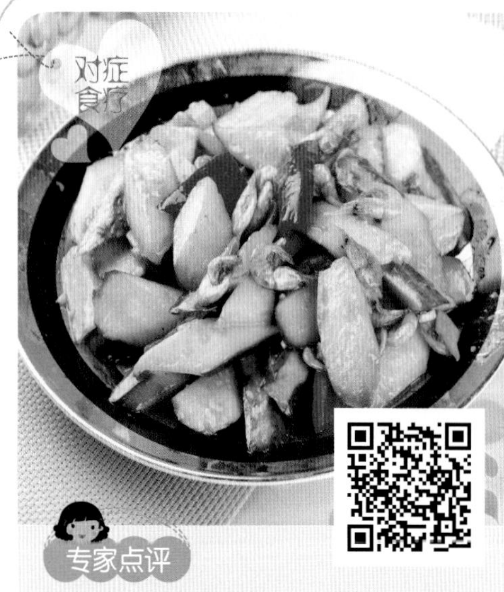

◐原料：

黄瓜220克，红椒35克，虾米30克，姜片、蒜末、葱段各少许

◐调料：

盐2克，鸡粉2克，蚝油5克，料酒4毫升，水淀粉3毫升，食用油适量

◐做法：

1.将洗净的黄瓜切小块，红椒切小块。
2.用油起锅，放入姜片、蒜末、葱段。
3.倒入虾米，炒匀，淋入料酒，炒香。
4.放入黄瓜、红椒，拌炒匀。
5.加少许清水，翻炒至食材熟软。
6.放入盐、鸡粉、蚝油，倒入水淀粉。
7.将锅中食材快速拌炒均匀。
8.将炒好的材料盛出，装盘即可。

专家点评

黄瓜含有维生素B_1和维生素B_2，可以防止口角炎、唇炎，对改善大脑和神经系统功能有利，能安神定志，还能增强人体免疫功能，儿童宜多食。

芹菜杨桃葡萄汁

对症
食疗

◐原料：

芹菜40克，杨桃180克，葡萄80克

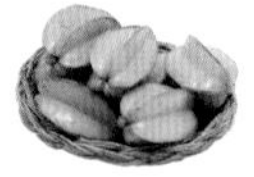

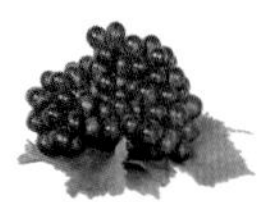

◐做法：

1.洗好的芹菜切段。
2.洗净的葡萄切成小块。
3.洗好的杨桃切成小块，备用。
4.取榨汁机，选择搅拌刀座组合，倒入切好的芹菜、葡萄、杨桃。
5.加入适量矿泉水。
6.盖上盖子，选择“榨汁”功能，榨取蔬果汁。
7.揭开盖子，将榨好的蔬果汁倒入杯中即可。

专家点评

葡萄含有葡萄糖、类黄酮、维生素A、B族维生素、氨基酸、钙、钾、磷、铁等营养成分，营养价值很高，水痘患儿常食，有助于恢复健康。

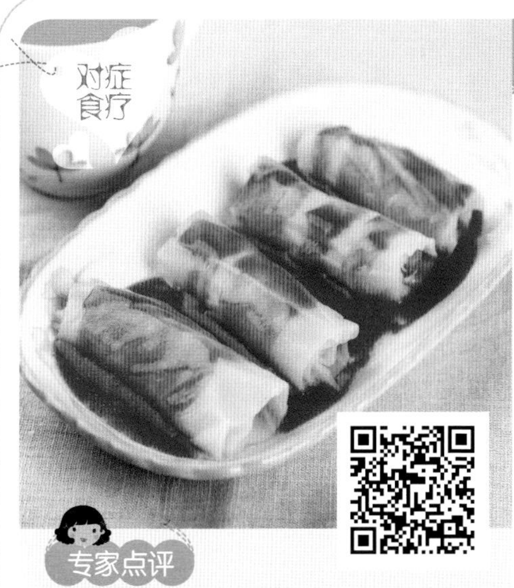

猪肉包菜卷

◐原料：

肉末60克，包菜70克，西红柿75克，洋葱50克，蛋清40克，姜末少许

◐调料：

盐2克，水淀粉适量，生粉、番茄酱、食用油各少许

◐做法：

1.将包菜在锅中煮至变软，捞出，备用。

2.洗好的西红柿切碎，洋葱切丁。

3.将西红柿、肉末、洋葱、姜末加盐制成馅料；蛋清中加生粉，拌匀。

4.取包菜，放馅料，卷成卷，用蛋清封口，制成数个生坯；放入蒸盘，中火蒸约20分钟，取出，待用。

5.用油起锅，加清水、番茄酱，淋入水淀粉，制成味料，浇在包菜卷上即可。

专家点评

西红柿含有胡萝卜素、维生素及多种矿物质等营养成分，具有清热解毒等功效；包菜中含有植物杀菌素，有抗菌消炎的作用。

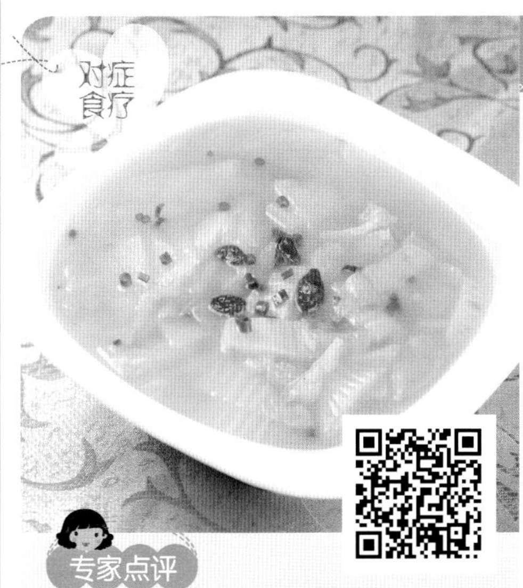

白菜冬瓜汤

◐原料：

大白菜180克，冬瓜200克，枸杞8克，姜片、葱花各少许

◐调料：

盐2克，鸡粉2克，食用油适量

◐做法：

1.将洗净去皮的冬瓜切成片。

2.洗好的大白菜切成小块。

3.用油起锅，放入少许姜片，爆香。

4.倒入冬瓜片，翻炒匀。

5.放入切好的大白菜，炒匀。

6.倒入适量清水，放入洗净的枸杞。

7.烧开后用小火煮5分钟，至食材熟透。

8.加盐、鸡粉，用锅勺搅匀调味。

9.将汤料盛出，撒上葱花即成。

专家点评

大白菜含有维生素B_1、维生素C、维生素E、粗纤维、钙、铁、钾等营养物质，有清热解毒的功效，搭配能利尿的冬瓜同食，有利于患儿恢复健康。

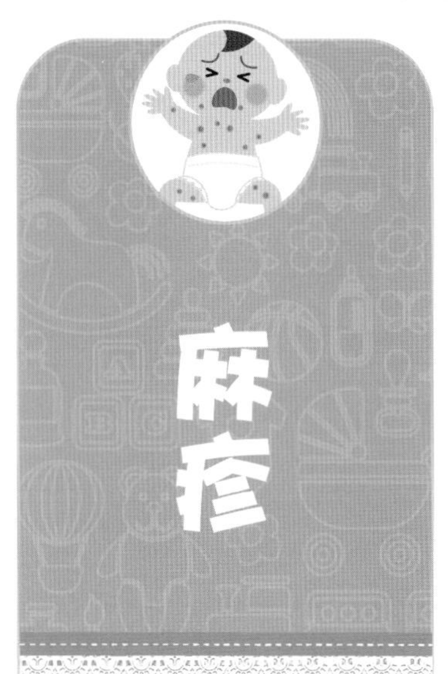

麻疹

麻疹是儿童最常见的急性呼吸道传染病之一，病原为麻疹病毒，麻疹患者为唯一传染源，通过呼吸道分泌物飞沫传播。其传染性很强，人群普遍易感，发病主要是儿童，6个月～5岁小儿多见，病后可获得持久免疫力。在人口密集而未普种疫苗的地区易发生流行，2～3年一次大流行。目前尚无特效药物治疗。

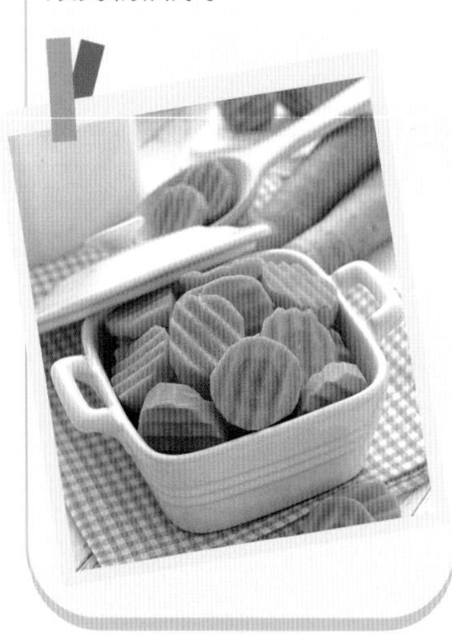

主要症状

初热期：表现为发热、眼结膜充血、畏光、流泪、流涕、喷嚏、咳嗽等症状，两侧颊黏膜可见麻疹黏膜斑，同时伴食欲不振、腹泻、呕吐等症。

出疹期：皮疹初见于耳后、发际，依次向面、颈、躯干蔓延，2～3天遍布全身。

恢复期：高热开始下降，全身情况好转，皮疹按出疹顺序逐渐隐退，出现糠麸样脱屑并见淡褐色的色素沉着，在2～3周完全消失。

饮食调理

1.麻疹患儿平时应以流质或半流质饮食为主，要多食营养高和富含维生素的食物。

2.发热期间应采用清淡易消化的流质饮食，如牛奶、豆浆等，常更换食物品种并做到少量多餐，以增加食欲，利于消化吸收。

3.多喝温开水和热汤，利于排毒、退热、透疹。

4.恢复期的患儿应添加高蛋白、高维生素的食物补充营养，利于小儿恢复健康。

5.忌食生冷、油腻的食物，如冰激凌、油条等易导致脾胃运化失调，降低孩子抗病能力。

6.忌食辛辣香燥类食物，如花椒、茴香、芥末等易酝生痰湿，阻碍疾病恢复，且易生他病。

日常防护

1.保持居室空气流通，温度、湿度适宜，光线柔和，避免强光刺激。防止直接风吹，避免受寒。

2.麻疹流行季节，幼儿应尽量少去公共场所，减少感染机会。

3.患儿停留过的房间应通风并用紫外线照射消毒，患儿衣物应在阳光下暴晒。

4.保持皮肤、口、鼻、眼睛的清洁卫生，防止感染，发生并发症。

宜吃食物

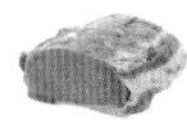

猪瘦肉 能补充能量及营养，有助于患儿恢复健康。

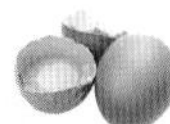

鸡蛋 蛋白质的氨基酸比例很适合人体生理需要。

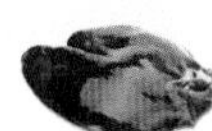

猪肝 含有微量元素硒，能增强人体的免疫反应。

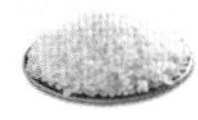

大米 是补充营养素的基础食物，能提供营养。

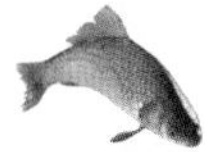

鲫鱼 富含优质蛋白，能补充每日所需营养物质。

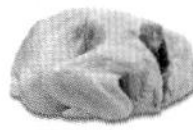

鸡肉 肉质细嫩，并富有营养，有滋补养身的作用。

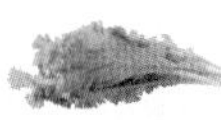

荠菜 富含纤维素，能通利胃肠，促进排毒。

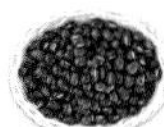

红豆 具有健脾利湿、益血补虚、解毒的功效。

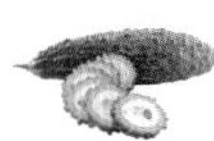

苦瓜 能凉血止血、清热排毒，可减轻皮肤瘙痒。

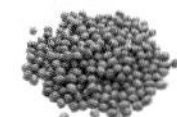

绿豆 所含的某些成分有直接抑菌的作用。

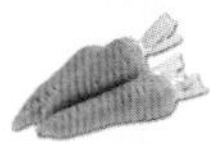

胡萝卜 富含胡萝卜素，能提高防病能力。

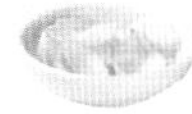

百合 能清心除烦、宁心安神，可减轻烦躁的症状。

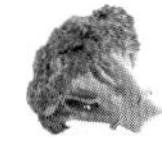

西蓝花 富含维生素，能缓解腹泻、呕吐等症状。

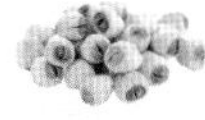

莲子 可通利十二经脉气血，减轻皮肤瘙痒。

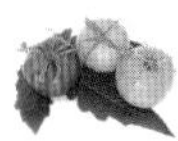

西红柿 可降低毛细血管的通透性，还可祛疤美容。

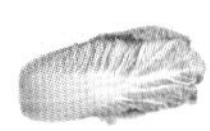

白菜 富含维生素C，可增强机体对感染的抵抗力。

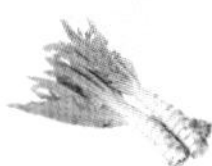

莴笋 略带苦味，可刺激消化酶分泌，增进食欲。

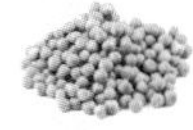

豌豆 含有赤霉素和植物凝素，可增强新陈代谢。

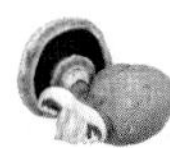

蘑菇 可增强T淋巴细胞功能，增强机体免疫力。

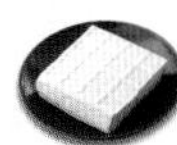

豆腐 对降低血铅浓度、促进机体代谢十分有益。

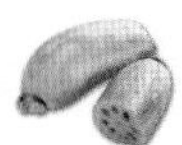

莲藕 有清热生津、凉血止血的功效，能缓解瘙痒。

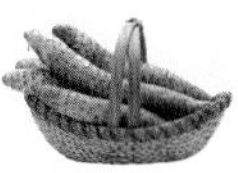

山药 有滋养强壮、助消化、敛虚汗、止泻之功效。

其他宜吃食物：猕猴桃、樱桃、蜂蜜、甘蔗、山楂、苹果等。

忌吃食物

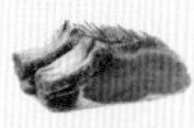

羊肉 是温补性食物，麻疹患儿食用会加重病情。

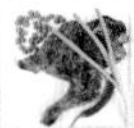

烤鸡肉 不仅肥腻，而且高热量，会升高患儿体温。

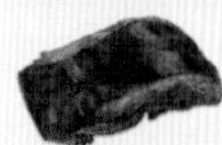

狗肉 是高蛋白食物，易大量产热，提高患儿体温。

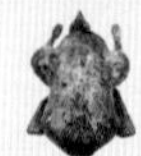

烤鸭 热量高并且油腻，不宜麻疹患儿食用。

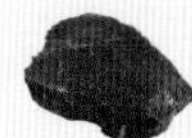

牛肉 性温和，不适宜麻疹出疹不透的小儿食用。

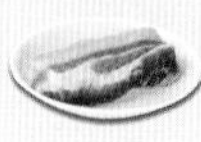

肥肉 油腻，脂肪含量丰富，不利于患儿消化吸收。

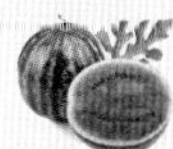

西瓜 性寒凉，具有利尿的作用，不利于患儿恢复。

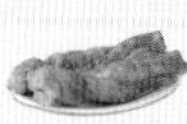

油条 热量高，且丧失原有的营养成分，不宜食用。

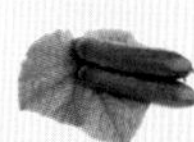

黄瓜 麻疹患儿消化能力弱，会加重胃肠道负担。

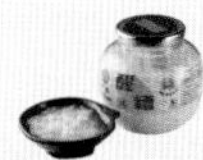

甜酒 其原料是软糯之品，不易消化吸收。

芥末 为大辛大热之品，易生痰湿，影响治疗。

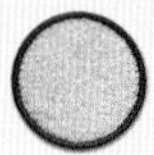

糯米 滋腻黏滞，食用会助长湿热之邪，加重病情。

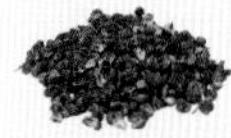

花椒 带有刺激性，易生湿热，导致出疹不利。

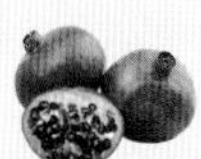

酸石榴 酸性收引，不利于麻疹出透。

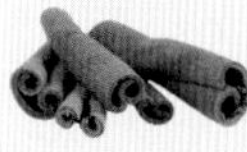

桂皮 性热，味辛，有补火壮阳、燥热伤阴之弊。

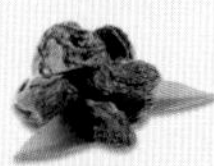

梅子 虽有生津之效，但易生痰湿，影响康复。

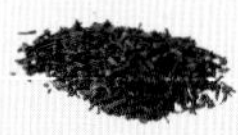

丁香 属辛温之品，不利于麻疹患儿退热降温。

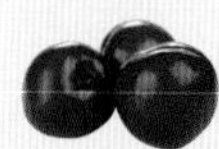

李子 含高量的果酸，易伤脾胃，阻碍营养吸收。

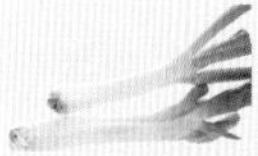

大蒜 含有的大蒜精油有很强的刺激性，会刺激皮肤。

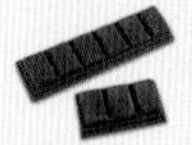

巧克力 热量高，易释放热量，升高患儿体温。

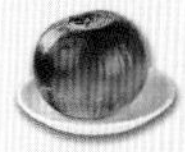

洋葱 含有的有效成分会加重皮肤红肿、瘙痒的症状。

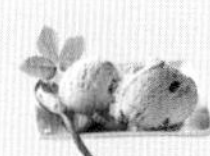

冰激凌 属于寒凉食品，影响患儿胃肠道的消化功能。

其他忌吃食物：鹿肉、猪油、韭菜、蛤蚧、咖喱、茴香、甲鱼等。

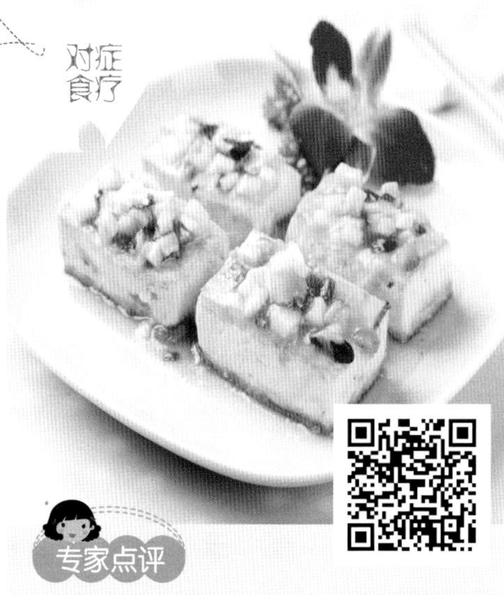

素酿豆腐

◐原料：

豆腐块145克，金针菇100克，马蹄肉120克，鲜香菇35克，榨菜25克，彩椒适量，杏鲍菇65克，姜末、葱花各少许

◐调料：

盐、鸡粉、生抽、水淀粉、食用油各适量

◐做法：

1.彩椒、香菇、杏鲍菇切丁，榨菜、马蹄肉切末，金针菇切段，豆腐块挖出凹槽。

2.用油起锅，倒入榨菜和部分杏鲍菇、马蹄、香菇、金针菇，炒匀，注水煮熟，加盐、鸡粉、生抽、水淀粉，制成酱菜。

3.取一碗，倒入余下切好的食材，加姜末、盐、鸡粉、生抽、水淀粉、食用油，制成馅料，放入豆腐块中，制成生坯，在油锅中煎熟后盛出，放上酱菜即成。

专家点评

马蹄含有蛋白质、糖类、纤维素、维生素C、钙、磷、铁、锌等营养成分，具有清热解毒、凉血生津的功效，适合麻疹患儿食用。

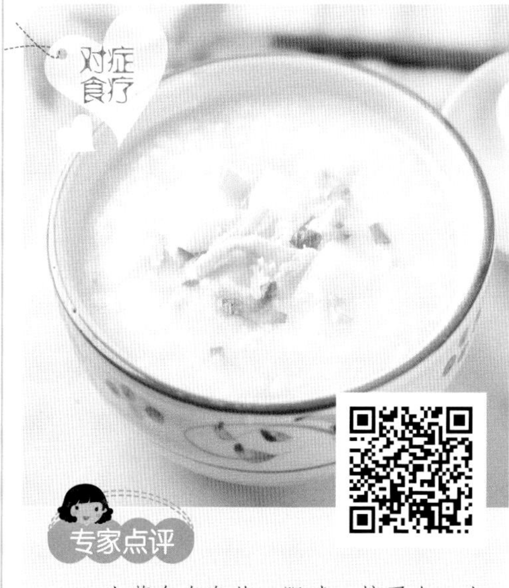

山药鸡丝粥

◐原料：

水发大米120克，上海青25克，鸡胸肉65克，山药100克

◐调料：

盐3克，鸡粉、料酒、水淀粉、食用油各适量

◐做法：

1.洗好的上海青切碎，山药切小丁块。

2.鸡胸肉切丝，加盐、鸡粉、料酒、水淀粉、食用油腌渍10分钟。

3.热水锅中倒入大米，煮至米变软，倒入山药丁，搅散、拌匀，用小火煮约15分钟，至山药断生，撒上鸡肉丝、上海青，加盐、鸡粉调味。

4.搅拌匀，中火煮5分钟，至食材熟透。

5.关火后盛出鸡丝粥，装在碗中即成。

专家点评

山药含有皂苷、胆碱、糖蛋白、山药碱、甘露聚糖、植酸等营养成分，有滋养强壮、助消化、敛虚汗、止泻之功效，有利于患儿恢复健康。

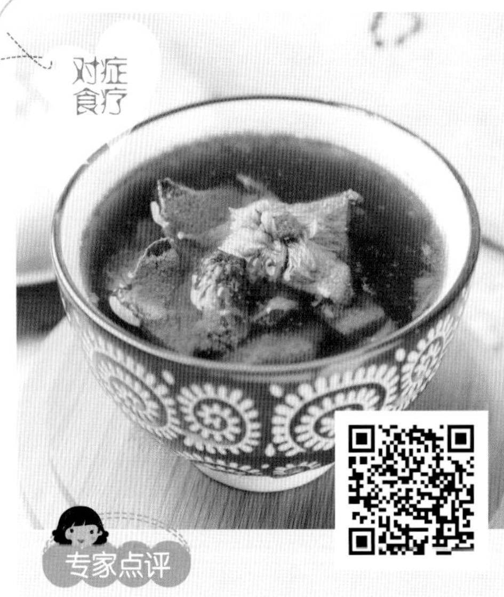

菊花猪肝汤

◐原料：

猪肝100克，菊花10克

◐调料：

盐3克，料酒3毫升，生粉2克，食用油适量

◐做法：

1.砂锅中注入适量高汤烧开，放入洗净的菊花，拌匀。

2.盖上盖，用中火煮约10分钟，至散出花香。

3.揭盖，放入已切好并用1克盐、料酒、食用油、生粉腌好的猪肝，拌匀。

4.盖上锅盖，用小火煮约2分钟，至猪肝变色。

5.揭开锅盖，加2克盐调味，拌煮至入味。

6.关火后盛出汤料，装入碗中即可。

专家点评

猪肝含有蛋白质、B族维生素、维生素C及钙、磷、铁、锌等营养成分，小儿常食，有益气补血、提高机体免疫力、保肝护肾等功效。

对症食疗

佛手瓜炒鸡蛋

◐原料：

佛手瓜100克，鸡蛋2个，葱花少许

◐调料：

盐4克，鸡粉3克，食用油适量

◐做法：

1.将佛手瓜切成片；鸡蛋打入碗中，加盐、鸡粉，用筷子搅匀。

2.开水锅中加2克盐、食用油，倒入佛手瓜，煮至八成熟，捞出，沥干，备用。

3.用油起锅，倒入蛋液，快速翻炒匀。

4.倒入备好的佛手瓜，加入2克盐、鸡粉，翻炒。

5.倒入葱花，快速翻炒，炒出葱香味。

6.关火后盛出食材，装入盘中即可。

专家点评

佛手瓜含有较多的维生素A、维生素C，常吃佛手瓜可以增强免疫力、利尿排钠，有扩张血管的作用，亦能减轻麻疹患儿发热的症状。

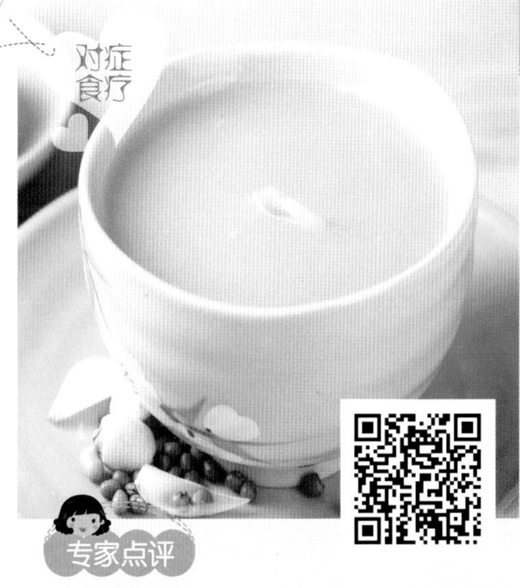

百合莲子绿豆浆

◐原料：

水发绿豆60克，水发莲子20克，百合20克

◐调料：

白糖适量

◐做法：

1.将已浸泡好的绿豆倒入碗中，加清水，搓洗干净，倒入滤网中，沥干水分。

2.将洗好的绿豆、莲子、百合倒入豆浆机中，注入适量清水，至水位线即可。

3.盖上豆浆机机头，选择“五谷”程序，再按“开始”键打浆。

4.待豆浆机运转约15分钟，即成豆浆。

5.取下机头，把豆浆倒入滤网中，滤取豆浆，放入白糖，搅拌均匀至其溶化。

6.待稍微放凉后即可饮用。

专家点评

莲子含有蛋白质、莲心碱、棉籽糖、钙、磷、钾等营养成分，具有增强小儿免疫力、补脾益肺、养心益肾等功效，搭配绿豆、百合，可凉血止痒。

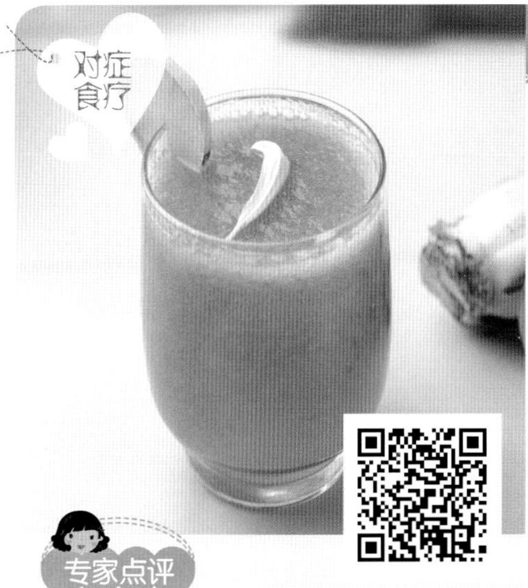

西红柿芹菜莴笋汁

◐原料：

西红柿100克，莴笋150克，芹菜70克

◐调料：

蜂蜜15克

◐做法：

1.摘洗好的芹菜切段。

2.洗净的莴笋、西红柿切丁。

3.开水锅中倒入莴笋丁、芹菜段，略煮片刻，捞出，沥干水分，待用。

4.取榨汁机，选择搅拌刀座组合，将食材倒入搅拌杯中。

5.加纯净水，选择“榨汁”功能，榨取蔬菜汁。

6.倒入蜂蜜，搅拌均匀。

7.将搅拌匀的蔬菜汁倒入杯中即可。

专家点评

西红柿含有胡萝卜素、维生素C、维生素B_1、维生素B_2和钙、磷、钾、镁等多种营养成分，麻疹恢复期患儿可经常食用。

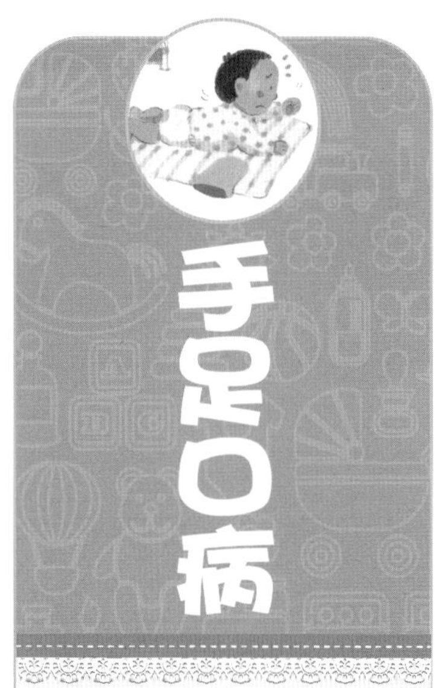

手足口病

手足口病是由多种肠道病毒引起的传染病，以婴幼儿发病为主，多发生于4岁以下儿童。其感染途径包括消化道、呼吸道及接触传播。四季均可发病，以夏秋季高发。流行期间，幼儿园是最易发生集体感染的场所，家庭也可发生聚集发病现象。该病传染性强，传播途径复杂，在短时间内即可造成较大规模流行。

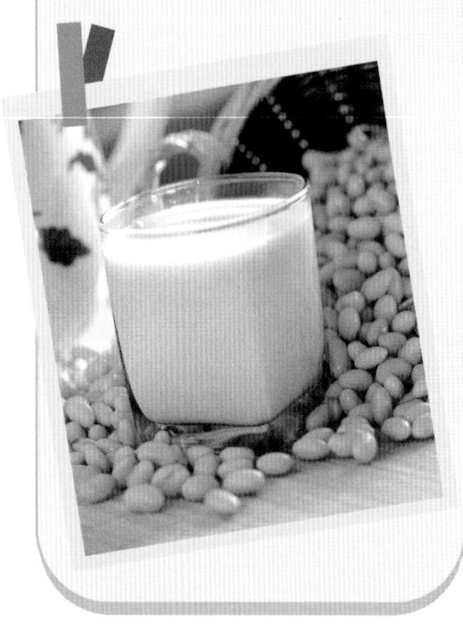

主要症状

该病主要表现为手、足、口腔黏膜和唇内出现疱疹，有时也会在膝、肘部等处出现。患儿常伴有烦躁、咳嗽、头痛、流鼻涕、哭闹、流口水、厌食等症状。多数患儿会持续发热1～2天，并伴有丘疹或疱疹；极少数患儿可出现脑膜炎、脑炎、心肌炎、弛缓性麻痹、肺水肿等严重并发症。

饮食调理

1.饮食宜清淡，多吃绿豆、黄瓜、冬瓜、丝瓜、苦瓜、马蹄、茭白等清热解毒的食物。

2.多喝水。白开水可加强人体的代谢功能并使之发汗，帮助降低体表温度，促使机体康复，有助于缓解手足口病的症状。

3.发病初期以牛奶、豆浆、米汤、蛋花汤等流质食物为主，注意少食多餐，以维持基本的营养需要。

4.患病期间饮食应以泥糊状或者流质食物为主，避免食用鱼、虾、蟹等易使病情加重的食物及冰冷、酸咸等刺激性食物。

5.恢复期饮食要少量多餐，但要保证营养。

6.饮食温度不宜过高。食用过热的食物可能会刺激破溃处引起疼痛，不利于病变愈合。

日常防护

1.流行期间不宜带儿童到人群聚集、空气流通差的公共场所。

2.患儿用过的玩具、餐具或其他用品应彻底消毒，一般可用含氯的消毒液浸泡及煮沸消毒，或置于日光下暴晒不适宜蒸煮或浸泡的物品。

3.患儿居室应定期开窗通风，保持空气新鲜，温度适宜，最好每日进行空气消毒。

4.保持口腔清洁，每次餐后用温水漱口，预防细菌继发感染。

宜吃食物

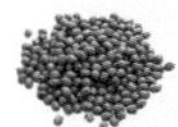
绿豆 具有清热解毒、消肿止痒的功效。

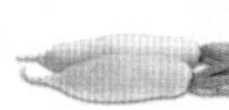
白萝卜 具有消食、除积、润肺、解毒生津的作用。

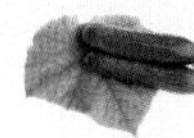
黄瓜 有除热、利水利尿、清热解毒的功效。

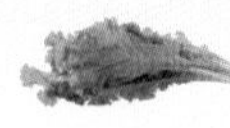
芥菜 具有解毒消肿之功效，能抗感染、预防疾病。

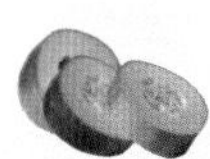
冬瓜 含维生素C，可提高患儿机体免疫力。

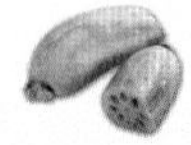
莲藕 含钙、铁等微量元素，能增强患儿免疫力。

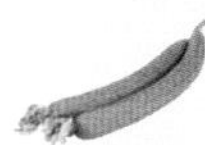
丝瓜 有清凉、解毒之效，对患儿病情有利。

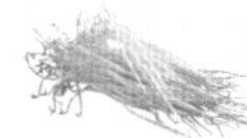
绿豆芽 性凉，味甘，具有清热、解毒、利尿之效。

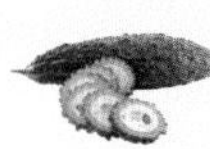
苦瓜 具有消炎退热的作用，同时可增进患儿食欲。

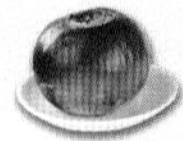
洋葱 含油脂性挥发物，可抗寒杀菌、抵御病毒。

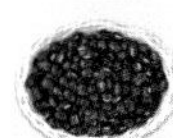
红豆 具有抗菌消炎、消肿、解除毒素的作用。

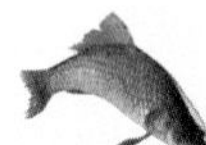
鲫鱼 有解毒消炎、清心润肺之效，对患儿有益。

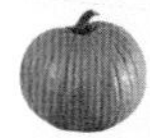
南瓜 其所含南瓜多糖，可增强小儿抗病能力。

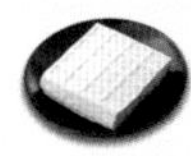
豆腐 有清热补益的作用，患病期间可多食。

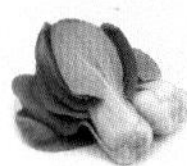
上海青 具有清热解毒的作用，可增强患儿免疫力。

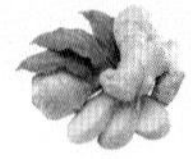
生姜 有排汗、降温、提神的作用，可缓解症状。

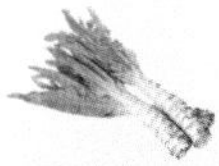
莴笋 含维生素A和叶酸，适合患病期间食用。

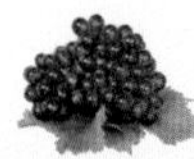
葡萄 含天然聚合苯酚，可增强患儿抗病能力，

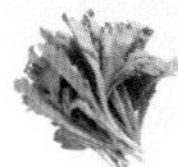
茼蒿 含特殊香味的挥发油，可增进患儿食欲。

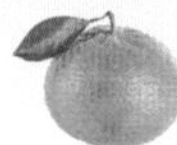
橘子 含维生素C和柠檬酸，有助病情缓解。

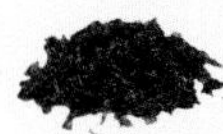
紫菜 具有清热利水的作用，适合患儿食用。

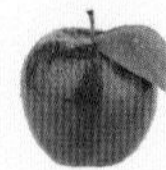
苹果 富含B族维生素，尤其适合患病期间食用。

其他宜吃食物：鲜枣、荔枝、葡萄柚、芦柑、柠檬、芒果、玉米、木瓜、海带、木耳等。

忌吃食物

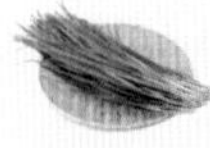

韭菜 含粗纤维，患儿食用后易加重肠胃负担。

芥末 属辛辣刺激性食物，患儿食用后易上火。

花椒 具有刺激性，会给患儿咽喉带来不适感。

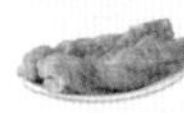

油条 属油炸食品，多食易加重患儿肠胃负担。

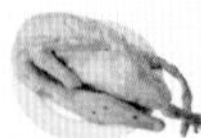

鹅肉 易引起过敏，患儿食用后易引起皮肤瘙痒。

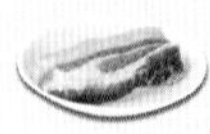

肥肉 属油腻之物，多食易助湿生痰，加重病情。

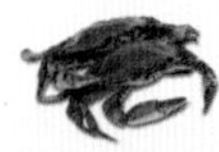

螃蟹 属高敏食物，易引起患儿咳嗽、皮疹等症。

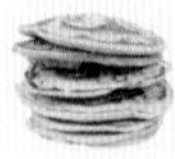

煎饼 属油炸食品，对患儿病情恢复不利。

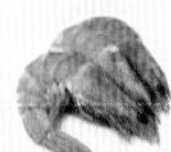

虾 易积温成热，加重手足口病患儿咳嗽症状。

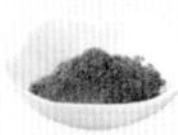

咖喱 属辛热之物，带刺激性，对患儿病情不利。

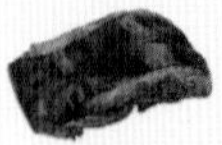

狗肉 属大热食物，多食易助热上火，加重病情。

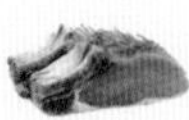

羊肉 属大热食物，多食可积温成热，加重病情。

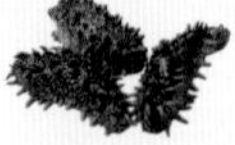

海参 易引发过敏，诱发手足口病患儿皮疹等症。

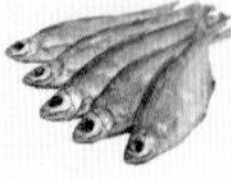

咸鱼 经腌制而成，多食易导致患儿厌食。

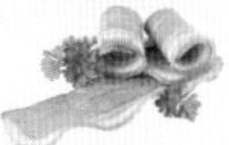

培根 属熏制食品，食用后易助热上火，应慎食。

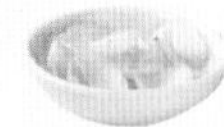

百合 性偏凉，肝肾虚弱的手足口病患儿不宜多食。

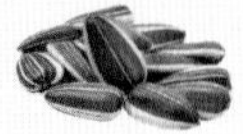

瓜子 油脂较多，不利于患儿病情的恢复。

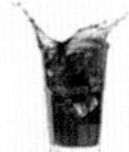

冰冻汽水 患儿多吃会加重喉咙炎症等症状。

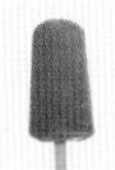

冰棒 属冷冻食品，多食不利于患儿病情康复。

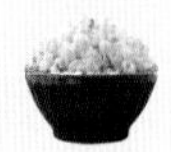

爆米花 燥热伤阴，不利于患儿咳嗽症状的缓解。

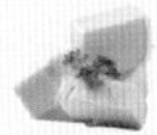

奶油 属油腻食品，多食不利于患儿恢复健康。

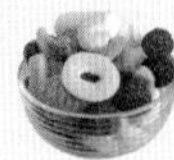

糖果 属甜腻食物，易助湿生痰，加重病情。

其他忌吃食物：鳗鱼、浓茶、咖啡、黄鱼、桂圆、酱菜、卤肉等。

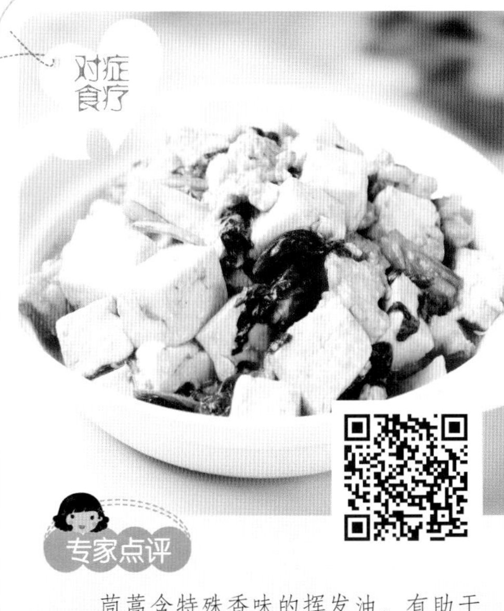

茼蒿炒豆腐

◑原料：

鸡蛋2个，豆腐200克，茼蒿100克，蒜末少许

◑调料：

盐3克，水淀粉9毫升，生抽10毫升，食用油适量

◑做法：

1.鸡蛋加盐、水淀粉，打散、调匀。

2.洗好的豆腐切小方块，茼蒿切段。

3.锅中注水烧开，加盐，倒入豆腐，煮至沸，捞出。

4.用油起锅，倒入蛋液，炒至熟，盛出。

5.锅中油烧热，放蒜末、茼蒿，炒至熟软，放豆腐、鸡蛋，淋生抽，加盐、清水、水淀粉，快速翻炒匀，盛出即可。

专家点评

茼蒿含特殊香味的挥发油，有助于宽中理气、消食开胃；豆腐有补益清热的作用，常食可补中益气、清热润燥。本品尤其适合小儿在患病期间食用。

马齿苋生姜肉片粥

◑原料：

水发大米120克，马齿苋60克，猪瘦肉75克，姜块40克

◑调料：

盐、鸡粉各2克，料酒4毫升，胡椒粉1克，水淀粉8毫升，芝麻油4毫升

◑做法：

1.洗净的姜块切细丝，马齿苋切段。

2.洗净的猪瘦肉切片，加盐、鸡粉、料酒、水淀粉，拌匀，腌渍约10分钟。

3.砂锅中注水烧热，倒入洗好的大米，拌匀，烧开后用小火煮约20分钟。

4.倒入马齿苋，用中火煮约5分钟。

5.倒入瘦肉，撒姜丝，加盐、鸡粉、芝麻油、胡椒粉，拌匀调味，盛出即可。

专家点评

马齿苋含有苹果酸、葡萄糖、胡萝卜素、维生素C、钙、铁等营养成分，具有清热解毒、消肿止痛的功效，有助于缓解患儿发热、咳嗽、头痛等症状。

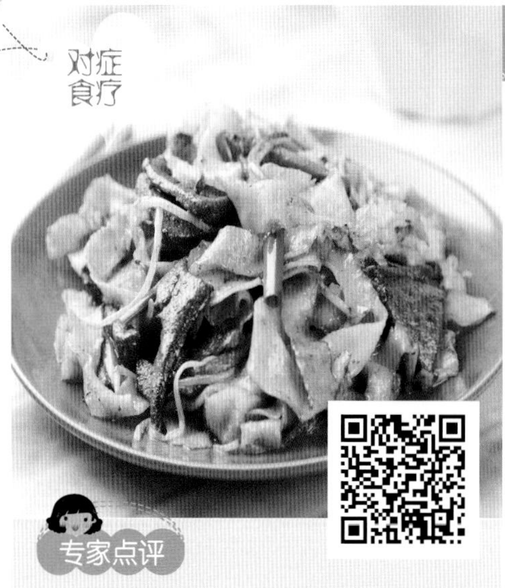

洋葱猪肝炒面

◑原料：

切面120克，猪肝240克，豆芽75克，洋葱45克，香葱段少许

◑调料：

盐2克，鸡粉1克，生抽5毫升，老抽2毫升，料酒4毫升，水淀粉、食用油各适量

◑做法：

1.洗净的洋葱切片；猪肝切片，装碗中，加盐、料酒、水淀粉腌渍至入味。

2.锅中水烧开，放入切面，煮至熟软，捞出；锅中油烧至三四成热，倒入猪肝，拌匀，捞出；锅内注入食用油，放面条炒匀，倒入豆芽、洋葱、猪肝，炒匀炒香。

3.加盐、生抽、老抽、鸡粉调味，盛出，撒香葱段即可。

专家点评

猪肝含有蛋白质、维生素B_1、维生素B_2等营养成分，可益气补血、增强免疫力；洋葱具有很强的杀菌能力，能抵御病毒，适合手足口病患儿食用。

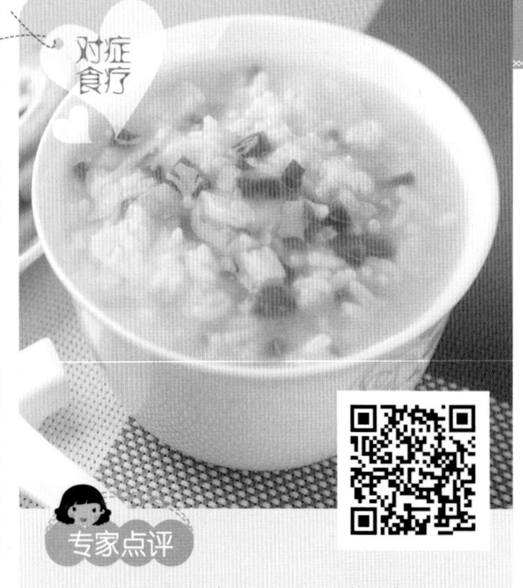

苦瓜胡萝卜粥

◑原料：

水发大米140克，苦瓜45克，胡萝卜60克

◑做法：

1.洗净去皮的胡萝卜切片，再切条，改切成粒。

2.洗好的苦瓜切开，去瓜瓤，再切条形，改切成丁，备用。

3.砂锅中注入适量清水烧开。

4.倒入备好的大米、苦瓜、胡萝卜，搅拌均匀。

5.盖上锅盖，烧开后用小火煮约40分钟至食材熟软。

6.揭开锅盖，搅拌一会儿。

7.关火后盛出煮好的粥即可。

专家点评

苦瓜具有清热祛暑、增强免疫力的功效；胡萝卜含有丰富的维生素A，有助于增强儿童免疫力，并预防呼吸道感染，常食对患儿有益。

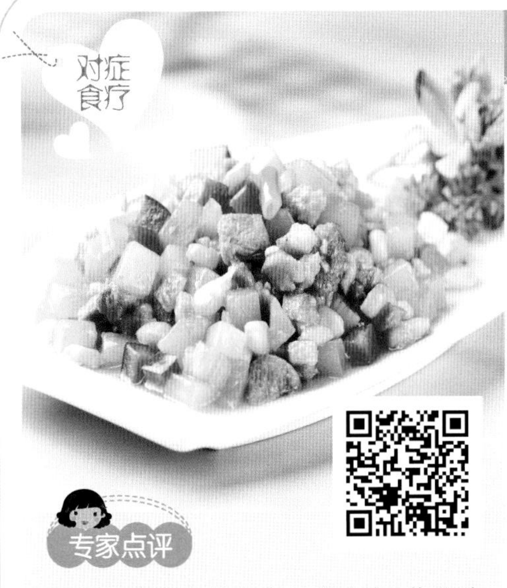

莴笋玉米鸭丁

◐原料：

鸭胸肉160克，莴笋150克，玉米粒90克，彩椒50克，蒜末、葱段各少许

◐调料：

盐、鸡粉各3克，料酒4毫升，生抽6毫升，水淀粉、芝麻油、食用油各适量

◐做法：

1.洗净去皮的莴笋切丁，彩椒切块；鸭胸肉切丁，加盐、料酒、生抽腌渍。

2.锅中注水烧开，加盐、油，倒入莴笋丁、玉米粒、彩椒块，煮1分钟，捞出。

3.用油起锅，倒入鸭肉丁，加生抽、料酒、蒜末、葱段，炒香，放入焯过水的食材，加盐、鸡粉、水淀粉，淋芝麻油，炒至食材入味，盛出。

专家点评

玉米含胡萝卜素、维生素E等营养成分，有调理中气的作用；莴笋味道清新且略带苦味，可增进患儿食欲。两者与鸭肉搭配食用，有助于缓解病情。

对症食疗

紫薯南瓜豆浆

◐原料：

南瓜20克，紫薯30克，水发黄豆50克

◐做法：

1.洗净去皮的南瓜切丁，紫薯切丁。

2.将已浸泡8小时的黄豆倒入碗中，用清水洗净，把洗好的黄豆倒入滤网中，沥干水分。

3.将备好的黄豆、紫薯、南瓜倒入豆浆机中，注入适量清水，至水位线即可。

4.选择“五谷”程序，再选择“开始”键打浆。

5.待豆浆机运转约15分钟，即成豆浆。

6.将豆浆机断电，取下机头。

7.把煮好的豆浆倒入滤网，滤取豆浆。

8.将滤好的豆浆倒入碗中即可。

专家点评

紫薯含有蛋白质、纤维素、维生素等营养成分，具有增强免疫力、促进胃肠蠕动、帮助消化等功效；南瓜具有清热解毒、消炎止痛的作用。

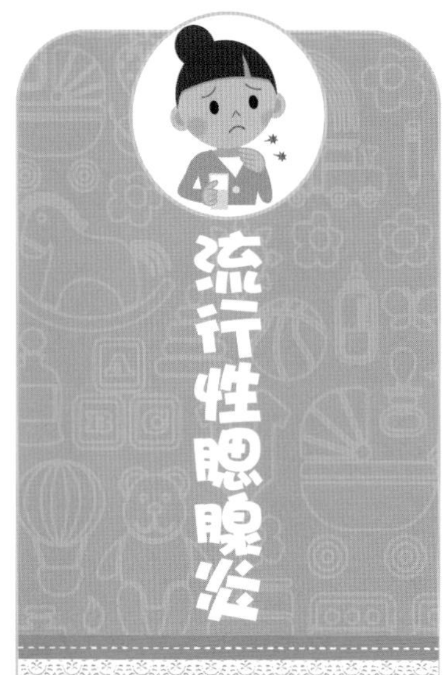

流行性腮腺炎

流行性腮腺炎又叫“痄腮”，是儿童和青少年中常见的呼吸道传染病，多发于春季。它是由腮腺炎病毒引起的急性、全身性感染，以腮腺肿痛为主要特征，有时亦可累及其他唾液腺。早期传播途径主要是患者喷嚏、咳嗽飞沫携带的病毒，通过呼吸道传播。被带病毒的唾沫污染的食物、餐具、衣物亦可成为传染源。

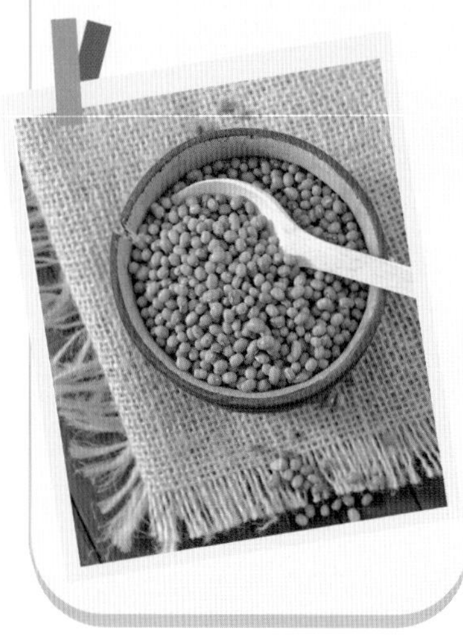

主要症状

流行性腮腺炎起病大多较急，通常无前驱症状。有发热、畏寒、头痛、咽痛、食欲不佳、恶心、呕吐、全身疼痛等表现，数小时腮腺肿痛，逐渐明显，体温可达39℃以上。腮腺肿大，一般是以耳垂为中心，向前、后、下发展，状如梨形。一般持续7～10天，常一侧先肿大2～3天后，另一侧也出现肿大，并伴有疼痛和热感。

饮食调理

1.本病因咀嚼困难，食物不能很好地被粉碎，再加上唾液分泌不佳，都给消化食物带来了困难。因此，患病期间要多吃富含营养且易于消化的半流质食物或软食，如绿豆粥、绿豆汤、大米粥、菜粥等。

2.让患儿多喝水，有利于退热及毒素的排出。

3.在急性期不要吃酸、辣、甜味及干硬食品，以免刺激唾液腺分泌，加重肿痛。症状明显好转后可以吃一些促进唾液分泌的食物，以恢复腮腺功能。

4.忌吃辛辣厚味之物。如咖喱、芥末、五香粉、桂皮、浓汤等，这些食物对口腔刺激大，可使腮腺红肿加重，唾液分泌困难，继而加重病情。

5.忌吃冷饮。患儿高热，不宜饮用冰冻之品，以免消化不良。此外，油炸食品也要尽量少吃或不吃。

日常防护

1.流行期间少去公共场所，可采用腮腺炎减毒活疫苗肌注预防。

2.孩子患了腮腺炎后，要与健康儿童隔离，以免传染。要隔离至腮肿完全消退为止。

3.经常通风换气，这样既可保持室内空气新鲜，又可达到空气消毒的目的。

4.注意口腔卫生，饭后及睡觉前后督促孩子用淡盐水漱口或刷牙，防止继发细菌感染。

宜吃食物

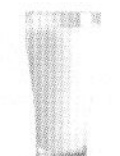

牛奶 含钙丰富，有助于增强患儿身体抵抗力。

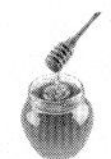

蜂蜜 富含多种营养成分，可增强患儿抗病能力。

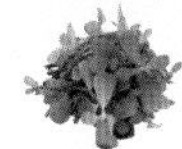

马齿苋 含膳食纤维和维生素，对症状的缓解有利。

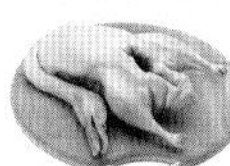

鸭肉 可清热解毒、健脾开胃，适合患儿食用。

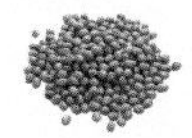

绿豆 具有清热解毒、消肿定痛的功效。

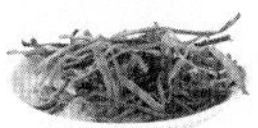

黄花菜 性味甘凉，有消炎、清热、利湿等功效。

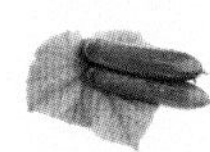

黄瓜 有清热解毒之效，有利于患儿病情的缓解。

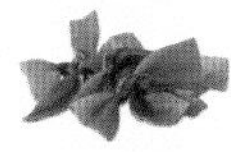

海带 含钙、铁丰富，可增强患儿身体免疫力。

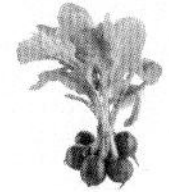

甜菜 含维生素C，可帮助缓解头痛、预防感冒。

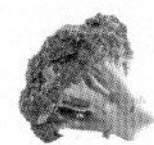

西蓝花 含胡萝卜素和维生素C，可帮助肝脏解毒。

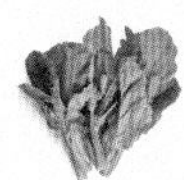

芥蓝 具有利水化痰、解毒祛风、除邪热之功效。

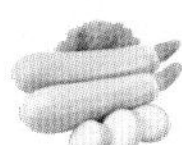

西葫芦 含维生素C，有清热利尿、消肿散结之效。

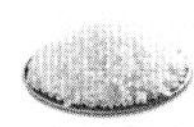

大米 含维生素和蛋白质，有助于病情的缓解。

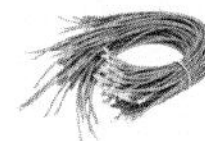

豆角 富含B族维生素和植物蛋白质，对患儿有益。

银耳 具有补脾开胃、益气清肠、滋阴润肺的作用。

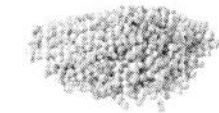

川贝 性微寒，味苦甘，可润肺止咳、清热化痰。

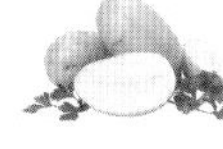

土豆 含膳食纤维，有助机体及时排泄代谢毒素。

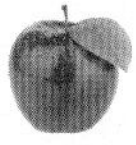

苹果 有助于维持体内酸碱平衡，增强抗病能力。

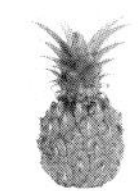

菠萝 具有消除炎症、促进血液循环的作用。

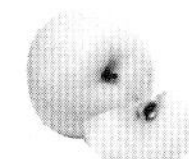

梨 含维生素C，有清热、解毒之功效。

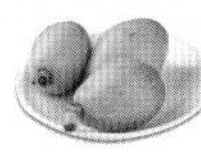

枇杷 有润肺、止咳、止渴的功效，对病情有益。

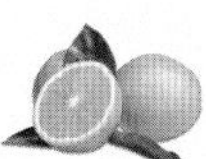

橙子 富含维生素C，能增加患儿机体抵抗力。

其他宜吃食物：胡萝卜、芹菜、茄子、莲藕、豆腐、花菜、小米、麦芽、黄豆、花生等。

忌吃食物

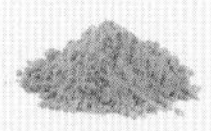

芥末 属大热大辛的刺激性食物，易加重病情。

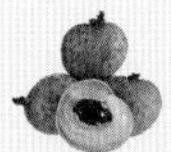

桂圆 属湿热食物，多食易滞气，对病情不利。

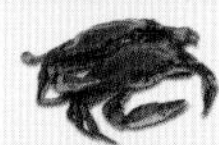

螃蟹 属发物，患儿食用后易加剧咽喉肿痛。

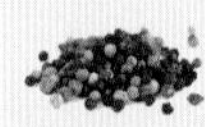

花椒 具有强烈刺激性，对咽喉有刺激作用。

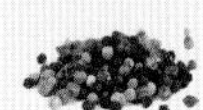

胡椒 属大辛大热之物，带有刺激性，不宜食用。

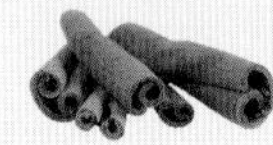

桂皮 性热，味辛，有燥热伤阴之弊，不宜食用。

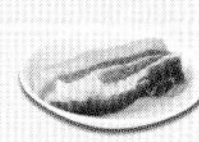

肥肉 属油腻食物，多食易助湿生痰。

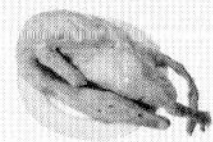

鹅肉 为发物，容易助热生湿，不利于症状的缓解。

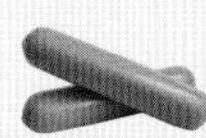

香肠 属烟熏食物，会刺激患儿口腔，加重病情。

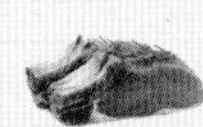

羊肉 易助热上火，加重发热、头痛、咽痛症状。

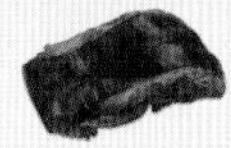

狗肉 属温补燥热性食物，对口腔刺激大。

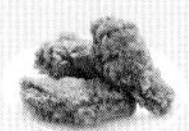

炸鸡 热量非常高，对患儿病情不利，应慎吃。

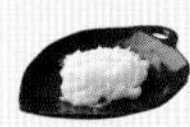

猪油 属油腻食物，含大量脂肪，不利于病情恢复。

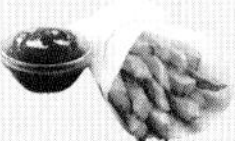

薯条 属油炸食品，易加重小儿患病期的厌食症状。

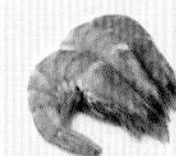

虾 虾肉性温，易加重患儿发热、咳嗽等症状。

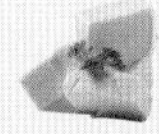

奶油 含大量脂肪，不利于消化，易导致患儿厌食。

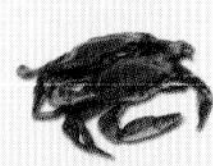

螃蟹 属高敏食物，多食不利于症状的缓解。

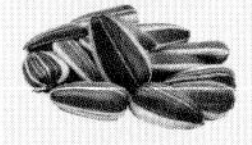

瓜子 属坚硬食物，会刺激唾液分泌，加重肿痛。

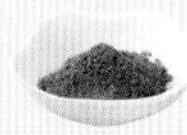

咖喱 属辛辣食物，多食会使腮腺红肿加重。

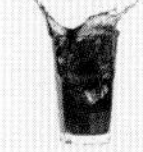

冰镇饮料 患儿发热期间饮用易引起消化不良。

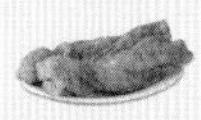

油条 属油炸食品，易加重患儿咽喉肿痛。

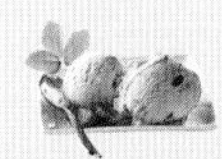

冰激凌 属冷冻食品，易刺激患儿咽喉，加重病情。

其他忌吃食物：腊肉、田螺、牡蛎、爆米花、奶油蛋糕、方便面、榴莲等。

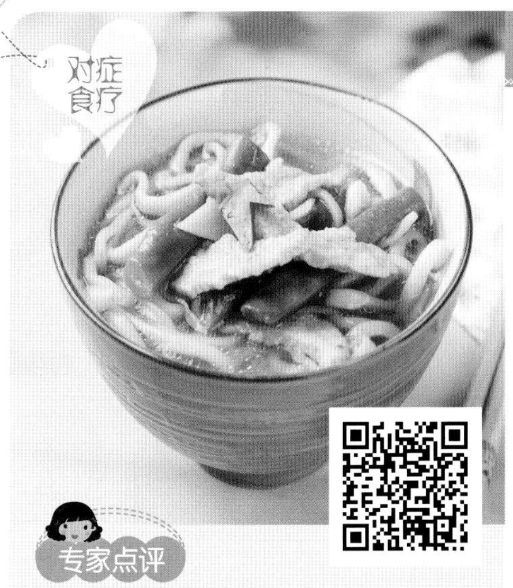

专家点评

豆角含有维生素A、维生素B_1、维生素C等营养成分，具有利水消肿的功效。患有流行性腮腺炎的儿童食用，有助于缓解腮腺肿痛。

豆角焖面

◐原料：

挂面、豆角各100克，葱段、蒜末各少许

◐调料：

盐、鸡粉各2克，生抽5毫升，豆瓣酱15克，上汤、料酒、食用油各适量

◐做法：

1.洗净的豆角切成1厘米长的段。

2.锅中加水、食用油，放入面条，搅拌，煮约4分钟至熟，捞出。

3.用油起锅，倒入蒜末、豆角，淋入料酒，炒香。

4.加生抽、豆瓣酱、盐、鸡粉、上汤，炒匀调味。

5.倒入面条，小火焖1分钟至熟软。

6.放入葱段，炒匀；把面条盛出即可。

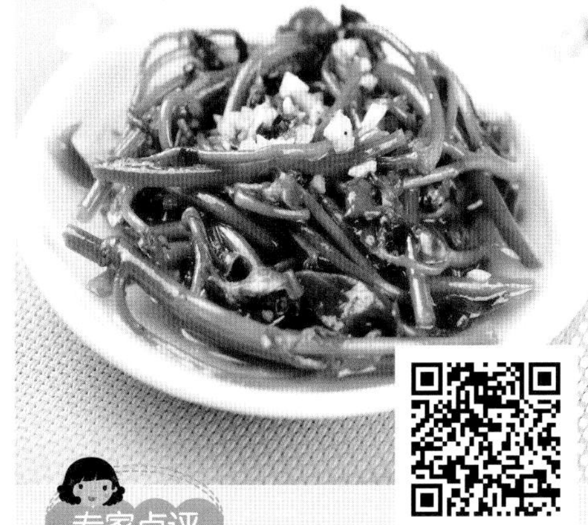

专家点评

马齿苋含有苹果酸、胡萝卜素等营养成分，具有清热解毒、消肿止痛的作用，对患儿出现的发热、咳嗽、流涕等症状具有较好的食疗功效。

蒜蓉马齿苋

◐原料：

马齿苋300克，蒜末150克

◐调料：

盐3克，白糖2克，鸡粉、食用油各适量

◐做法：

1.锅中注入适量食用油烧热，倒入备好的蒜末，爆香。

2.倒入洗净的马齿苋，炒匀。

3.加入盐、鸡粉。

4.再加入白糖，炒至白糖溶化。

5.用锅铲炒匀调味。

6.将炒好的马齿苋盛出，装盘即可。

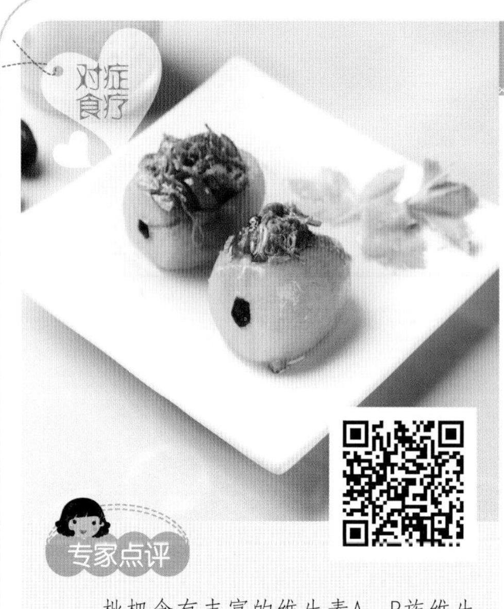

红枣酿枇杷

◐ 原料：

枇杷120克，红枣25克，蜜枣30克，糖桂花15克

◐ 调料：

白糖、水淀粉各适量

◐ 做法：

1.洗净的枇杷去皮，去核，制成枇杷盏；洗好的红枣去核，切碎。
2.取碗，倒入红枣、蜜枣，加白糖，制成馅；取蒸盘，放枇杷盏，填入馅料。
3.蒸锅注水烧开，放入蒸盘，中火蒸约15分钟至熟，取出，待用。
4.锅中注水烧开，倒入糖桂花、白糖，煮至溶化，加水淀粉，搅匀调成味汁。
5.盛出味汁，浇在枇杷盏上即可。

专家点评

枇杷含有丰富的维生素A、B族维生素、维生素C等营养成分，具有清热、润肺、止咳化痰等功效，能有效缓解患儿发热、腮腺肿痛等症状。

柠檬银耳浸苦瓜

◐ 原料：

苦瓜140克，水发银耳100克，柠檬50克，红椒圈少许

◐ 调料：

盐2克，白糖4克，白醋10毫升

◐ 做法：

1.洗净的苦瓜切开，去瓤，再切成片。
2.洗好的柠檬切成薄片，待用。
3.泡发的银耳切去根部，撕成小块。
4.取一个碗，倒入白醋、白糖、盐，搅拌至白糖溶化，制成味汁。
5.另取一个大碗，倒入苦瓜、银耳，放入柠檬片。
6.放入红椒圈，倒入味汁，搅拌均匀。
7.将拌好的食材装入盘中即可。

专家点评

苦瓜含有蛋白质、胡萝卜素、维生素C等营养成分，具有清热祛暑、明目解毒等功效。本品有助于患儿排出体内毒素，加快病情的恢复。

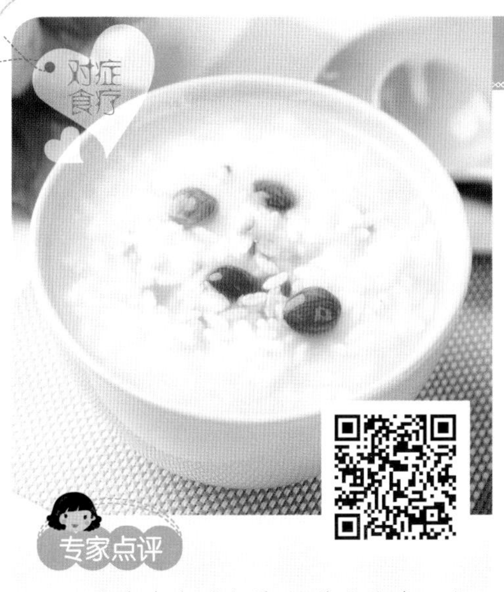

川贝杏仁粥

◐ 原料：

水发大米75克，杏仁20克，川贝母少许

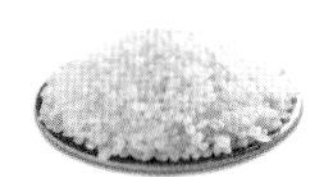
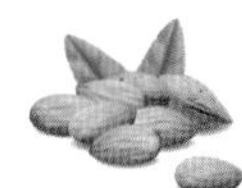

◐ 做法：

1.砂锅中注入适量清水烧热，倒入备好的杏仁、川贝母。

2.盖上盖，用中火煮约10分钟。

3.揭开盖，倒入洗净的大米，拌匀。

4.再盖上盖，烧开后用小火煮约30分钟至食材熟透。

5.揭开盖，用勺搅拌均匀。

6.关火后盛出煮好的粥即可。

专家点评

大米含有蛋白质、B族维生素、谷维素等营养成分，有健脾开胃、滋阴润肺的功效，与具有润肺、止咳功效的川贝母搭配，非常适合患儿食用。

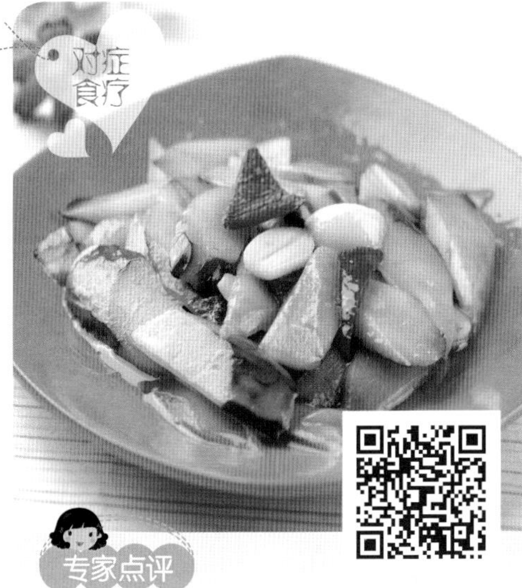

黄瓜蒜片

◐ 原料：

黄瓜140克，红椒12克，大蒜13克

◐ 调料：

盐2克，鸡粉2克，生抽2毫升，水淀粉、食用油各适量

◐ 做法：

1.将洗净去皮的大蒜、黄瓜切片。

2.洗净的红椒切成小块。

3.用油起锅，倒入切好的蒜片，大火爆香，倒入红椒、黄瓜，翻炒匀至熟软。

4.加盐、鸡粉，淋生抽，拌炒匀，至食材入味，加少许清水拌炒，倒入适量水淀粉。

5.快速翻炒匀，使锅中食材裹匀芡汁。

6.盛出炒好的菜，装入碗中即成。

专家点评

黄瓜含有大量水分和维生素，具有除热、利水利尿、清热解毒的作用，对腮腺炎患儿出现的腮腺肿痛、发热、咳嗽、头痛等症具有较好的食疗功效。

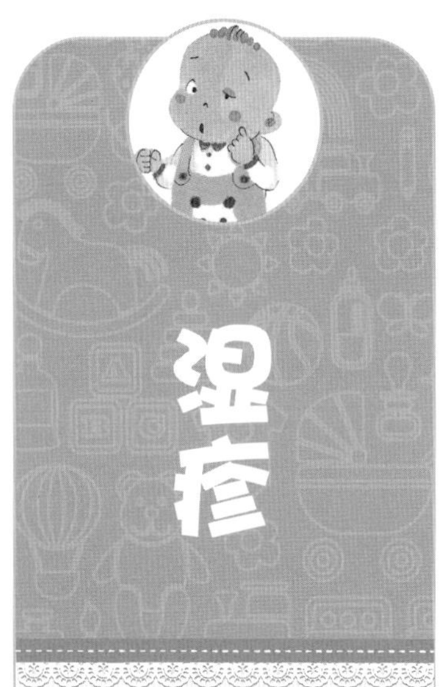

湿疹

小儿湿疹俗称奶癣，是一种常见的新生儿和婴幼儿过敏性皮肤病，多发生于刚出生到2岁的宝宝。一般认为有遗传倾向的过敏体质的孩子在消化不良或喂养不当时容易引发湿疹。此外，孩子摄入牛奶、鸡蛋、鱼虾等异体蛋白质饮食，吸入花粉、皮毛纤维等或接触肥皂、毛料衣物等物品也会刺激宝宝而引起皮肤过敏。

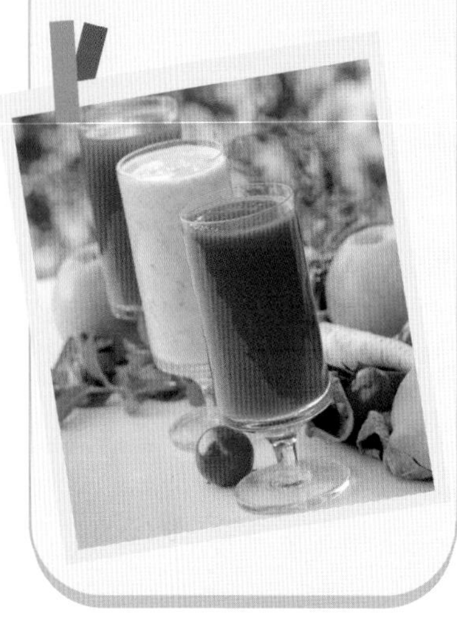

主要症状

临床上将小儿湿疹发病过程分为三期：急性期，起病急，会出现小红丘疹及红斑、水肿等，患儿夜不能寐、烦躁不安；亚急性期表现为以小丘疹为主，急性湿疹的红肿、结痂逐渐减轻，持续时间长；慢性期则反复发作，皮疹为色素沉着，皮肤变粗稍厚，若治疗不当，随时可急性复发，自觉剧烈瘙痒。

饮食调理

1.尽量采用母乳喂养。母乳喂养可防止由牛奶喂养而引起异性蛋白过敏所致的湿疹。

2.辅食添加要循序渐进。添加辅食时，应由少到多、一种一种地加，使孩子慢慢适应，也便于家长观察是何种食物引起的过敏。

3.饮食宜清淡。给患儿多吃清淡、易消化、含丰富维生素和矿物质的食物，如绿叶菜汁、果泥等，这样可以调节婴幼儿的新陈代谢，减轻皮肤变态反应。

4.按需进食。不要让宝宝过饥或过饱，防止因便秘及消化不良而诱发湿疹。

5.忌食鱼、虾、蟹等海产品及刺激性较强的酸辣食物，含色素、防腐剂等的加工食品也要忌吃。

6.发病期间不要给患儿吃鱼泥、虾泥、鸡蛋、牛奶、牛肉泥等食物。

日常防护

1.选用棉质衣物、被褥。小儿的内衣和被褥应选择细软的棉质布料，不要穿化纤织物；外衣忌羊毛织物，最好穿棉料的夹袄、布衫等。

2.不宜勤洗澡。洗澡会让皮肤变得干燥，所以湿疹较严重时不要洗澡，也不要洗头、洗脸；平时洗澡时水温不宜过热，更不要勤洗澡。

3.避免皮肤刺激。患儿的洗浴用品应温和不刺激，避免使用碱性肥皂、乳液等。

宜吃食物

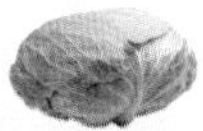
包菜 水分含量高，有杀菌消炎、清热止痛之效。

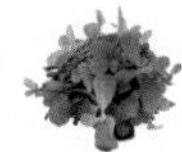
马齿苋 具有清热解毒、燥湿止痒的功效。

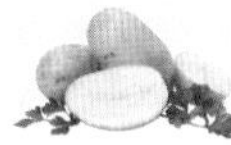
土豆 可健脾利湿、解毒消炎，可缓解湿疹症状。

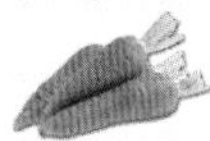
胡萝卜 含维生素C和B族维生素，可祛湿排毒。

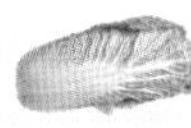
白菜 具有解热除烦、利尿通便的功效。

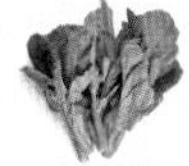
芥蓝 富含维生素C，可解毒祛风、滋阴润燥。

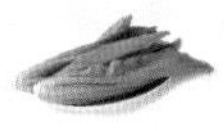
油麦菜 含甘露醇，对湿疹有一定缓解作用。

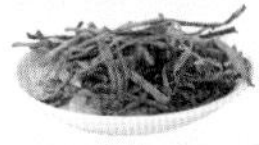
黄花菜 有清热利湿的作用，可缓解湿疹症状。

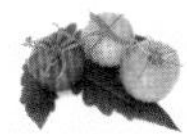
西红柿 具有生津止渴、健胃消食、清热等功效。

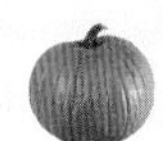
南瓜 可清热利暑、除湿利尿，有助于病情缓解。

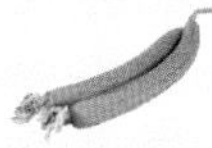
丝瓜 含维生素丰富，有解毒通便、消炎等功效。

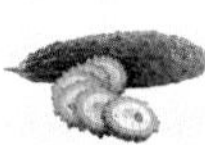
苦瓜 具有清热解毒，凉血消疹的功效。

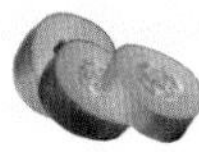
冬瓜 清热解毒、利水消肿，可防治湿疹。

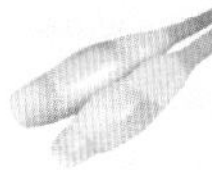
茭白 有利湿解毒、益气补虚之功效。

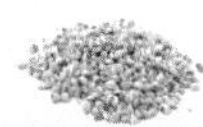
薏米 可利湿、清热，对病情有一定的缓解作用。

黑米 含蛋白质、B族维生素，有滋阴润燥之效。

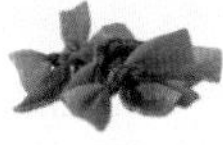
海带 具有软坚、散结、消炎之功效。

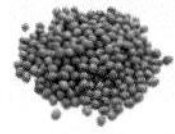
绿豆 有利水、解毒之功效，常食可祛湿、清热。

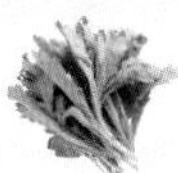
茼蒿 调节体内水液代谢，对湿疹有一定的缓解作用。

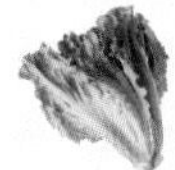
生菜 有利五脏、通经脉、利小便、祛湿之功效。

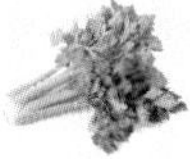
芹菜 有清热、利水之功效，可改善皮肤湿疹症状。

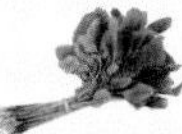
苋菜 有清热止血之功效，可有效防治皮肤湿疹。

其他宜吃食物：苹果、芋头、韭菜、豆腐皮、豆角、黑木耳、红枣、蚕豆、玉米须等。

忌吃食物

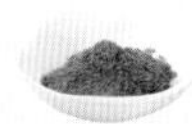

咖喱 属辛辣食物，患儿食用后易加重病情。

芥末 具有强烈刺激性，多吃不利于症状的缓解。

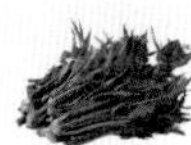

香椿 属发物，多食易诱使湿疹复发或加重病情。

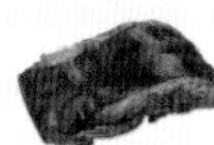

狗肉 属温补燥热性食物，可助上火。

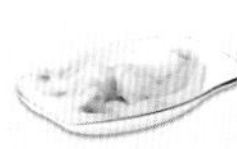

鱿鱼 食用后可助长湿热之邪，不利于缓解病情。

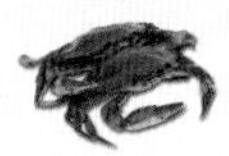

螃蟹 湿疹患儿食用后易加剧皮肤瘙痒。

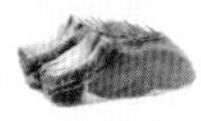

羊肉 属热性温补食物，可助热生火，对病情不利。

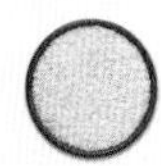

糯米 糯米性温，患儿食用后易助长湿热之邪。

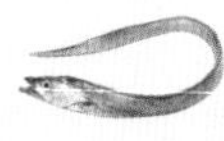

带鱼 属海鲜发物，食后会加剧皮肤瘙痒。

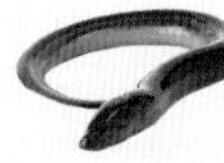

鳝鱼 属发物，不利于湿疹患儿病情的康复。

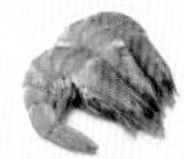

虾 为海鲜发物，患儿食用后会使病情加重。

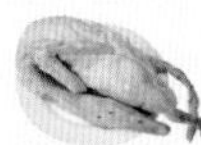

鹅肉 多食会诱发或加重皮肤瘙痒症状。

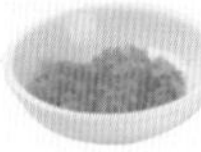

蛋黄 属易过敏食物，湿疹患儿不宜食用。

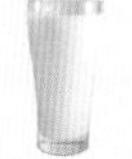

牛奶 为常见变应原，食之易致湿疹病情加重。

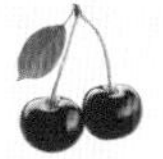

樱桃 性热，易助长湿热之邪，不利于患儿康复。

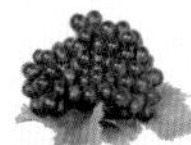

葡萄 属易过敏食物，多食易加剧皮肤瘙痒症状。

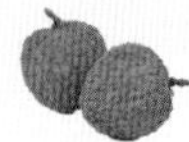

荔枝 多食易生内热，对湿疹患儿的病情不利。

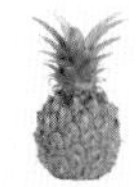

菠萝 属易过敏食物，多食不利于症状的缓解。

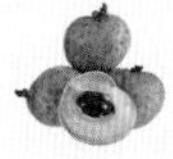

桂圆 性温，易上火，食之不利于症状的缓解。

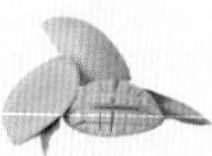

芒果 属易过敏食物，湿疹患儿食用易加重病情。

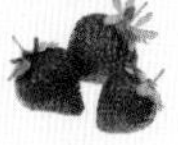

草莓 属易过敏食物，多食会加剧皮肤瘙痒。

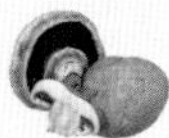

蘑菇 会加剧湿疹症状，不利于患儿康复。

其他忌吃食物：酒糟、米醋、鲜贝、牡蛎、杏仁、芦荟、冰激凌等。

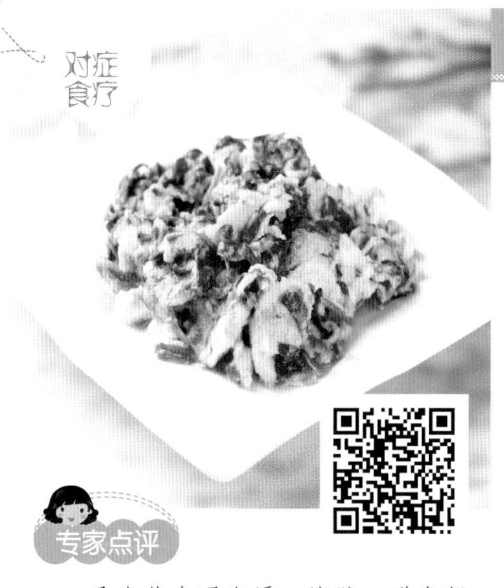

马齿苋炒鸡蛋

◐原料：

马齿苋100克，鸡蛋2个，葱花少许

◐调料：

盐2克，水淀粉5毫升，食用油适量

◐做法：

1.洗净的马齿苋切成段，备用。

2.鸡蛋打入碗中，放入少许葱花，再加入盐。

3.用筷子打散，调匀。

4.倒入水淀粉，用筷子搅拌均匀，备用。

5.锅中注入适量食用油烧热，倒入切好的马齿苋，炒至熟软。

6.倒入备好的蛋液，翻炒至熟。

7.关火后盛出炒好的食材，装盘即可。

专家点评

马齿苋含蛋白质、脂肪、膳食纤维等多种营养物质，且含有较多的钾元素，有良好的清热解毒、利水消肿功效，对小儿湿疹患者有一定的治疗作用。

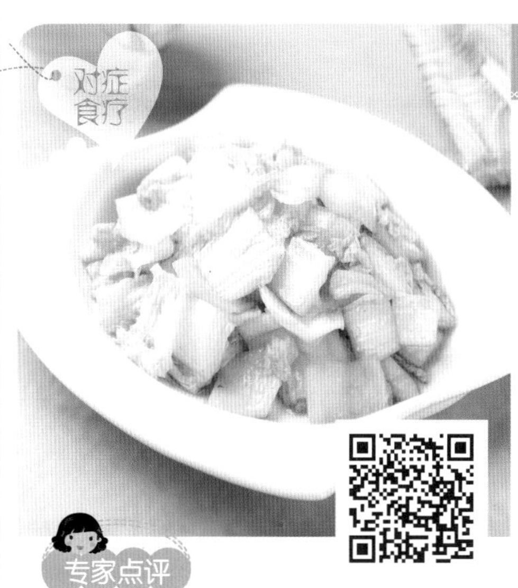

醋熘白菜片

◐原料：

白菜250克

◐调料：

盐2克，白糖3克，鸡粉2克，醋10毫升，食用油适量

◐做法：

1.将洗净的白菜切开，去除菜心，改切成小段，备用。

2.用油起锅，倒入白菜梗，炒匀。

3.注入少许清水，倒入白菜叶，炒匀。

4.加入盐、白糖，再加入鸡粉，炒匀调味。

5.调至小火，加入醋，炒匀。

6.关火后盛出炒好的食材即可。

专家点评

大白菜含有蛋白质、粗纤维、维生素A、维生素C等营养成分，具有益胃生津、清热除烦、帮助消化的作用。本品适合湿疹患儿食用。

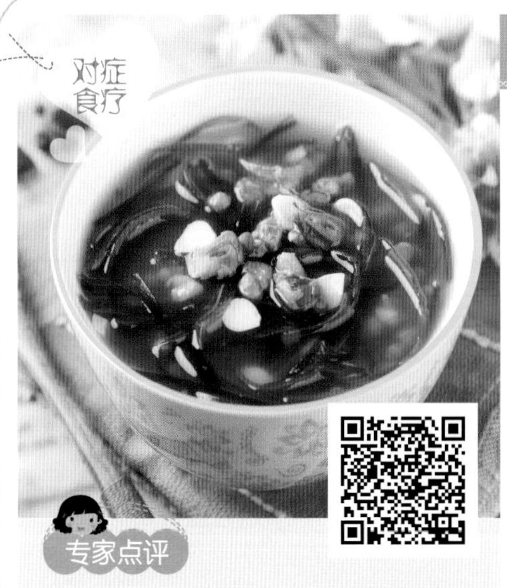

甜杏仁绿豆海带汤

原料：

杏仁20克，绿豆100克，海带丝30克，玫瑰花6克

做法：

1.砂锅中注入1000毫升的清水烧开，放入备好的杏仁、绿豆。

2.盖上盖，大火煮开后转小火煮约30分钟。

3.揭盖，用勺搅拌一会儿，倒入海带丝、玫瑰花，拌匀。

4.盖上盖，续煮15分钟。

5.开盖，搅拌一下。

6.关火后盛出煮好的汤料，放入碗中，稍微放凉即可食用。

专家点评

海带是一种营养价值很高的蔬菜，同时具有药用价值，其热量低、蛋白质含量中等、矿物质丰富，小儿常食，不仅可利尿、消肿，还能增强机体的免疫力。

对症食疗

苦瓜焖鲳鱼

原料：

鲳鱼550克，苦瓜260克，彩椒15克，姜片、葱段各少许

调料：

料酒5毫升，盐2克，生抽6毫升，鸡粉2克，胡椒粉、食用油各适量

做法：

1.洗净的彩椒、苦瓜切块。

2.处理干净的鲳鱼两面切网格花刀。

3.用油起锅，放入鲳鱼，中火煎至两面断生，放姜片、葱段，爆香，加清水、盐、料酒、生抽调味，倒苦瓜，拌匀。

4.烧开后用小火煮10分钟至其熟软。

5.放彩椒，续煮至入味，盛出；在汤料中加鸡粉、胡椒粉，浇在鲳鱼上即可。

专家点评

鲳鱼含有蛋白质、不饱和脂肪酸、硒、镁等营养成分，具有补胃益精、增强免疫力的作用，常食能提高小儿机体免疫力，增强抗病能力。

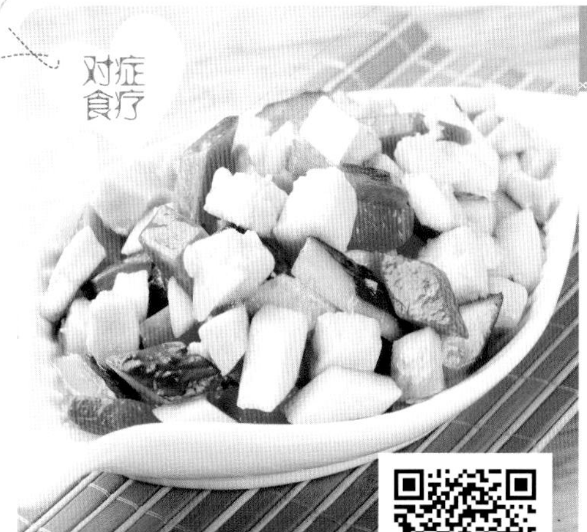

茭白鸡丁

◐原料：

鸡胸肉250克，茭白100克，黄瓜100克，胡萝卜90克，圆椒50克，蒜末、姜片、葱段各少许

◐调料：

盐3克，鸡粉3克，水淀粉9毫升，料酒8毫升，食用油适量

◐做法：

1.洗净的茭白、黄瓜、胡萝卜、圆椒、鸡胸肉分别切丁。

2.鸡胸肉加盐、鸡粉、水淀粉、油腌渍。

3.锅中注水烧开，放盐、鸡粉、胡萝卜、茭白，焯熟后捞出；倒入鸡丁，汆至变色，捞出。

4.用油起锅，放姜片、蒜末、葱段，爆香，倒入焯好的食材，加盐、鸡粉、水淀粉调味，盛出。

专家点评

茭白含蛋白质、B族维生素等，具有清湿热、解毒的功效；黄瓜性凉，味甘，能清热利湿，可辅助治疗小儿湿疹导致的皮疹潮红、渗液、瘙痒等症。

对症食疗

薏米绿豆汤

◐原料：

水发薏米90克，水发绿豆150克

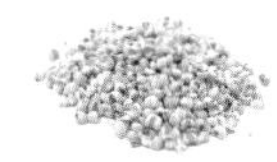

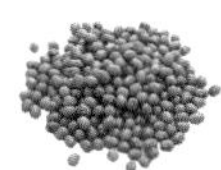

◐调料：

冰糖30克

◐做法：

1.砂锅中注入适量清水烧开，倒入洗净的绿豆、薏米。

2.烧开后用小火煮约40分钟，至全部食材熟透。

3.加入冰糖，煮至溶化。

4.继续搅拌一会儿，使汤味道均匀。

5.关火后，盛出煮好的甜汤，装入汤碗中即可。

专家点评

绿豆中所含的有效成分具有抗过敏作用，可经常食用；薏米营养价值很高，特别是对于病后恢复期的儿童具有较好的食疗功效。

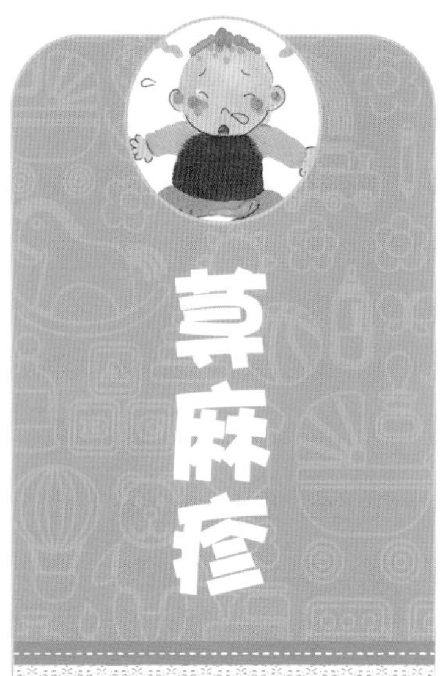

荨麻疹

荨麻疹又叫风疹块，是一种小儿常见的过敏性皮肤病。荨麻疹分为急性和慢性两种。急性荨麻疹为暂时性过敏反应，经过治疗大多可在数日内痊愈；而慢性荨麻疹则会持续反复发作数月甚至数年。小儿荨麻疹多是过敏反应所致，包括摄入过敏食物，如奶制品、虾蟹等；吸入过敏物，如花粉等，或感染细菌、病毒等。

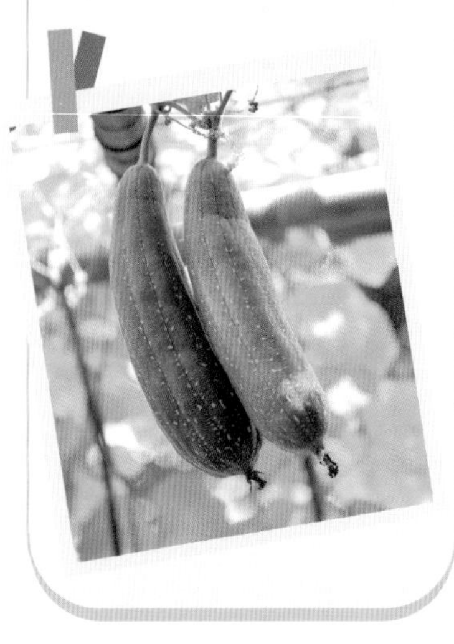

主要症状

急性荨麻疹起病常较急，皮肤突然发痒，很快出现大小不等的红色风团，呈圆形、椭圆形或不规则形。皮损大多持续半小时至数小时自然消退，消退后不留痕迹，但新的风团陆续发生，此起彼伏，不断发生。小儿荨麻疹持续复发超过六周则为慢性荨麻疹，其症状和急性荨麻疹症状一样，但一般较轻，不过发病周期长，反复发生，常达数月或数年之久。

饮食调理

1.食物以清淡易消化的流食或半流食为主。

2.多喝水或热汤，不但有利于体内毒素的排出，利于退热，还可促进血液循环，使皮疹容易发透。

3.多吃富含维生素C和B族维生素的食物，如糙米、绿叶蔬菜等。

4.多吃清热、凉血、解毒的食物，如白菜、菠菜、芹菜、茼蒿、丝瓜、豆芽等。

5.尽量避免食用一些容易引起过敏的食物，如鸡蛋、奶制品、菠萝、蘑菇、草莓、西红柿等。

6.忌食鱼、虾、蟹、羊肉等发物，以及芥末、咖喱、花椒等辛辣、刺激类调料。

7.忌食含有添加剂的食物，如冷饮、汽水、糕点、巧克力等。

日常防护

1.远离变应原。孩子出现荨麻疹后，家长要注意观察引起小儿荨麻疹的变应原，避免再次接触可疑变应原，停服、停用引起过敏的药品和食物。

2.室内要保持通风、干燥。孩子活动的地方，不要放置可能引起过敏的花卉，也不要喷洒杀虫剂、清香剂等化学药物，以免致敏。

3.涂抹止痒药水。若孩子痒得厉害可以外涂炉甘石洗剂等药水，以减缓瘙痒症状。

宜吃食物

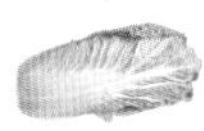

白菜 富含水分和维生素，可帮助患儿补充体力。

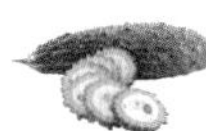

苦瓜 可增强机体免疫力，帮助缓解病情。

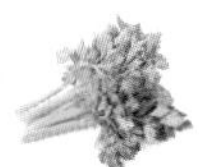

芹菜 有清热、解毒之功效，有利于病情的控制。

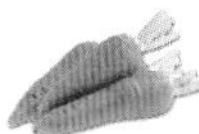

胡萝卜 可有效预防患儿因过敏引起的其他症状。

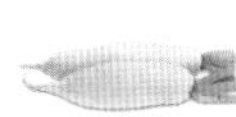

白萝卜 有一定的滋补作用，对荨麻疹患儿有益。

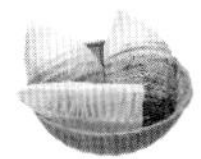

竹笋 可改善荨麻疹患儿因发病导致的消化不良。

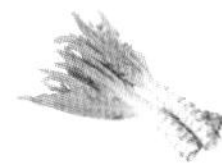

莴笋 可增强患儿免疫力，有利于病情的控制。

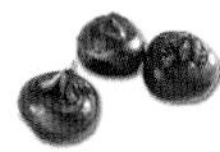

马蹄 有清心泻火、润肺之功效，适合患儿食用。

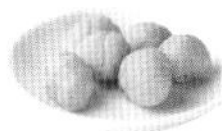

板栗 有助于消除疲劳、恢复体力，对缓解病情有利。

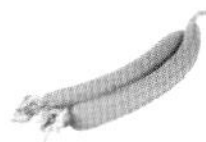

丝瓜 有清热、解毒之效，常食有助于抗过敏。

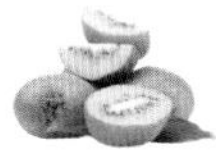

猕猴桃 具有清热解毒、调中理气的作用。

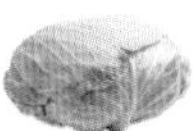

包菜 含维生素C、维生素E，对缓解病情有利。

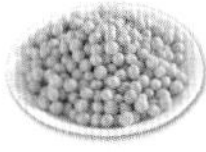

黄豆 具有健脾宽中、清热解毒、益气的功效。

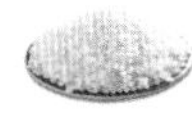

大米 能增强患儿抵抗力，有利于营养的补充。

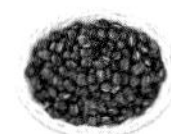

红豆 具有利水消肿、清热解毒的作用。

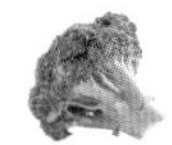

西蓝花 富含水分和维生素，有助于症状的缓解。

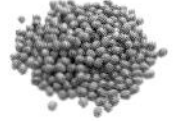

绿豆 可清热解毒、利尿通淋，患儿宜多食。

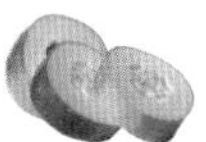

冬瓜 可清热解毒、利水消痰，有助于病情的缓解。

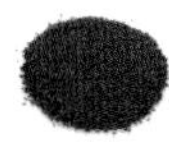

黑米 有滋阴补肾、健脾暖肝、补益脾胃之功效。

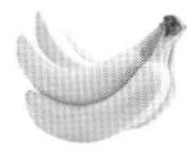

香蕉 富含维生素A，常食能增强对疾病的抵抗力。

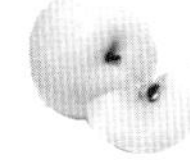

梨 含维生素C和膳食纤维，可润肺、清心。

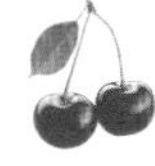

樱桃 含丰富的维生素C，有一定的食疗作用。

其他宜吃食物：茄子、芝麻、菠菜、红薯、生菜、芥菜、四季豆等。

忌吃食物

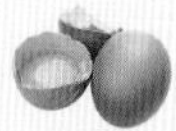

鸡蛋 蛋清中的卵白蛋白是诱发过敏的变应原。

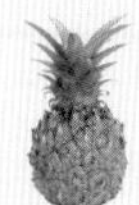

菠萝 含有易过敏成分，食后易出现瘙痒等症状。

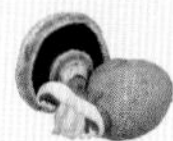

蘑菇 小儿食用后易过敏，不利于病情的恢复。

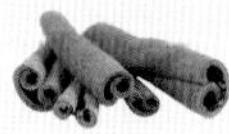

桂皮 为辛辣刺激性调味品，有燥热伤阴之弊。

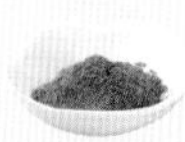

咖喱 含有极强刺激性，会刺激患儿皮肤。

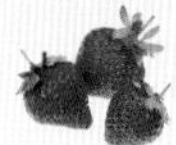

草莓 属致敏性水果，多食不利于病情的恢复。

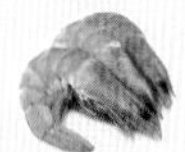

虾 属海鲜产品，小儿食用后易引发过敏。

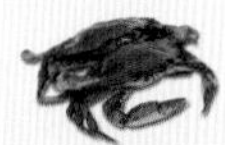

螃蟹 属发物，非常容易诱发过敏，对病情不利。

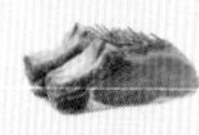

羊肉 是腥膻食物，带有致敏性，不宜食用。

八角 属辛辣食物，食后易刺激患儿呼吸道。

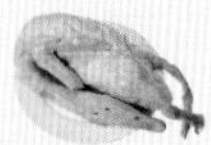

鹅肉 属易过敏食物，荨麻疹患儿应慎吃。

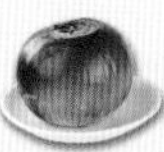

洋葱 含有较强的刺激性，会刺激皮肤。

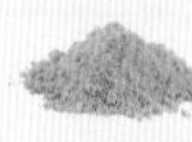

芥末 易刺激患儿皮肤，加重红肿、瘙痒症状。

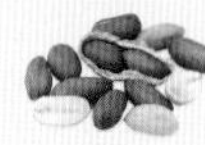

花生 属高蛋白食物，易诱发过敏症状。

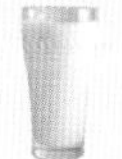

牛奶 具有较高的致敏性，患儿应慎吃。

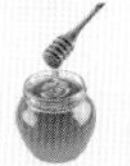

蜂蜜 属易过敏食物，不利于患儿病情的恢复。

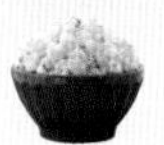

爆米花 由玉米爆制而成，具有很高的致敏性。

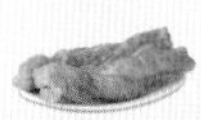

油条 为油炸食品，多食不利于患儿的健康。

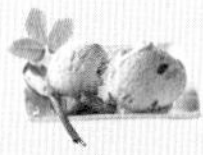

冰激凌 属冷冻食品，易刺激肠胃和呼吸道。

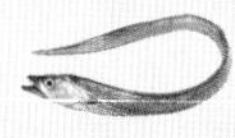

带鱼 为海鲜发物，患儿食用后易加重病情。

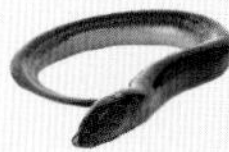

鳝鱼 属发物，食用后易加剧皮肤瘙痒等症状。

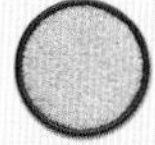

糯米 食用后易助长湿热之邪，加重皮肤不适感。

其他忌吃食物：甲鱼、猪头肉、茴香、冰冻饮料、奶油蛋糕、烤翅、臭豆腐等。

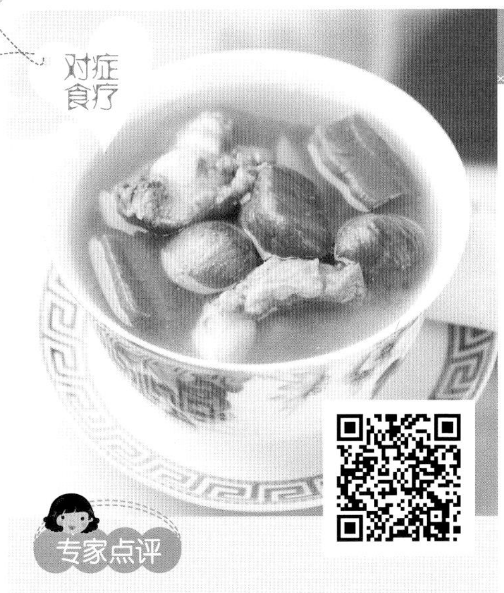

胡萝卜板栗排骨汤

◐原料：

排骨段300克，胡萝卜120克，板栗肉65克，姜片少许

◐调料：

料酒12毫升，盐2克，鸡粉2克，胡椒粉适量

◐做法：

1.洗净去皮的胡萝卜切块。

2.锅中水烧开，淋6毫升料酒，放入洗净的排骨，汆去血水，捞出。

3.砂锅中水烧开，倒入排骨、姜片、洗好的板栗肉，淋6毫升料酒，小火煮30分钟。

4.倒入胡萝卜，续煮25分钟至熟软。

5.加盐、鸡粉、胡椒粉，煮至食材入味，盛出煮好的汤料即可。

专家点评

板栗富含蛋白质、脂肪、糖类、钙、磷、铁及多种维生素等营养成分，与胡萝卜和排骨搭配食用，有助于增强荨麻疹患儿的身体免疫力。

蒸芹菜叶

◐原料：

芹菜叶45克，面粉10克，姜末、蒜末各少许

◐调料：

鸡粉少许，白糖2克，生抽4毫升，陈醋8毫升，芝麻油适量

◐做法：

1.取小碗，倒入蒜末、姜末，加生抽、鸡粉、芝麻油、陈醋，撒白糖，拌匀；另取一碟，倒入材料，即成味汁。

2.洗净的芹菜叶装入蒸盘中，撒上少许面粉，拌匀。

3.蒸锅注水烧开，放入蒸盘，中火蒸约5分钟，至菜叶变软，取出蒸盘。

4.芹菜切小段装盘，蘸味汁食用即可。

专家点评

芹菜富含胡萝卜素、B族维生素等，具有平肝清热、除烦消肿、解毒的作用。常吃芹菜，尤其是芹菜叶，对小儿荨麻疹有一定的辅助治疗作用。

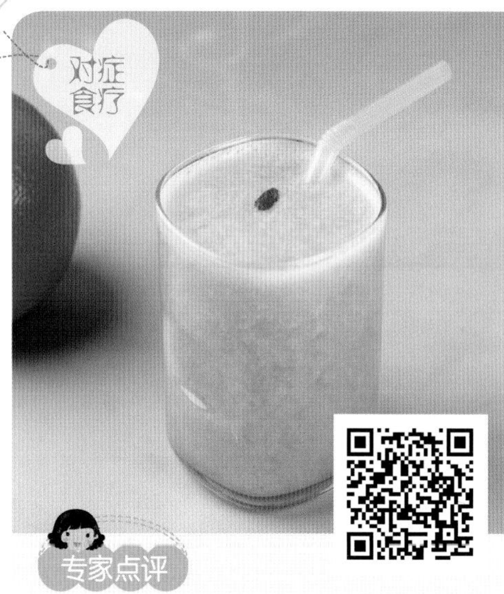

柑橘香蕉蜂蜜汁

◐原料：

柑橘100克，香蕉100克

◐调料：

蜂蜜10克

◐做法：

1.香蕉去皮，把果肉切小块；柑橘剥去皮，掰成瓣，备用。

2.取榨汁机，选择搅拌刀座组合，倒入柑橘、香蕉。

3.加入适量白开水，盖上盖，选择“榨汁”功能，榨取果汁。

4.揭开盖，加入蜂蜜。

5.盖上盖，再次选择“榨汁”功能，搅拌均匀。

6.揭盖，把果汁倒入杯中即可。

专家点评

香蕉含有蛋白质、粗纤维、胡萝卜素等多种营养成分，特别是含丰富的维生素A，常食能增强对疾病的抵抗力。本品对患儿具有一定的辅助治疗作用。

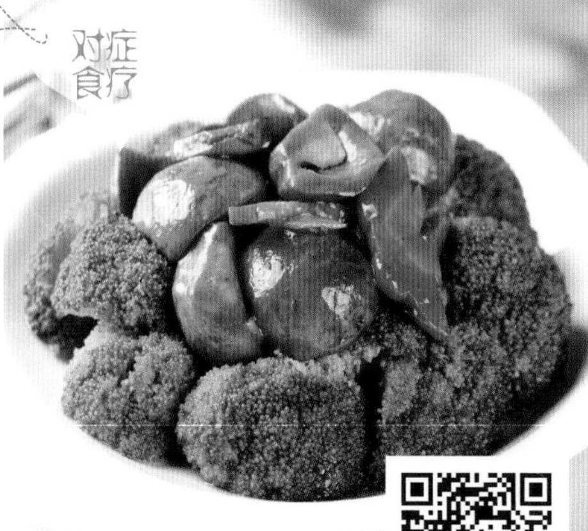

草菇西蓝花

◐原料：

草菇90克，西蓝花200克，胡萝卜片、姜末、蒜末、葱段各少许

◐调料：

料酒8毫升，蚝油8克，盐2克，鸡粉2克，水淀粉、食用油各适量

◐做法：

1.洗净的草菇切块，西蓝花切小朵。

2.锅中注水烧开，加油，倒入西蓝花、草菇，焯熟后捞出。

3.用油起锅，放胡萝卜片、姜末、蒜末、葱段，爆香；倒草菇，加料酒、蚝油、盐、鸡粉，加水、水淀粉，翻炒匀。

4.将焯煮好的西蓝花摆入盘中，盛入炒好的草菇即可。

专家点评

西蓝花营养丰富，含维生素和胡萝卜素，且水分充足，对荨麻疹患儿出现的皮肤瘙痒症状具有较好的缓解作用，适合儿童经常食用。

丝瓜百合炒紫甘蓝

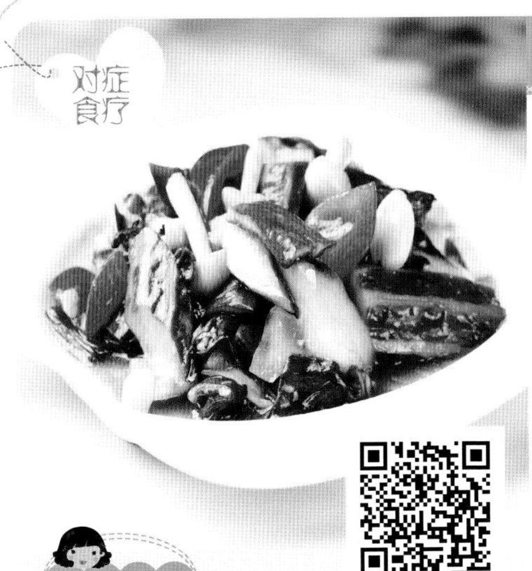

原料：

丝瓜200克，紫甘蓝90克，白玉菇70克，鲜百合50克，彩椒块40克，蒜末、葱段各少许

调料：

盐3克，鸡粉2克，生抽6毫升，水淀粉、食用油各适量

做法：

1.锅中注水烧开，加1克盐，倒入切好的丝瓜、紫甘蓝、白玉菇，焯熟后捞出。

2.用油起锅，放蒜末、葱段，爆香，倒入百合、彩椒块，炒香，倒入焯过水的食材，翻炒至食材熟软。

3.加盐、鸡粉、生抽调味，淋水淀粉，炒至食材熟透、入味，盛出即可。

专家点评

丝瓜含有蛋白质、维生素B_1、维生素C等营养成分，具有清热解毒、利尿消肿的作用，常食有助于抗过敏。本品对荨麻疹患儿病情的恢复有利。

笋尖西芹炒肉片

原料：

竹笋85克，瘦肉95克，西芹50克，彩椒40克，姜片、蒜末、葱段各少许

调料：

盐3克，鸡粉少许，料酒4毫升，水淀粉、食用油各适量

做法：

1.洗净的西芹切段，彩椒切块，竹笋切片；瘦肉切片，加盐、鸡粉、水淀粉、油腌渍。

2.锅中注水烧开，加盐、食用油，倒入竹笋、彩椒、西芹，焯熟后捞出。

3.用油起锅，放姜片、蒜末、葱段，爆香，倒肉片、焯好的食材，淋料酒，加盐、鸡粉、水淀粉，炒匀；关火后盛出炒好的菜肴即成。

专家点评

竹笋富含植物纤维，具有滋阴凉血、和中润肠之功效。荨麻疹患儿食用竹笋，不仅有助于病情的缓解，而且可有效改善患儿因发病导致的消化不良。

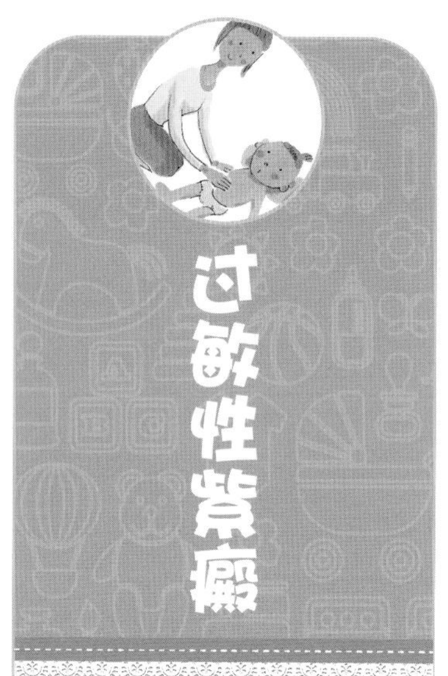

过敏性紫癜

过敏性紫癜是儿童最常见的血管炎之一，是一种较常见的毛细血管变态反应性疾病，尤以学龄期儿童发病者居多。各种致敏因素，包括感染细菌、病毒等，食物如牛奶、鸡蛋、鱼虾等，药物如抗生素、解热镇痛剂等，花粉，虫咬，预防接种等都可能使具有敏感素质的机体发生变态反应，继而引起血管炎为主的病理改变。

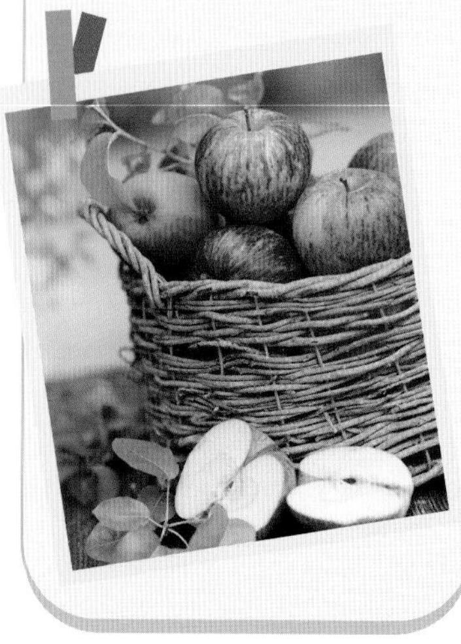

主要症状

小儿过敏性紫癜通常急性起病，以皮肤紫癜为首发症状，部分病例以消化道症状、关节炎或肾脏症状为首发表现。在患儿起病前1～3周通常有上呼吸道感染史或接触过敏源病史。除以上部位有紫癜症状外，通常还伴有腹痛、呕吐、乏力等全身症状。严重者可能还会导致关节活动受限，若不及时治疗，两周后可能出现血尿、蛋白尿等肾脏损害，造成紫癜性肾炎。

饮食调理

1.饮食要清淡，主食以大米、面食为主，多吃新鲜瓜果和蔬菜。

2.多吃含维生素C丰富的食物。维生素C有保护血管和降低血管通透性的作用，富含维生素C的食物有柚子、橙子、苹果、柠檬、猕猴桃及各种绿叶蔬菜等。

3.忌食刺激性、热性食物，如蛋、奶类食物及调味品，如八角、桂皮、花椒等。

4.对曾产生过敏而发病的食物要绝对禁食。

5.忌食动物蛋白，如海鲜、牛羊肉等，及含有防腐剂的食物如方便面等。

6.避免进食粗糙、坚硬和对胃肠道有机械性刺激的食物，如带刺的鱼等，以免刺伤口腔黏膜和牙龈，引起或加重出血。

日常防护

1.患儿在治疗期间，最好不要到冷空气或人群密集的环境中去，避免剧烈运动、过度疲劳，以杜绝感染的机会。

2.避免接触一些容易引发身体过敏的物质，如自然界中的花粉、空气中的粉尘等。

3.注意天气变化，及时增减衣服，预防感冒。房间内定时通风换气以保持空气清新。

宜吃食物

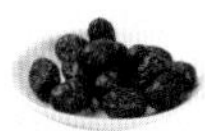
红枣 富含维生素C，具有补益脾胃之功效。

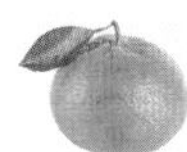
柑橘 具有消炎、抑菌的作用，有助于病情缓解。

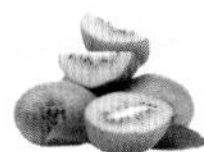
猕猴桃 含维生素C，有清热解毒、活血消肿之效。

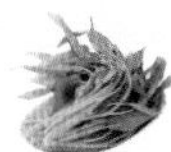
空心菜 含胡萝卜素和维生素C，有助于增强患儿体质。

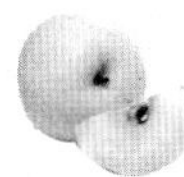
梨 有助消化、润肺清心、退热、解毒疮的功效。

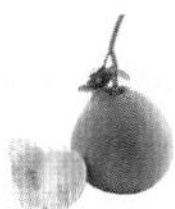
柚子 性寒，味甘酸，有清热化痰、健脾消食之效。

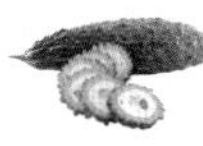
苦瓜 性寒，具有清热降火的功效，能缓解病情。

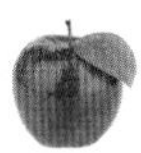
苹果 性平，营养丰富，适合患病儿童食用。

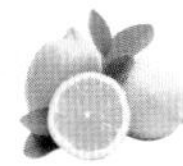
柠檬 富含维生素C，能有效提高小儿抵抗力。

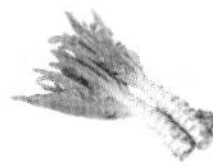
莴笋 含维生素和矿物质，可调节神经系统功能。

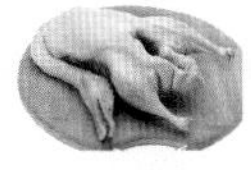
鸭肉 具有消毒热、利小便、除水肿的作用。

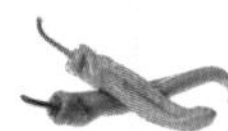
青椒 富含维生素C，能提高小儿抵抗力。

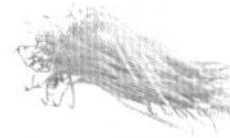
绿豆芽 性凉，味甘，可清热、解毒、利湿热。

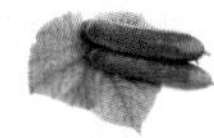
黄瓜 具有除热、利水利尿、清热解毒的功效。

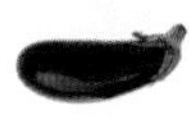
茄子 可促进蛋白质、脂质的合成，提高免疫力。

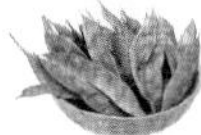
扁豆 具有健脾化湿之功效，患儿可常食。

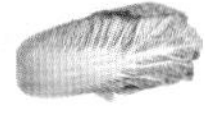
白菜 性微寒，有清热除烦、利尿、清肺热之效。

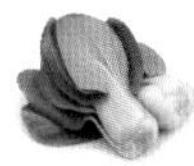
上海青 低热量、高营养，有清燥润肺的功效。

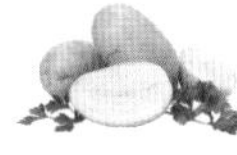
土豆 富含膳食纤维，能清理肠道有害物质。

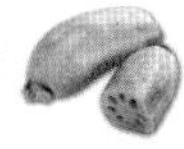
莲藕 可补五脏之虚、强壮筋骨、滋阴养血。

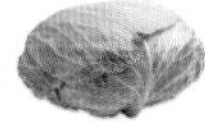
包菜 含有植物杀菌素，有抗菌消炎的作用。

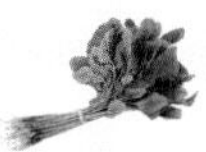
苋菜 入口甘香，有润肠胃、清热之功效。

其他宜吃食物：豆腐、胡萝卜、冬瓜、丝瓜、紫甘蓝、西蓝花、菠菜等。

忌吃食物

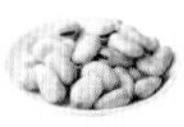

蚕豆 含过敏因子，不适合过敏性紫癜患儿食用。

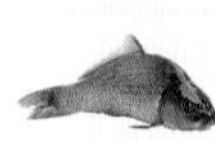

鲤鱼 是发物，过敏体质的人不宜食用。

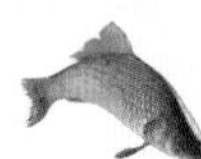

鲫鱼 性凉，有消化道症状的患者食用会加重病情。

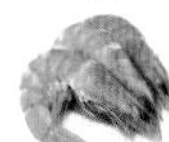

虾 虽然含钙量丰富，但易使人过敏。

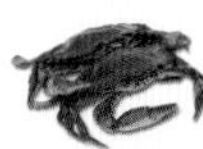

螃蟹 性凉，会刺激消化道，降低消化道功能。

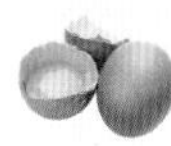

鸡蛋 含高蛋白、高胆固醇，会加重消化道症状。

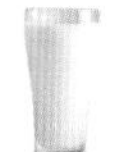

牛奶 为高蛋白饮品，会加重胃肠道负担。

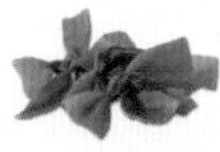

海带 性寒凉，会刺激胃肠道，加重胃肠道症状。

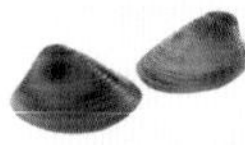

蛤蜊 为海产品，易引起过敏，患儿不宜食用。

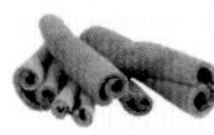

桂皮 为辛散之品，不利于疾病的康复。

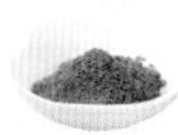

咖喱 是刺激性食物，对胃肠道功能不利。

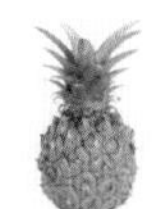

菠萝 是酸性水果，多吃会发生过敏反应。

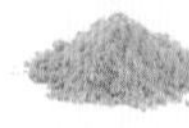

芥末 为大辛大热之品，易引起胃肠道功能紊乱。

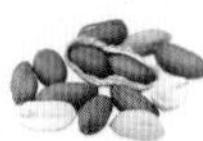

花生 含有大量油脂，不利于胃肠道消化吸收。

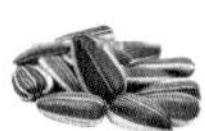

瓜子 容易上火，且含有油脂，不适合患者食用。

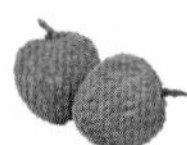

荔枝 含糖量高，会引起腹部不适。

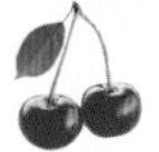

核桃 含有大量油脂，会加重胃肠道负担。

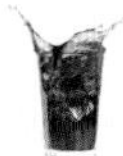

可乐 会刺激消化系统，引起胃肠胀气。

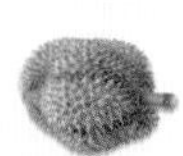

榴莲 含有较高钾质，会影响肾脏功能。

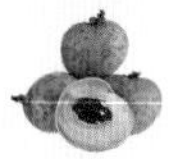

桂圆 易上火，严重的会引起恶心、四肢无力等。

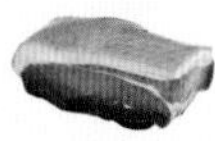

腊肉 为烟熏制品，易使有害物质沉积体内。

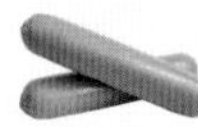

火腿肠 为加工品，含多种香辛料，易加重过敏症状。

其他忌吃食物：木瓜、芒果、肥肉、油条、烤翅、臭豆腐、爆米花等。

扁豆丝炒豆腐干

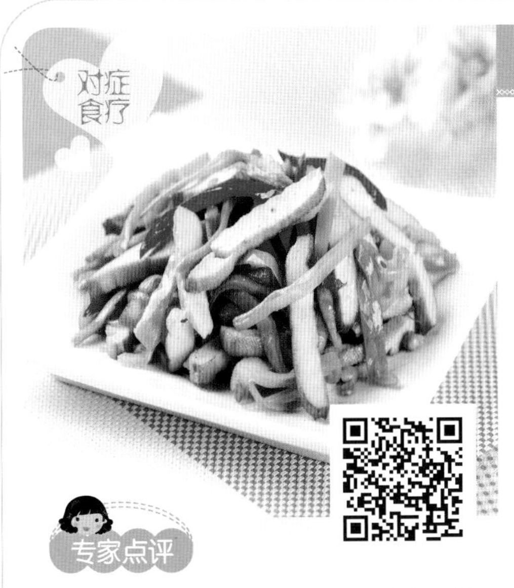

专家点评

豆腐干咸香爽口，有开胃助食、增强体质的作用；扁豆可健脾化湿。本品能缓解过敏性紫癜并发的肺炎等症，有利于患儿恢复健康。

原料：

豆腐干100克，扁豆120克，红椒20克，姜片、蒜末、葱白各少许

调料：

盐3克，鸡粉2克，水淀粉、食用油各适量

做法：

1.洗净的豆腐干、扁豆、红椒切细丝。

2.锅中注水烧热，加1克盐、食用油，倒入扁豆丝，焯熟后捞出。

3.锅中注油烧至四成热，倒入豆腐干，炸约半分钟，捞出；用油起锅，放姜片、蒜末、葱白，爆香，倒入扁豆丝、豆腐干，加2克盐、鸡粉、水淀粉、红椒丝，炒至食材熟透、入味，盛出即可。

西红柿洋葱汤

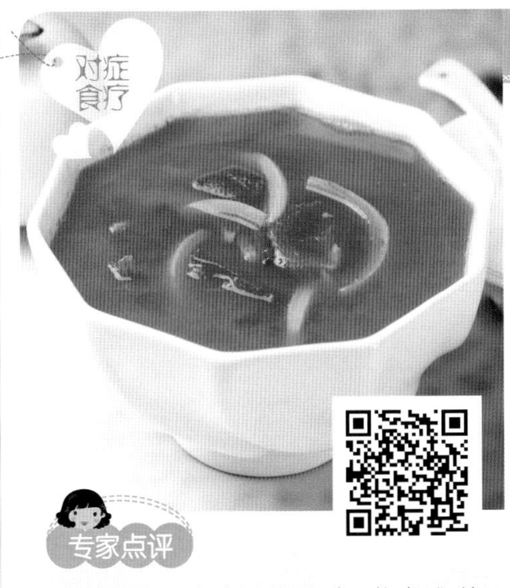

专家点评

洋葱所富含的维生素C抗氧化性强，常食可提高儿童免疫力，抵御病毒的入侵。过敏性紫癜患儿适量食用洋葱，还能够帮助减轻症状。

原料：

西红柿150克，洋葱100克

调料：

盐2克，番茄酱15克，鸡粉、食用油各适量

做法：

1.去皮洗净的洋葱切成丝；洗好的西红柿对半切开，再切成小块，备用。

2.锅中倒入适量食用油烧热，放入洋葱丝，快速翻炒匀。

3.倒入切好的西红柿，翻炒片刻，注入适量清水。

4.盖上锅盖，烧开后煮2分钟至食材熟透。

5.揭开锅盖，加入适量鸡粉、盐、番茄酱，用勺搅匀调味。

6.关火后盛出煮好的汤料，装入碗中即可。

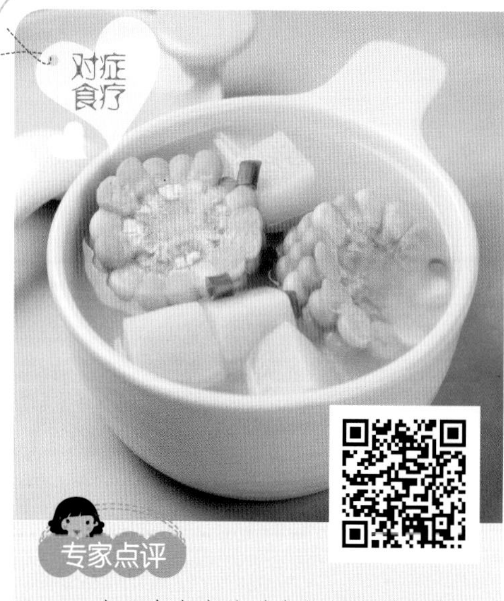

玉米土豆清汤

◐原料：

土豆块120克，玉米段60克，葱花少许

◐调料：

盐2克，鸡粉3克，胡椒粉2克

◐做法：

1.锅中注水烧开，放入洗净切好的土豆块和玉米段，拌匀。

2.盖上锅盖，用中火煮约20分钟至食材熟透。

3.打开锅盖，加入盐、鸡粉、胡椒粉调味。

4.拌煮片刻至入味。

5.关火后盛出煮好的汤料，装入碗中，撒上葱花即可。

专家点评

土豆含丰富的膳食纤维、维生素、矿物质等，可补充患儿所需营养物质，同时还具有健脾和胃、益气调中的功效，对过敏性症状有一定的缓解作用。

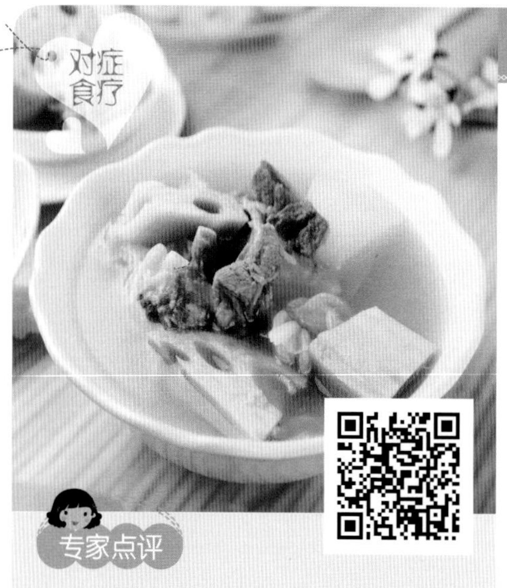

莲藕萝卜排骨汤

◐原料：

排骨段270克，白萝卜160克，莲藕200克，白菜叶60克，姜片少许

◐调料：

盐2克

◐做法：

1.洗净去皮的莲藕切滚刀块，白菜叶切段，白萝卜切小方块。

2.锅中注水烧开，倒入洗净的排骨段，氽去血水，捞出。

3.砂锅中注水烧开，撒姜片，倒排骨，小火煮40分钟至排骨熟软。

4.倒入莲藕、白萝卜，中火煮30分钟；放白菜，加盐，续煮约10分钟至入味。

5.关火后盛出煮好的排骨汤即可。

专家点评

莲藕含蛋白质、B族维生素、维生素C等营养成分，有养阴清热、润燥止渴、清心安神的功效，对于患过敏性紫癜的儿童具有一定的辅助治疗作用。

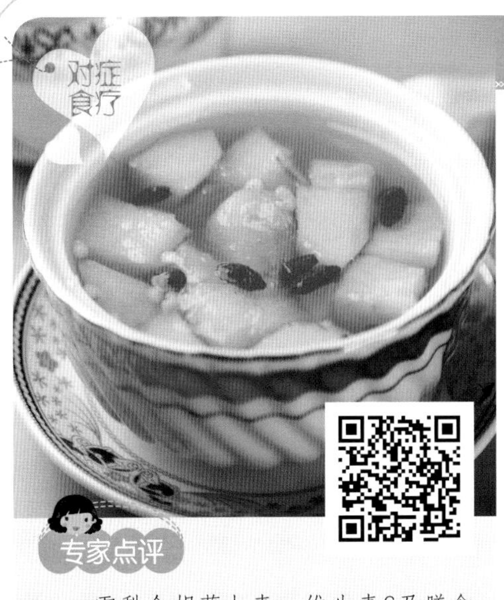

燕窝贝母梨

◐ 原料：

雪梨300克，水发燕窝30克，川贝母、枸杞各适量

◐ 调料：

冰糖少许

◐ 做法：

1.洗净的雪梨切开，取一半，切小块，去核，再切成小块。

2.取一碗，倒入切好的雪梨块和洗净的枸杞、川贝母。

3.放入适量冰糖、燕窝，注入少许清水，待用。

4.蒸锅注水烧开，放入蒸碗。

5.用中火蒸约20分钟至食材熟透。

6.关火后取出蒸碗，趁热食用即可。

专家点评

雪梨含胡萝卜素、维生素C及膳食纤维，具有清心润肺、滋肾补阴的功效，患有过敏性紫癜的儿童食用雪梨，对皮肤瘙痒症状有一定的缓解作用。

桃仁红枣粥

◐ 原料：

水发大米180克，红枣20克，桃仁少许

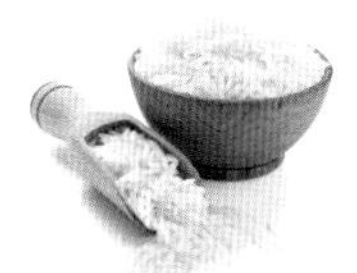

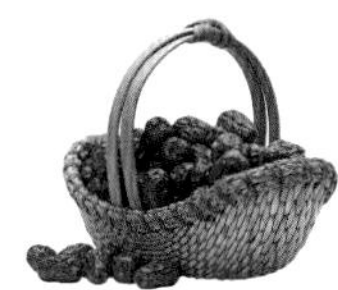

◐ 做法：

1.砂锅中注入适量清水烧热，放入备好的红枣、桃仁，倒入大米，拌匀。

2.盖上盖，烧开后用小火煮约45分钟至大米熟透。

3.揭开盖，搅拌几下。

4.关火后盛出煮好的粥即可。

专家点评

红枣含蛋白质、粗纤维、有机酸等多种营养成分，具有补中益气、养血安神的作用，可增强患儿身体免疫力，尤其适合患病期间的儿童食用。

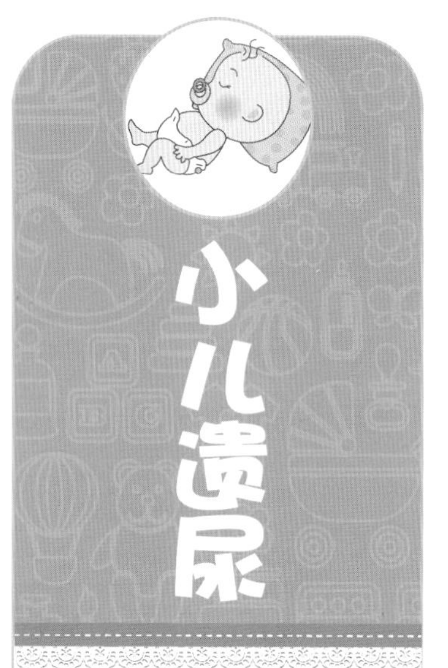

小儿遗尿

遗尿是指3岁以上的小儿在睡眠中不知不觉地将小便尿在床上，又称“尿床”。正常情况下，当膀胱胀满时发出冲动刺激脊髓排尿中枢，即会排尿。睡眠时大脑皮质接受尿急冲动的区域仍保持功能，若这种神经调节功能发育不全或失调，就可引发为遗尿。此外，小儿睡眠深沉难以唤醒、遗传因素等也会引起小儿遗尿。

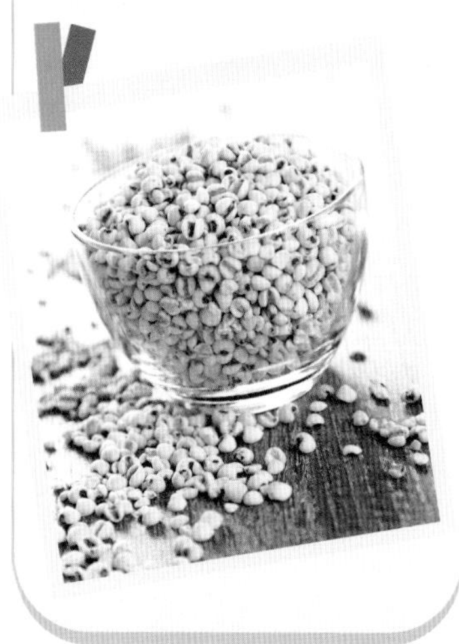

主要症状

小儿遗尿多以原发性遗尿为主，尤以夜间遗尿最常见。夜间遗尿者约有半数每晚尿床，甚至每晚遗尿2～3次，常伴夜惊、梦游、多动或其他行为障碍。患儿多为先天肾气不足、体质虚弱，面色苍白、食欲不振、小便频数。遗尿症必须及早治疗，否则会妨碍小儿的身心健康，影响发育。

饮食调理

1.小儿肾气不足者宜食具有温补固涩作用的食物，如糯米、山药、莲子等；小儿肝胆火旺者宜食具有清补作用的食物，如粳米、薏米、豆腐、银耳等。

2.宜多吃动物性食物，如猪腰、猪肝等。

3.晚餐宜吃干饭，以减少摄水量。

4.忌食辛辣、刺激性食物。小儿神经系统发育不够完善，易兴奋，若食用这类食物，可使大脑皮层的功能失调，易发生遗尿。

5.忌食多盐、多糖及生冷食物。多盐多糖皆可引起多饮多尿，生冷食物可削弱脾胃功能，对肾无益。

6.白天不应限制饮水。对小儿遗尿者，白天不要过度限制其饮水量，要求患儿每日至少有一次随意保留尿液到轻度胀满的不适感，以锻炼膀胱功能。

日常防护

1.对遗尿患儿，可进行一些排尿中断训练和忍尿训练，让孩子在每次排尿中间中断排尿，然后隔一会儿再将尿排尽。

2.白天多给孩子喝水，当他有尿意的时候，让他先忍10～20分钟，每天训练1～2次，如此可使膀胱扩张，增加膀胱容量。

3.及时更换尿湿的被褥和衣裤。孩子睡觉的被褥要干净、暖和，尿湿后应及时更换，不要让孩子睡在潮湿的被褥里，否则会使孩子更易尿床。

宜吃食物

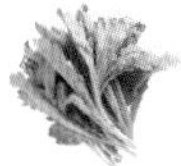
茼蒿 有平肝补肾、宽中理气的作用。

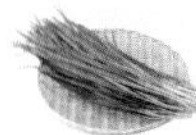
韭菜 性温，味甘辛，有温中下气、补虚之功效。

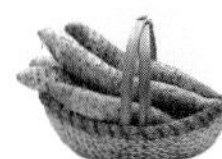
山药 可补肾涩精，适合肾虚型遗尿患儿食用。

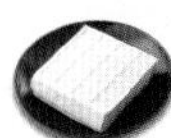
豆腐 为补益清热之品，常食可补中益气。

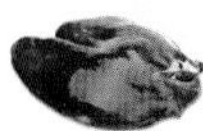
猪肝 富含维生素A，对患儿有较好的食疗作用。

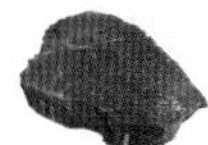
牛肉 富含蛋白质，可提高患儿的机体抗病能力。

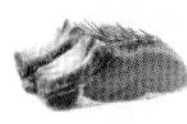
羊肉 具有补肾壮阳、开脾健胃、温补气血之效。

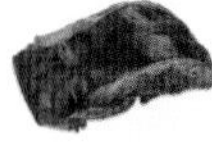
狗肉 性温，可补中益气、温肾助阳。

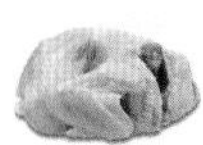
鸡肉 性温，具有滋阴补虚、益精固涩之功效。

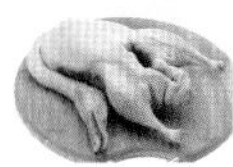
鸭肉 味咸平，有滋阴养胃、利水消肿的作用。

薏米 营养丰富，适合肝胆火旺的患儿食用。

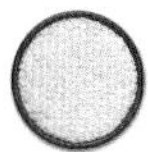
糯米 性平、味甘，常食可补中益气、健脾和胃。

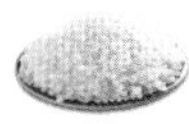
粳米 有补中益气、健脾养胃、止虚寒的作用。

芝麻 富含脂肪和蛋白质，可及时补充营养。

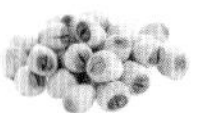
莲子 味甘涩，有收敛之性，可固肾止泻。

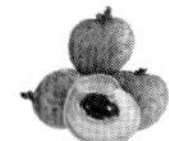
桂圆 性温，具有滋阴补肾、补中益气的作用。

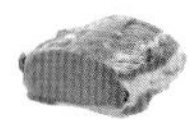
猪肉 具有滋养脏腑、补中益气、益肾固精之效。

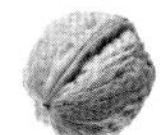
核桃 有固精补肾之效，可改善小儿遗尿症状。

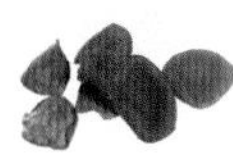
陈皮 可健脾行气，遗尿患儿食用有一定的作用。

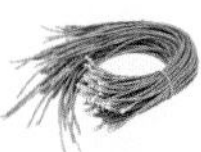
豆角 有健脾补肾之效，对尿频有辅助治疗作用。

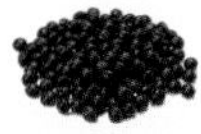
黑豆 含蛋白质、氨基酸，可补充患儿所需营养。

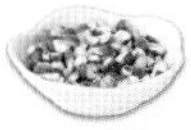
芡实 营养价值高，是涩精、缩尿的良药。

其他宜吃食物：鸡内金、乌梅、猪腰、荔枝干、枸杞等。

忌吃食物

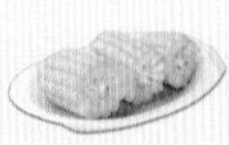

玉米 味甘淡，利尿作用明显，会加重病情。

芥末 含有强烈的刺激性，不利于病情的恢复。

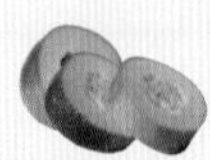

冬瓜 有利尿作用，易刺激小儿遗尿，加重病情。

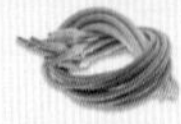

蒜薹 含维生素A、维生素C，有利尿作用。

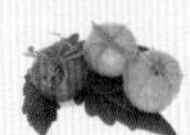

西红柿 富含维生素B_1，会加速体内水分排出。

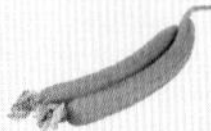

丝瓜 有清凉、利尿的作用，遗尿患儿不宜食用。

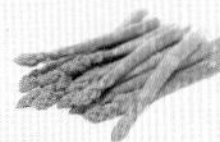

芦笋 含有丰富的镁元素，会加速水分代谢。

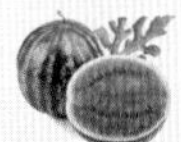

西瓜 含水量高，食用后易加重遗尿病情。

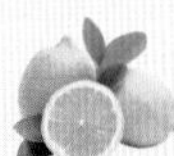

柠檬 含维生素，有利尿作用，不利于症状的缓解。

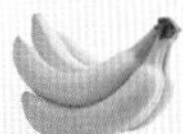

香蕉 有利尿、消肿的作用，多食易加重病情。

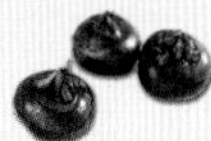

马蹄 性寒，味甘，有一定的利尿作用，会加重病情。

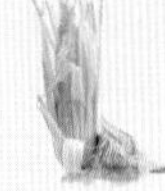

玉米须 利尿作用明显，可加重遗尿病情。

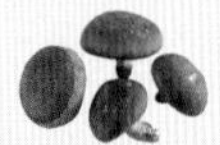

香菇 含维生素B_1、维生素D等，具有利尿作用。

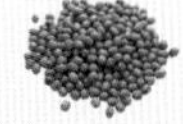

绿豆 有利尿作用，不利于患儿病情的恢复。

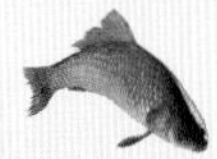

鲫鱼 有祛湿、利尿之效，不利于缓解遗尿症状。

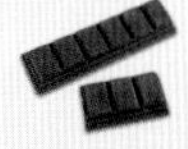

巧克力 易使小儿睡眠过深，不易醒来，导致遗尿。

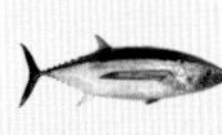

金枪鱼 富含维生素B_1，会加速体内水分的排出。

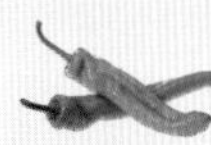

辣椒 食用后易使大脑皮质功能失调，导致遗尿。

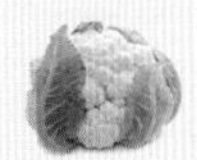

花菜 含丰富的维生素C，易加重遗尿症状。

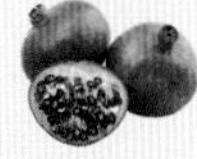

石榴 富含维生素，有利尿作用，不宜多吃。

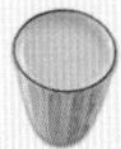

豆浆 有生津润燥、利尿利水的作用，不宜多喝。

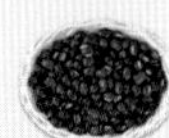

赤小豆 有良好的利尿作用，易加重遗尿病情。

其他忌吃食物：芦根、田螺、黄瓜、菠萝、苦瓜、葡萄、橘子等。

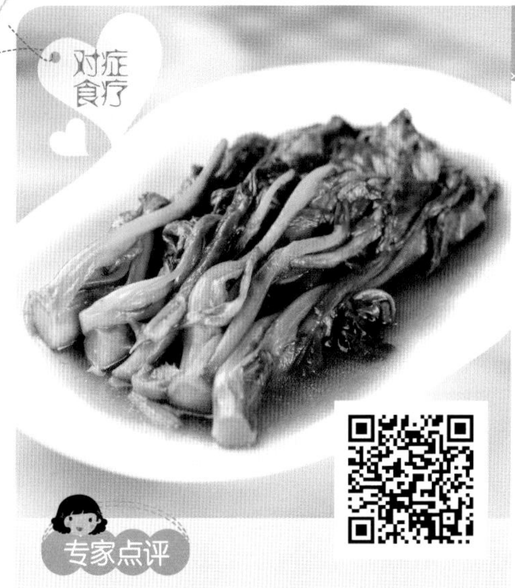

蚝油茼蒿

◑原料：

茼蒿300克

◑调料：

盐、鸡粉各少许，水淀粉4毫升，蚝油30克，食用油适量

◑做法：

1.锅中注入适量食用油烧热，倒入洗净的茼蒿。

2.翻炒片刻，炒至变软。

3.放入蚝油，加入少许盐、鸡粉。

4.翻炒匀，至茼蒿入味。

5.淋入水淀粉，快速翻炒均匀。

6.关火后盛出炒好的食材，装入盘中即可。

专家点评

茼蒿含维生素C、氨基酸、叶绿素、钠、钾等营养物质，具有平肝补肾、缩排尿、宽中理气的作用，对遗尿患儿有较好的食疗功效。

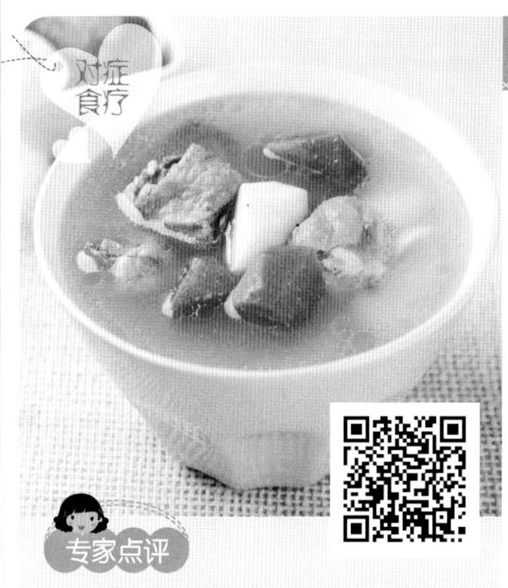

山药胡萝卜炖鸡块

◑原料：

鸡肉块350克，胡萝卜120克，山药100克，姜片少许

◑调料：

盐2克，鸡粉2克，胡椒粉、料酒各少许

◑做法：

1.洗净去皮的胡萝卜、山药切滚刀块。

2.锅中注水烧开，倒入鸡肉块，淋料酒，汆去血水，撇去浮沫，捞出鸡肉，沥干水分，备用。

3.砂锅中注水烧开，倒入鸡块、姜片、胡萝卜、山药，淋少许料酒，拌匀，烧开后用小火煮45分钟至食材熟透。

4.加盐、鸡粉、胡椒粉，拌匀调味。

5.关火后盛出锅中的菜肴即可。

专家点评

山药性平，味甘，具有补肾涩精、生津养胃、增强免疫力等功效，可用于尿频、头晕耳鸣等症，尤其适合肾虚型的遗尿患儿食用。

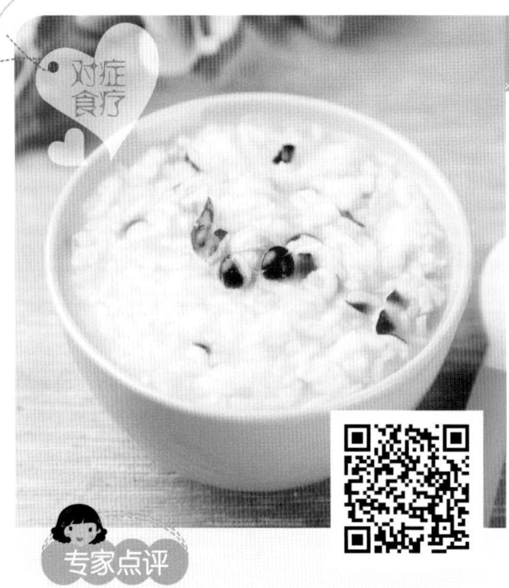

芡实莲子粥

◐原料：

水发大米120克，水发莲子75克，水发芡实90克

◐做法：

1.砂锅中注入清水烧开，倒入备好的芡实、莲子，搅拌一会儿。

2.盖上锅盖，烧开后用中火煮约10分钟至其熟软。

3.揭开锅盖，倒入洗净的大米，用勺搅拌片刻。

4.再盖上锅盖，用中火煮约30分钟至食材完全熟软。

5.揭开锅盖，持续搅拌片刻。

6.将煮好的粥盛出，装入碗中即可。

专家点评

莲子味甘涩，有收敛之性，可温补脾阳、固肾止泻，对夜尿频而少、脾虚便溏、食欲不振的肺脾气虚型遗尿患儿有很好的辅助治疗作用。

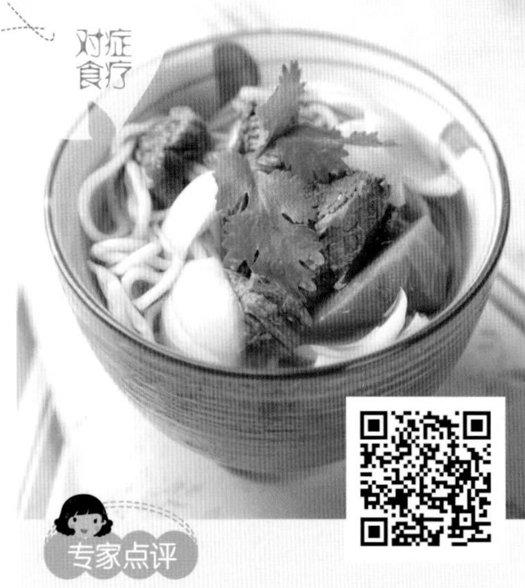

百合牛肉汤面

◐原料：

面条180克，鲜百合25克，香菜叶、姜片各少许，清炖牛肉汤400毫升

◐调料：

盐、鸡粉各2克，生抽4毫升

◐做法：

1.锅中注水烧开，放入备好的面条，拌匀，用中火煮约4分钟，至面条熟透。

2.关火后捞出面条，沥干水分，待用。

3.另起锅，倒入牛肉汤，加热后撒姜片，待汤汁沸腾，放百合，加盐、鸡粉、生抽调味，中火煮约2分钟，至百合熟透，制成汤料，待用。

4.取一碗，放入煮熟的面条，盛入锅中的汤料，点缀上香菜叶即可。

专家点评

牛肉含有丰富的蛋白质、氨基酸，能提高机体抗病能力，与富含B族维生素、维生素C的百合搭配食用，对防治幼儿遗尿有良好的辅助作用。

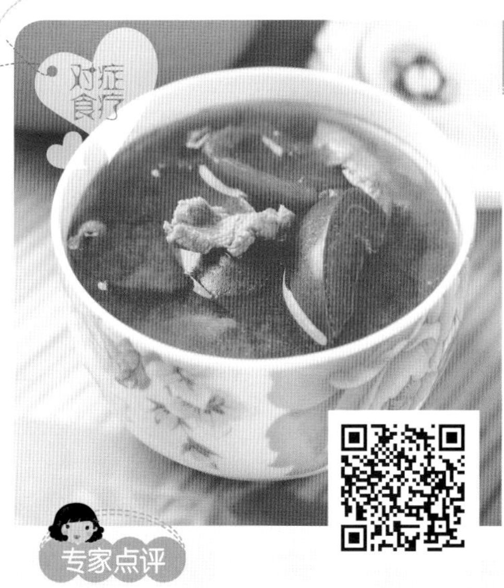

专家点评

羊肉性热、味甘，含丰富的蛋白质和纤维素，具有补肾壮阳、温补脾胃、强健体质的功效，对遗尿患儿具有一定的食疗功效。

羊肉西红柿汤

◐原料：

羊肉100克，西红柿100克

◐调料：

盐2克，鸡粉3克，芝麻油适量

◐做法：

1.砂锅中注入适量高汤煮沸，放入洗净切片的羊肉，倒入洗好切瓣的西红柿，拌匀。

2.盖上锅盖，用小火煮约20分钟至熟。

3.揭开锅盖，放入盐、鸡粉。

4.再淋入少许芝麻油，搅拌匀调味。

5.关火后盛出煮好的汤料，装入备好的碗中即可。

对症
食疗

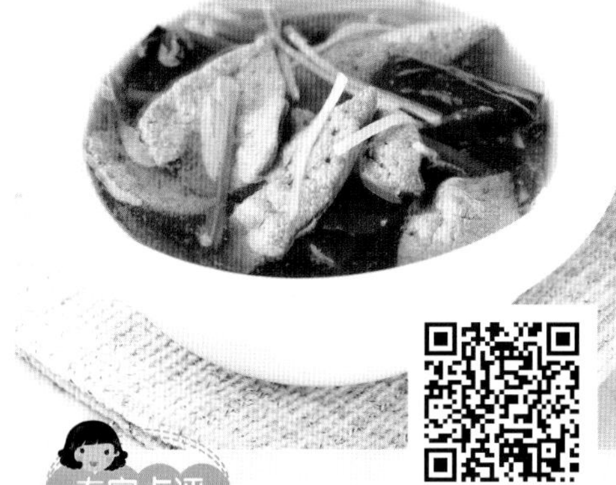

专家点评

猪肝含有丰富的维生素A，具有维持身体正常生长和保护视力的作用。本品具有增强免疫力和抗病力、补肾补虚的功效，适合遗尿患儿食用。

双仁菠菜猪肝汤

◐原料：

猪肝200克，柏子仁10克，酸枣仁10克，菠菜100克，姜丝少许

◐调料：

盐2克，鸡粉2克，食用油适量

◐做法：

1.把柏子仁、酸枣仁装入隔渣袋中，收紧口袋，备用；洗好的菠菜切段，处理好的猪肝切片。

2.砂锅注水烧热，放入备好的隔渣袋，小火煮15分钟，至药材析出有效成分。

3.取出隔渣袋，放入姜丝，淋入食用油，倒入猪肝片、菠菜段，煮至沸。

4.放盐、鸡粉，搅拌片刻。

5.关火后盛出煮好的汤料即可。

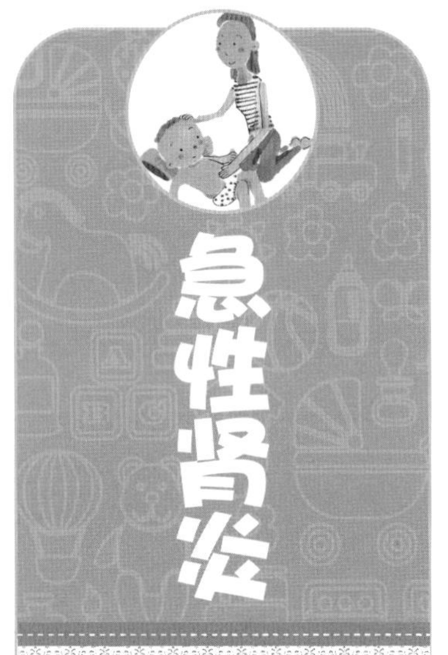

急性肾炎

小儿急性肾炎又称小儿急性肾小球肾炎，是由感染后免疫反应引起的弥漫性肾小球病变，多发于3～8岁的儿童。发病前1～4周，小儿常患有急性扁桃体炎、皮肤脓疱病等先驱感染疾病，其症状一般与发烧无明显区别，因而常被忽视。小儿急性肾炎多与细菌感染有关，其中半数以上是由急性链球菌感染所导致。

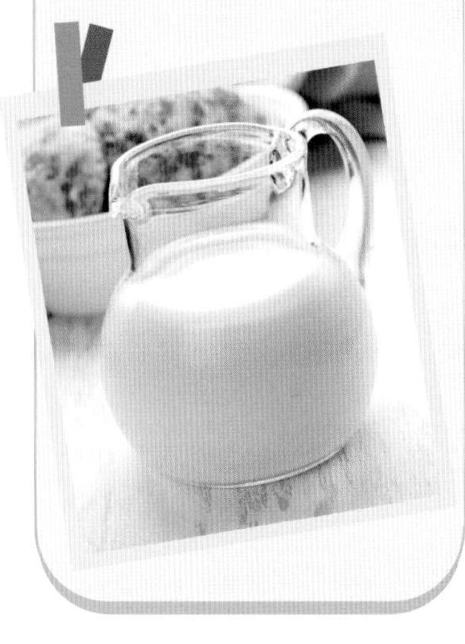

主要症状

临床上多以头晕、恶心、呕吐、咳嗽、乏力、面色苍白为主，典型表现为水肿、少尿、血尿及高血压等症状，病情严重者短期内还会出现头痛、昏迷、心力衰竭、急性肾衰、高血压脑病等症状。高血压患儿发生急性肾炎时，若血压上升过快，还可能出现更多严重的并发症。一般病程为4～6周，夏秋季为小儿肾炎的好发季节。

饮食调理

1.低蛋白饮食。蛋白质的供给量应视病情而定，以减轻肾脏负担。低蛋白饮食时间不宜过长，以免发生贫血。由于患儿体内可能会出现蛋白质缺乏的情况，故应从饮食中给予补充，可适当选用鸡蛋、牛奶、瘦肉、鱼等含优质蛋白的食物。

2.限制食盐摄入量。患儿如进食过量食盐，而排尿功能又受损，会加重水肿症状。每日食盐摄入量应控制在4克以下。

3.控制钾的摄入。患儿少尿或无尿时，应严格控制钾供给量，避免食用贝类等含钾高的食物。

4.限制水的摄入量。饮水过多，会加重肾脏负担。不能让患儿喝碳酸饮料，可适量喝些新鲜果汁，但果汁的量也应计算在每日饮水量内。

日常防护

1.患病期间，家长应该尽量避免带患儿外出。如果必须外出应该戴口罩，以避免细菌侵入患儿体内引发感染，使病情加重。

2.保持小儿病房或卧室卫生，经常开窗通风。

3.注意孩子的皮肤卫生，给孩子勤换衣、勤洗澡，防止孩子被蚊虫叮咬以及皮肤感染。

4.注意气候变化，及时给孩子增减衣服，预防感冒，避免受凉。

宜吃食物

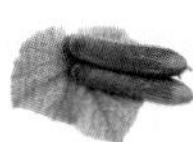
黄瓜 含维生素C，可清热消炎、增强免疫力。

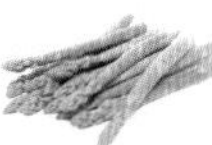
芦笋 有保肝护肾的作用，对患儿有益。

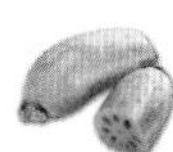
莲藕 含钠量少，可益气补脾，适合患儿食用。

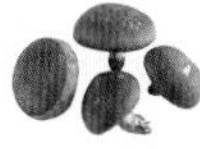
香菇 能使急慢性肾炎患者的尿蛋白显著下降。

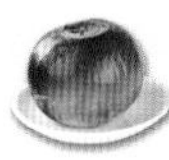
洋葱 具有温中通阳、清热解毒的作用。

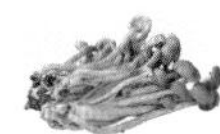
茶树菇 对肾虚、尿频等症具有很好的食疗功效。

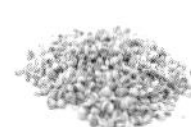
薏仁 可健脾、清热，对急性肾炎患者有利。

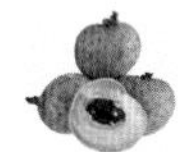
桂圆 是滋补佳品，有利于小儿肾功能的恢复。

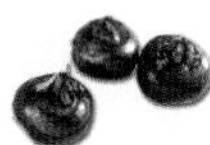
马蹄 具有补肾健脾、益气生津的作用，可常食。

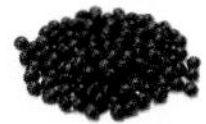
黑豆 有活血、解毒之功效，对病情有益。

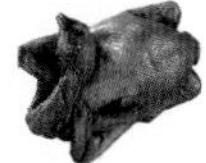
乌鸡 有养阴退热、益肾平肝之功效。

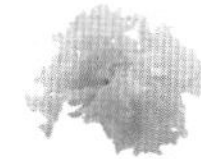
银耳 其所含银耳多糖有助于改善肾功能。

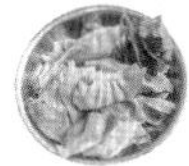
猪肚 有补虚损、健脾胃的功效，有助于缓解病情。

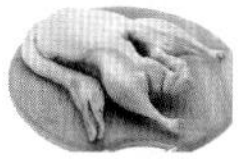
鸭肉 具有滋补、养胃、补肾、消水肿之功效。

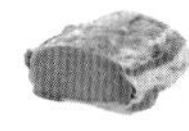
猪肉 性温，有补虚强身、滋阴润燥之功效。

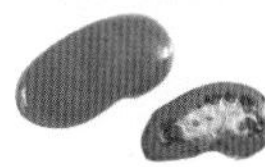
猪腰 性平，具有补肾气、通膀胱之功效。

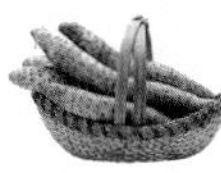
山药 味甘，性平，具有良好的补益脾肾的作用。

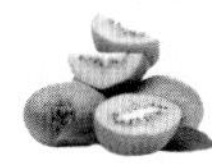
猕猴桃 具有滋阴润燥、增强免疫力的作用。

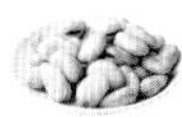
蚕豆 有益气健脾、消肿的功效，适宜患儿食用。

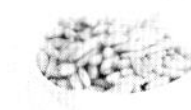
松子 营养丰富，常食可起到补肾益气的作用。

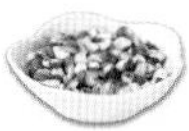
芡实 有固肾、消炎、解毒的作用，对病情有利。

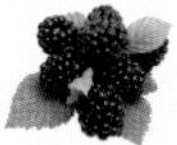
桑葚 富含铁、维生素C，可健脾胃、滋阴补肾。

其他宜吃食物：小米、莲子、西蓝花、芋头、田鸡、四季豆、小白菜等。

忌吃食物

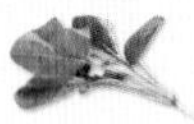

菠菜 属高嘌呤食物，多食对病情的控制不利。

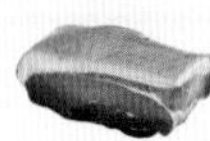

腊肉 含钾量高，多食会加重水肿症状。

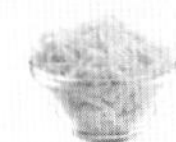

奶酪 富含蛋白质，急性肾炎患儿应慎食。

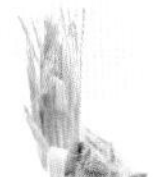

玉米须 有利尿消肿的作用，不利于病情的控制。

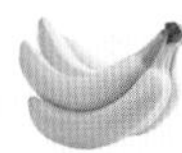

香蕉 钠盐含量高，易加重肾脏负担。

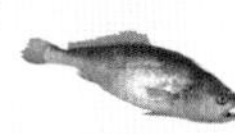

黄鱼 多食会发疮助热，容易诱发或加重病情。

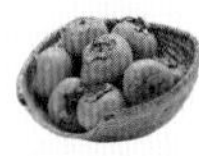

柿子 性凉，多食易对肝肾造成不良影响。

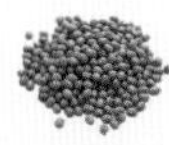

绿豆 可利尿，会加重患儿的肾脏负担。

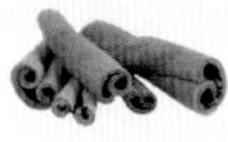

桂皮 属辛辣刺激性食物，易刺激肾脏细胞。

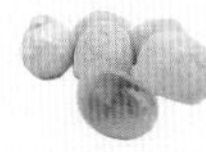

咸蛋 蛋白质、钠含量均很高，会加重肾脏负担。

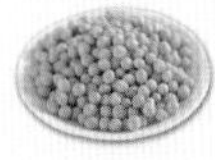

黄豆 嘌呤含量高，加重肾脏负担，对病情不利。

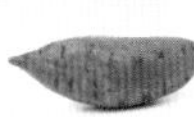

红薯 含有丰富的钾，多食易加重肾脏负担。

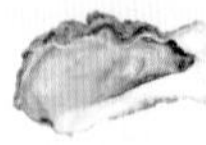

牡蛎 高蛋白食物，食之易加重病情。

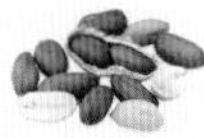

花生 富含钾，多食易加重肾脏负担，应慎吃。

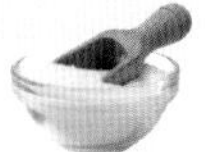

食盐 摄入过多易引起水钠潴留，加重肾炎水肿。

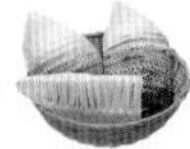

竹笋 含较多草酸钙，对患儿病情非常不利。

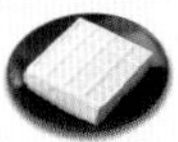

豆腐 高蛋白食品，肾炎患儿多食易引发尿毒症。

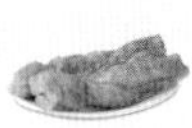

油条 属油炸食物，不利于消化，易加重肾脏负担。

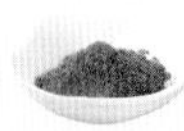

咖喱 对肾脏有刺激作用，会影响肾脏功能。

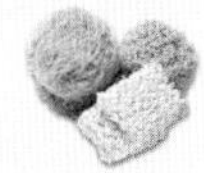

方便面 含防腐剂和添加剂，食之易加重肾脏负担。

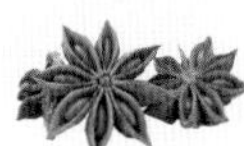

八角 属辛辣刺激性食物，会加重肾脏负担。

芥末 对肾脏有刺激作用，不利于病情的康复。

其他忌吃食物：熏肉、黄油、黑枣、核桃、百合、苋菜、面筋、烤麸等。

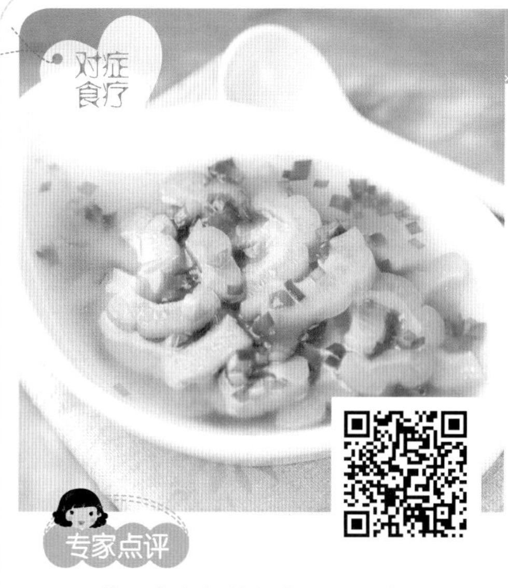

专家点评

苦瓜含有胡萝卜素、维生素B_1、维生素C等营养成分，具有健脾益肾、增强免疫力的功效。本品适合肝肾阴虚型的急性肾炎患儿食用。

韭菜苦瓜汤

原料：

苦瓜150克，韭菜65克

调料：

食用油适量

做法：

1.洗好的韭菜切碎，待用。

2.洗净的苦瓜对半切开，去瓤，再切成片，备用。

3.用油起锅，倒入苦瓜，翻炒至变色。

4.倒入韭菜，快速翻炒出香味。

5.注入适量清水，搅匀，用大火略煮一会儿，至食材变软。

6.关火后盛出煮好的汤料即可。

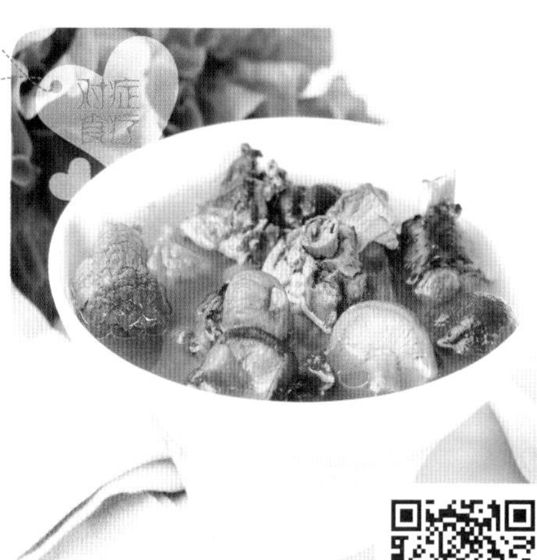

专家点评

乌鸡含有丰富的黑色素、蛋白质、B族维生素等营养成分，具有理气补虚、宣肺养肾的作用，有助于缓解急性肾炎患儿的不适症状。

蘑菇无花果炖乌鸡

原料：

乌鸡块500克，水发姬松茸60克，水发香菇50克，无花果35克，姜片少许

调料：

盐3克，鸡粉3克，胡椒粉少许

做法：

1.洗好的姬松茸去掉柄部。

2.开水锅中放入乌鸡块，煮沸，汆去血水，捞出，待用。

3.砂锅注入适量清水，倒入乌鸡块、姬松茸、香菇、无花果、姜片，搅匀。

4.加盖，大火煮开后用小火炖2小时至食材熟。

5.揭盖，放入盐、鸡粉、胡椒粉。

6.将炖好的菜肴盛出，装入碗中即可。

乌梅茶树菇炖鸭

原料：

鸭肉400克，水发茶树菇150克，乌梅15克，八角、姜片、葱花各少许

调料：

料酒4毫升，鸡粉2克，盐2克，胡椒粉适量

做法：

1.洗好的茶树菇切去老茎。
2.锅中注水烧开，倒入洗净的鸭肉，加2毫升料酒，煮至沸，汆去血水，捞出。
3.砂锅中注水烧开，倒入鸭肉、乌梅、姜片、八角、茶树菇，淋2毫升料酒。
4.烧开后用小火炖煮1小时至食材熟软。
5.加鸡粉、盐、胡椒粉，拌匀调味。
6.关火后将煮好的汤料盛入汤碗中，撒入适量葱花即成。

专家点评

鸭肉含有蛋白质、脂肪、糖类、维生素A等营养成分，具有益肾平肝、益气补虚、滋阴清热的作用，适合小儿肾炎患者食用。

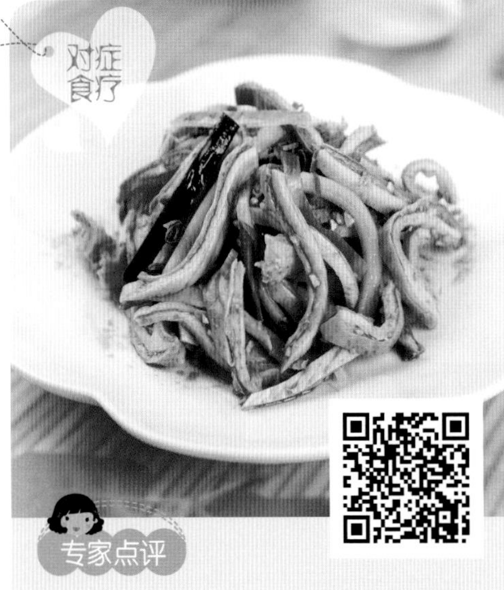

凉拌猪肚丝

原料：

洋葱150克，黄瓜70克，猪肚300克，沙姜、草果、八角、桂皮、姜片、蒜末、葱花各少许

调料：

盐、白糖各3克，生抽、辣椒油各4毫升，芝麻油5毫升，胡椒粉、鸡粉各2克，陈醋3毫升

做法：

1.砂锅注水烧开，放沙姜、草果、八角、桂皮、姜片、猪肚，加1克盐、生抽，小火卤约2小时，捞出。
2.猪肚切丝，装碗，放部分黄瓜丝，加2克盐、鸡粉、白糖、芝麻油、辣椒油、胡椒粉、陈醋调味，撒蒜末，搅匀。
3.盘中铺好黄瓜丝、洋葱丝，盛出即可。

专家点评

洋葱营养丰富，含有维生素C、叶酸、纤维素等，具有增强免疫力、抗菌杀菌、清热解毒的功效。适当食用，对小儿肾炎患者有益。

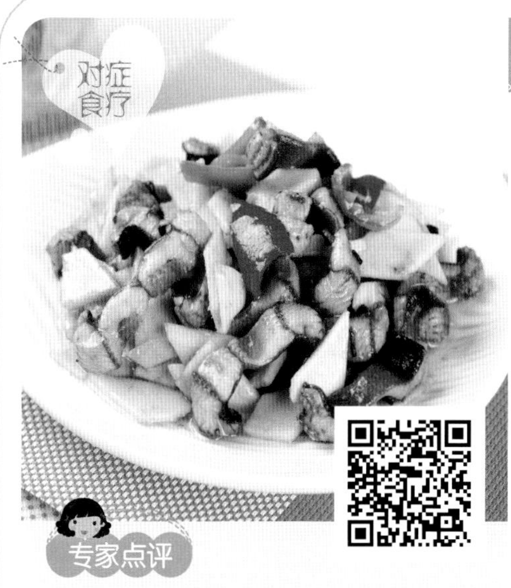

竹笋炒鳝段

◐原料：

鳝鱼肉130克，竹笋150克，青椒、红椒各30克，姜片、蒜末、葱段各少许

◐调料：

盐3克，鸡粉2克，料酒5毫升，水淀粉、食用油各适量

◐做法：

1.鳝鱼肉、竹笋切片，青椒，红椒切块；鳝鱼片装碗中，加盐、鸡粉腌渍。

2.开水锅中加盐、竹笋片，焯熟后捞出；倒入鳝鱼片，汆煮片刻，捞出。

3.用油起锅，放姜片、蒜末、葱段爆香，倒入以上食材，加鸡粉、料酒、水淀粉炒匀至食材熟透、入味；盛出食材即可。

专家点评

鳝鱼含有蛋白质、钙、磷、铁、维生素B_1、维生素C等营养成分，有消炎、解毒、固肾等功效。小儿肾炎患者食用鳝鱼，对病情有一定的缓解作用。

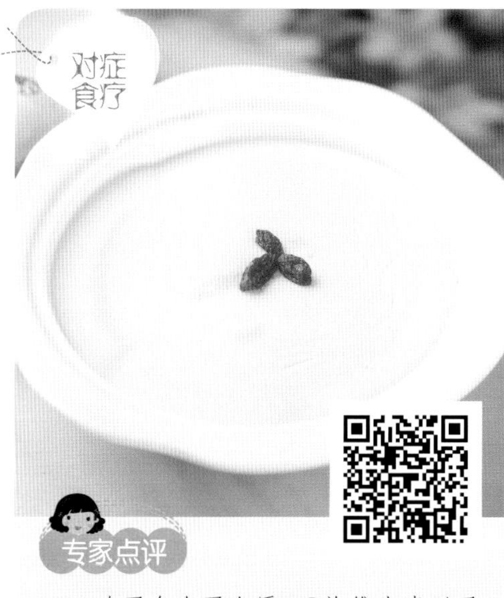

脱脂奶鸡蛋羹

◐原料：

鸡蛋2个，脱脂牛奶150毫升

◐做法：

1.把鸡蛋打入碗中，搅散、拌匀。

2.倒入备好的脱脂牛奶，搅拌匀。

3.注入少许清水，搅拌匀，制成蛋液，待用。

4.取一蒸碗，倒入调好的蛋液，至八分满，再覆上一层保鲜膜，盖好，静置一小会儿，待用。

5.蒸锅注水烧开，放入蒸碗。

6.盖上盖，用大火蒸约10分钟，至食材熟透。

7.关火后揭开盖，取出蒸碗。

8.稍微冷却后去除保鲜膜即可。

专家点评

鸡蛋含有蛋白质、B族维生素以及人体所需的多种营养元素，适当食用，可为患儿补充优质蛋白，同时增强身体免疫力。

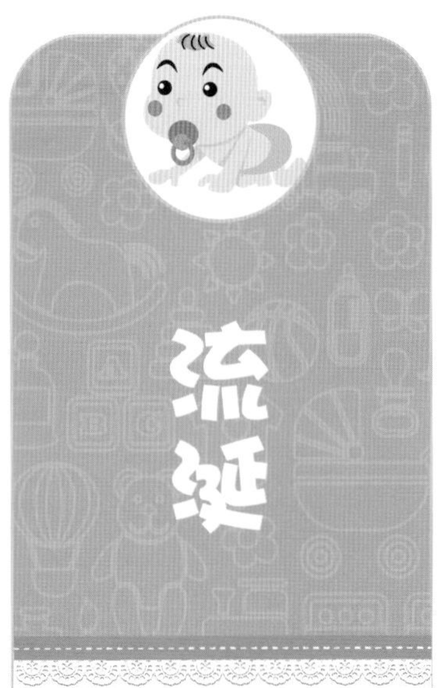

流涎

小儿流涎也就是流口水，是指口中唾液不自觉从口内流溢出的一种病症。一般来讲，随着生长发育，大约在1岁时小儿流口水的现象会逐渐消失，如果到了2岁以后还在流口水，就可能是异常现象，如脑瘫、先天性痴呆等。母乳喂养时间过长，小儿患口腔溃疡或脾胃虚弱都会引起流涎不止。

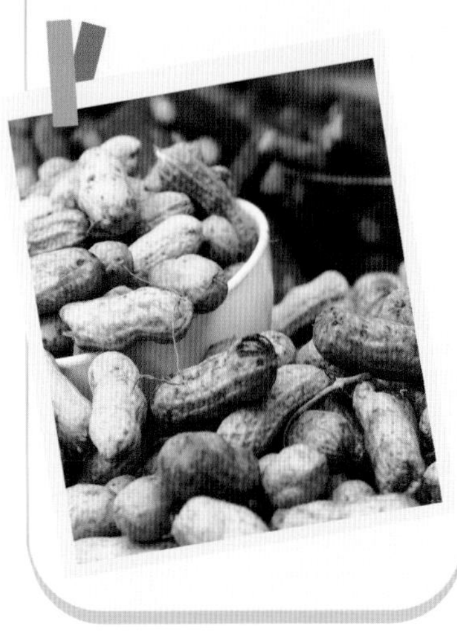

主要症状

流涎的主要症状是频繁地流口水。脾胃湿热型宝宝主要表现为流涎黏稠、口气臭秽、食欲不振、腹胀、大便秘结或热臭、小便黄赤、舌红、苔黄腻、指纹色紫；而脾气虚弱型宝宝则表现为流涎清稀、口淡无味、面色萎黄、肌肉消瘦、懒言乏力、饮食减少、大便稀薄、舌质淡红、苔薄白、指纹淡红。

饮食调理

1.脾胃积热型饮食：脾胃积热型患儿宜食用清热养胃、泻火利脾的食物，如绿豆汤、丝瓜汤等。

2.脾胃虚寒型饮食：脾胃虚寒型患儿可以食用温中健脾的食物、富含蛋白质或维生素的食物，如山药、红薯、香菇、虾、羊肉、刀豆、韭菜、花生、苹果、核桃等。

3.忌吃含咖啡因的食物。含咖啡因的食物，不仅会刺激宝宝频繁流口水，还会损害神经系统。妈妈应少带幼儿去抽烟人多的地方，防止吸入二手烟，少食巧克力、软饮料等。

4.忌吃辛辣、刺激性食物。由于患儿常有口咽黏膜炎症或溃疡，因此应尽量避免食用如花椒、芥末、咖喱等调味料。

日常防护

1.保持清洁。宝宝口水流得较多时，要用柔软的手帕或餐巾纸一点点蘸去流出的口水，让口周、颈部保持干燥，避免患上湿疹。

2.准备磨牙用品。宝宝在乳牙萌出期齿龈发痒、胀痛，口水增多，可给宝宝使用软硬适度的口咬胶，6个月以上的宝宝啃点磨牙饼干，可减少萌芽时牙龈的不适，刺激乳牙尽快萌出，减少流口水的情况。

3.如果皮肤已经出疹子或糜烂，应及时就医。

宜吃食物

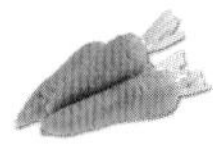
胡萝卜 含丰富的维生素A，有助于缓解小儿流涎。

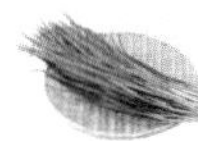
韭菜 能消炎杀菌，对小儿流涎有食疗功效。

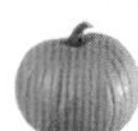
南瓜 富含类胡萝卜素，适合小儿流涎患者食用。

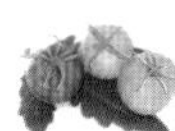
西红柿 营养丰富，可补充小儿流涎患者所需营养。

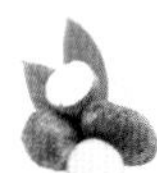
芋头 有助于增进食欲、促消化，适合患儿食用。

茄子 含皂草苷，常食有助于提高患儿的免疫力。

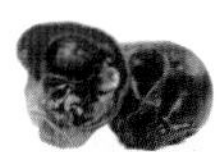
黑木耳 含维生素和无机盐，适合流涎患儿食用。

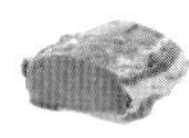
猪肉 含丰富蛋白质，可补充患儿所需营养物质。

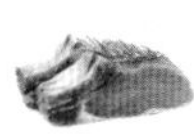
羊肉 有益气补虚之效，适合小儿流涎患者食用。

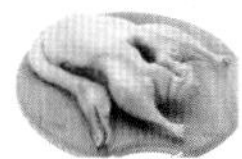
鸭肉 性寒，具有滋阴补血、养胃生津的功效。

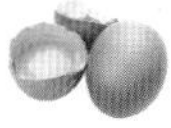
鸡蛋 有滋阴润燥的功效，对症状的改善有益。

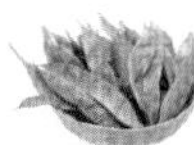
扁豆 能健脾和中，对症状的缓解有一定的作用。

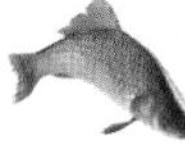
鲫鱼 有健脾利湿、和中开胃、温中下气之功效。

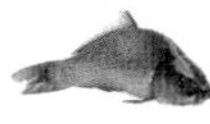
鲤鱼 富含蛋白质、氨基酸，可为患儿补充营养。

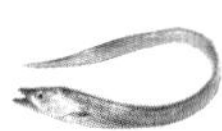
带鱼 性平，味甘，为流涎患儿理想的滋补之品。

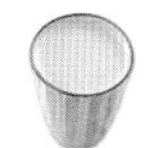
豆浆 营养丰富，对增强患儿的体质大有好处。

大米 具有补中益气、健脾养胃的功效。

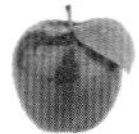
苹果 所含纤维素，有益于流涎患儿病情的改善。

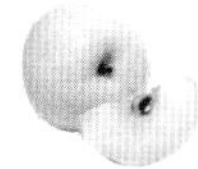
梨 含丰富维生素C，具有益肾、滋阴之效。

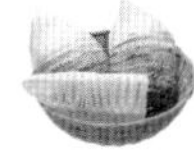
竹笋 有利于增强机体免疫功能，提高抗病能力。

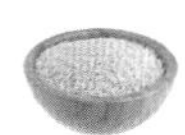
小米 具有健脾和胃、补益虚损、除热解毒的功效。

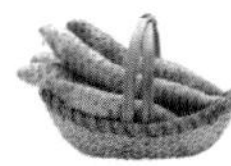
山药 含多种氨基酸和微量元素，可健脾补虚。

其他宜吃食物：鸽肉、鳝鱼、虾、鸡肉、红薯、香菇、刀豆、花生等。

忌吃食物

芥末 属辛辣之品，多食不利于病情恢复。

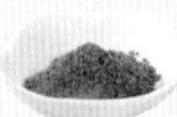
咖喱 辛辣刺激性强，易影响营养吸收。

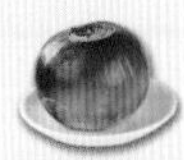
洋葱 属胀气食物，多食不利于消化。

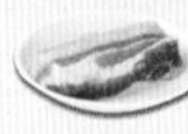
肥肉 属肥腻食物，会加重肠胃负担，应忌食。

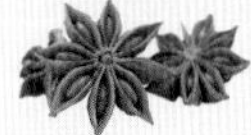
八角 性热，味辛，食用后易加重流涎症状。

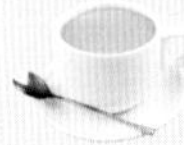
咖啡 含咖啡因，会导致唾液分泌过多。

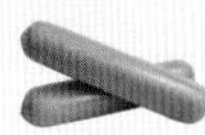
火腿肠 添加剂过多，会加重小儿流涎症状。

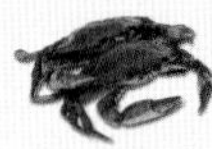
螃蟹 性微寒，多食对症状的缓解不利。

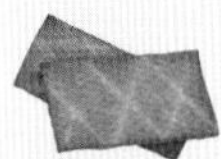
豆腐干 食用后易致消化不良，对病情不利。

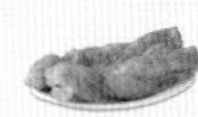
油条 属油炸食品，不利于消化，对病情不利。

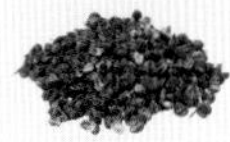
花椒 性热，味辛，多食不利于病情的恢复。

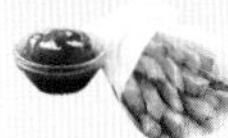
薯条 属油炸食品，多食易加重肠胃负担。

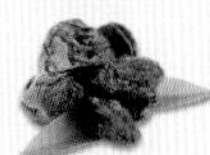
酸梅 多食会促进唾液分泌，易加重病情。

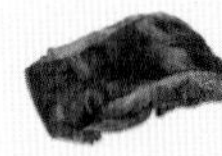
狗肉 属大辛大热之物，食后易引起肠胃不适。

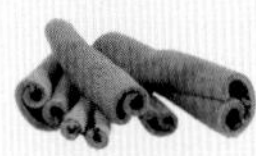
桂皮 属辛辣食物，小儿多食易加重病情。

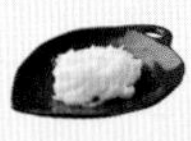
猪油 含大量脂肪，不利于消化，易加重病情。

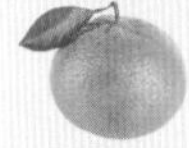
橘子 过多食用易促进唾液分泌，对病情不利。

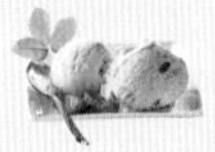
冰激凌 属冷冻食品，易对肠胃造成刺激。

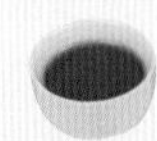
浓茶 含茶碱，对脑膜炎引起的流涎尤为不利。

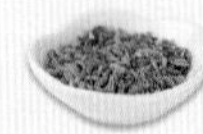
茴香 带有刺激性，常食不利于病情的恢复。

巧克力 热量高，不利于改善脾胃虚弱引起的流涎。

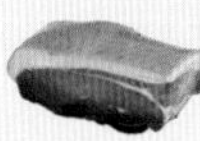
腊肉 属高盐食物，且带有刺激性，易加重病情。

其他忌吃食物：火腿、猪肚、香菜、黄油、鱼子、卤肉、酱菜等。

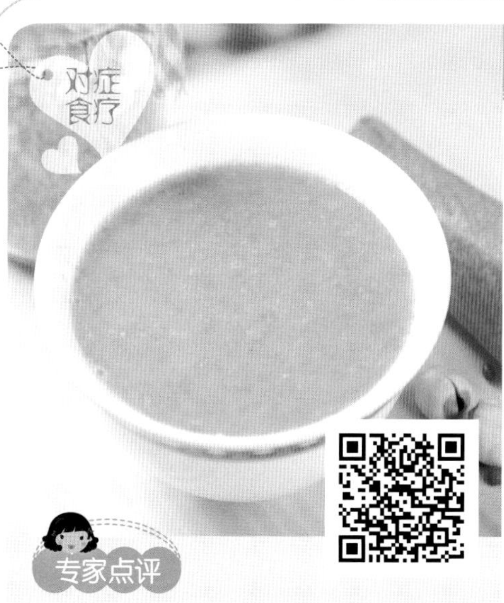

胡萝卜米糊

◐原料：

去皮胡萝卜150克，水发大米300克，绿豆150克，去心莲子10克

◐做法：

1.洗净的胡萝卜切成小块。

2.取豆浆机，倒入洗净的莲子、胡萝卜、大米、绿豆。

3.注入适量清水，至水位线即可。

4.盖上豆浆机机头，按“选择”键，选择“快速豆浆”选项，再按“启动”键开始运转。

5.待豆浆机运转20分钟，即成米糊。

6.将豆浆机断电，取下机头。

7.将煮好的米糊倒入碗中。

8.待凉后即可食用。

专家点评

胡萝卜中含有的维生素A是骨骼正常生长发育的必需物质，有助于细胞增殖与生长，对缓解小儿流涎具有一定的食疗功效。

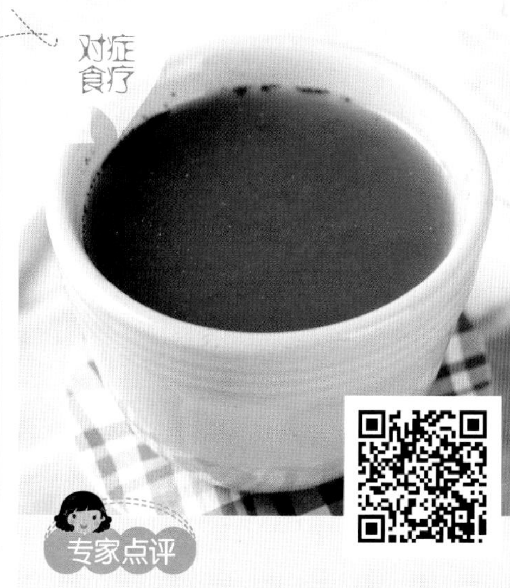

韭菜叶汁

◐原料：

韭菜90克

◐做法：

1.洗净的韭菜切段，装入盘中，备用。

2.取榨汁机，选择搅拌刀座组合，倒入韭菜段。

3.倒入少许清水，盖上盖。

4.选择“榨汁”功能，榨取韭菜汁。

5.断电后，揭盖，倒出榨好的韭菜汁，滤入碗中，待用。

6.砂锅置于火上，倒入榨好的韭菜汁。

7.调至大火，煮1分钟至汁液沸腾为止。

8.搅拌均匀。

9.关火后盛出韭菜汁，装入碗中即可。

专家点评

韭菜含维生素B_1、维生素B_3、维生素C等，具有消炎杀菌的作用，可预防小儿萌牙时期出现的炎症，对小儿流涎有一定的食疗功效。

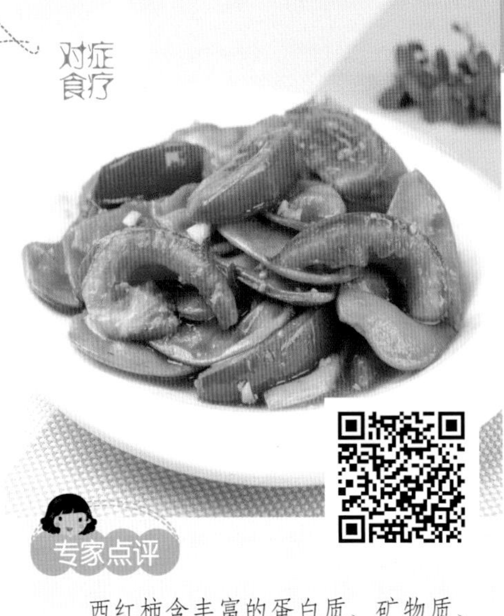

西红柿炒扁豆

◐原料：

西红柿90克，扁豆100克，蒜末、葱段各少许

◐调料：

盐、鸡粉各2克，料酒4毫升，水淀粉、食用油各适量

◐做法：

1.洗净的西红柿切小块。

2.锅中注水烧开，加食用油、1克盐，倒入择洗干净的扁豆，煮约1分钟，捞出。

3.用油起锅，放蒜末、葱段，爆香，倒入西红柿，翻炒至其析出汁水。

4.放入扁豆，淋料酒、清水，加1克盐、鸡粉、水淀粉，炒匀调味。

5.关火后盛出炒好的食材即成。

西红柿含丰富的蛋白质、矿物质、维生素C等，可补充小儿流涎患者需要的营养物质。本品具有补气健脾、祛湿止涎的作用，适合患儿食用。

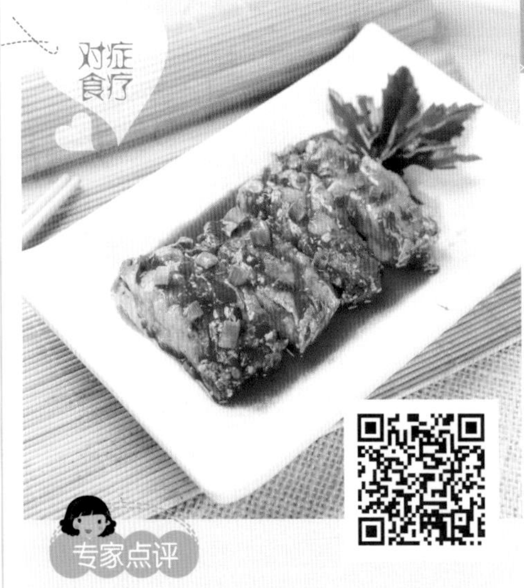

豆瓣酱烧带鱼

◐原料：

带鱼肉270克，姜末、葱花各少许

◐调料：

盐2克，料酒9毫升，豆瓣酱10克，生粉、食用油各适量

◐做法：

1.处理好的带鱼肉两面切上网格花刀，再切成块；把鱼块放入碗中，加盐、4毫升料酒、生粉腌渍10分钟。

2.用油起锅，放入带鱼块，煎至两面断生，盛出。

3.锅底留油烧热，倒入姜末，爆香。

4.放入豆瓣酱、带鱼块，加清水、5毫升料酒，煮开后用小火焖10分钟。

5.关火后盛出菜肴，点缀上葱花即可。

带鱼含有蛋白质、不饱和脂肪酸、磷、钙、镁、铁、碘等营养成分，具有清热祛湿、健脾摄涎的作用，对小儿流涎患者有一定的食疗作用。

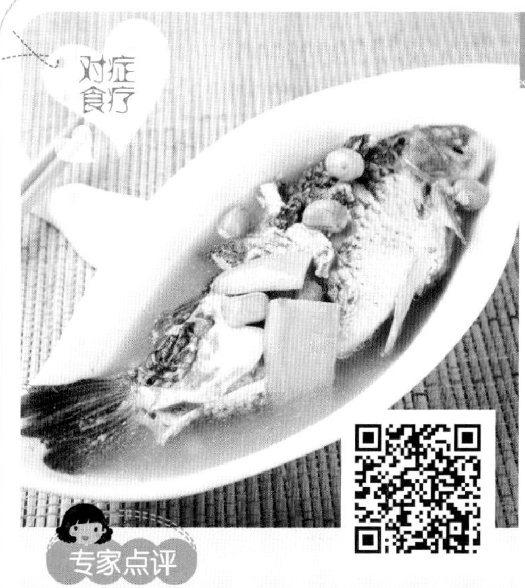

花生鲫鱼汤

◐原料：

鲫鱼250克，花生米120克，姜片、葱段各少许

◐调料：

盐2克，食用油适量

◐做法：

1.用油起锅，放入处理好的鲫鱼，用小火煎至两面断生。

2.注入适量清水，放入姜片、葱段、花生米。

3.盖上盖，烧开后用小火煮约25分钟至食材全部熟透。

4.揭开盖，加入盐，拌匀，煮至食材入味。

5.关火后盛出煮好的汤料即可。

专家点评

鲫鱼含蛋白质、维生素A、B族维生素、钙、磷、铁等营养成分，具有增强机体免疫力、健脾利湿、和中开胃的功效，尤其适合流涎患儿食用。

对症食疗

枣仁蜂蜜小米粥

◐原料：

水发小米230克，红枣、酸枣仁各少许

◐调料：

蜂蜜适量

◐做法：

1.砂锅中注水烧开，倒入酸枣仁。

2.盖上盖，用中小火煮约20分钟至其析出有效成分。

3.揭盖，捞出酸枣仁。

4.倒入洗好的小米，放入洗净的红枣，搅拌均匀。

5.盖上盖，烧开后用小火煮约45分钟至食材熟透。

6.揭盖，加入蜂蜜，用勺搅拌均匀。

7.关火后盛出煮好的小米粥即可。

专家点评

小米含有蛋白质、B族维生素、维生素E、胡萝卜素等营养成分，具有健脾和胃、补益虚损、和中益肾、除热解毒的作用，对小儿流涎患者有益。

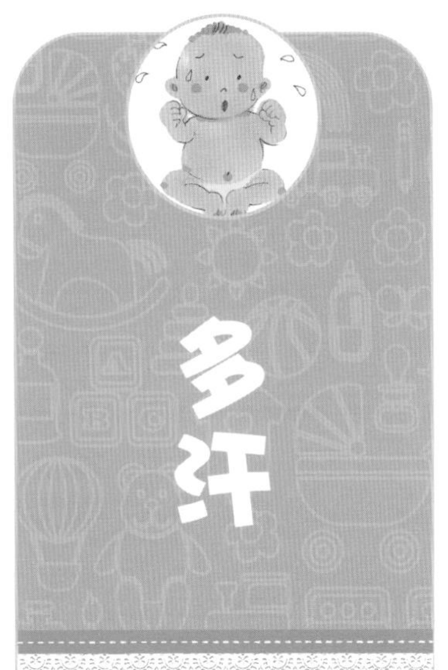

小儿多汗是指病态性的自汗及盗汗，患儿通常在安静状态下，即使室温不高也出汗不止，甚至大汗淋漓。引起小儿多汗的原因有两方面：①生理性多汗，属正常现象，只要排除外界导致多汗的原因，注意护理皮肤即可；②病理性多汗，通常由疾病引起，如小儿活动性结核病、吃退热药过量等均可引发。

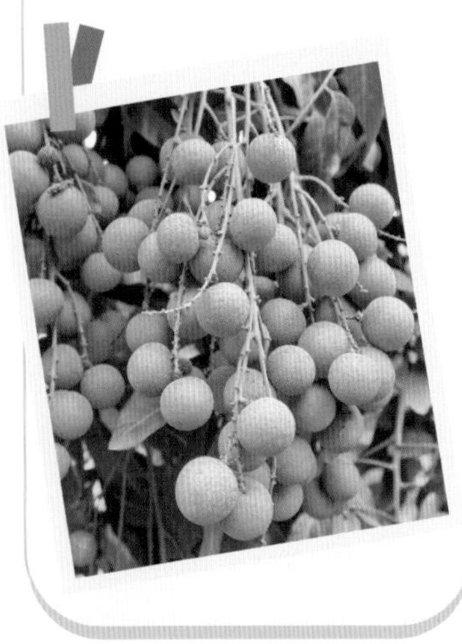

主要症状

生理性多汗主要症状为入睡时头颈部出汗，熟睡后汗量减少，游戏、跑跳后出汗多等现象；病理性出汗的主要症状表现为安静时或晚上入睡后出汗较多，汗多可弄湿枕头、衣服，有时还伴随其他疾病现象。此外，患儿还常伴有口渴便干、胃口不佳、四肢发冷、容易困倦、面色苍白等症状。

饮食调理

1.宜食滋阴的食物。中医认为，盗汗是由于阴阳失调、腠理不固而致汗液外泄失常，属于阴虚的症状。故在日常生活中，应注意多食用一些收敛固涩、养阴生津的食物。

2.多食健脾食物。经常食用健脾食物，可以提高消化系统功能，增强患儿体质，减轻出汗现象。宝宝的消化系统还未完善、较脆弱，不宜食用蒸、炒、煮等常规烹饪手段以外的食品以及脂肪含量高的食品。

3.忌食辛辣、刺激、上火的食物，如花椒、桂皮、韭菜及芳香调料等。

4.忌食坚硬食物。小儿多汗与体质虚弱有关，特别是与消化系统功能较弱有关，容易对消化系统产生不良刺激或加重消化系统负担的食物，应慎食。

日常防护

1.衣被不宜过厚。患儿的内衣宜选择透气性好、吸水性强的棉质衣料，尤其冬天不要穿过厚，否则容易出汗，不利于增强宝宝抵抗力。

2.注意身体清洁。过多的汗液积聚，容易导致皮肤溃烂并引发皮肤感染，患儿应勤洗澡，以保持皮肤清洁。如条件不允许，可以进行擦浴，以避免汗液伤害患儿皮肤。

宜吃食物

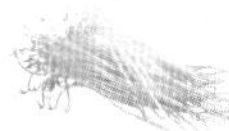

绿豆芽 绿豆芽含维生素E，可抑制小儿过度出汗。

银耳 含膳食纤维，可改善患儿消化不良的症状。

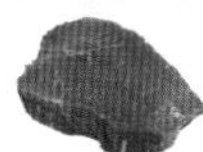

牛肉 富含蛋白质，可补中益气、滋养脾胃。

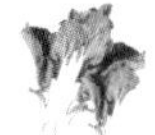

小白菜 含丰富的维生素C，可增强机体抗病能力。

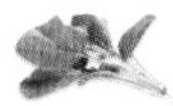

菠菜 可补充随汗液流出体外的水溶性维生素。

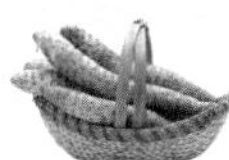

山药 有健脾、促消化的作用，可缓解多汗症状。

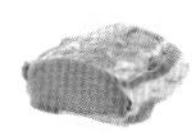

猪肉 含维生素B_1，可增强多汗患儿的体质。

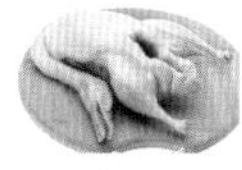

鸭肉 含维生素及不饱和脂肪酸，有助于热量补充。

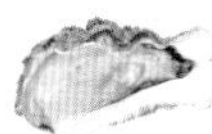

牡蛎 含锌量高，可补充患儿因多汗而缺失的锌。

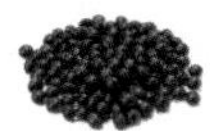

黑豆 营养丰富且易吸收，适合多汗患儿食用。

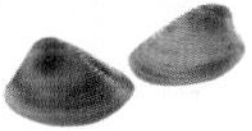

蛤蜊 可滋阴润燥，对小儿多汗有调理作用。

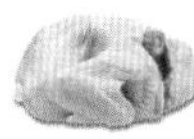

鸡肉 可有效补充小儿因流汗损失的热量。

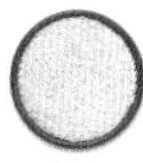

糯米 有补中益气、健脾养胃之效，对患儿有益。

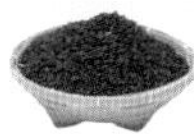

黑芝麻 含多种维生素和矿物质，适合患儿食用。

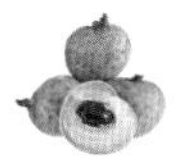

桂圆 可补益安神，适合阴虚多汗患儿食用。

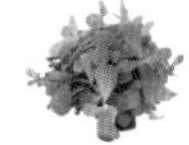

马齿苋 具有健脾养胃的作用，可缓解多汗症状。

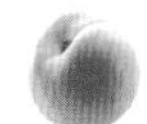

桃子 含丰富的锌，可补充小儿流汗带走的锌。

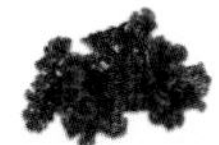

黑木耳 有养血益胃、润肺润肠的作用。

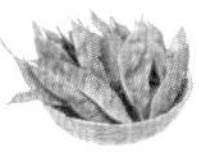

扁豆 富含维生素和矿物质，可有效缓解小儿多汗。

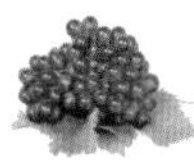

葡萄 含丰富的钾及维生素，有滋阴、理气之效。

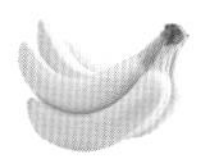

香蕉 钾含量丰富，可为患儿补充身体所需的钾。

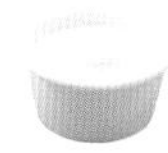

酸奶 可增强体质，改善小儿长期出汗的状况。

其他宜吃食物：粳米、薏米、蘑菇、香菇、豆腐、豆角、豌豆、苹果等。

忌吃食物

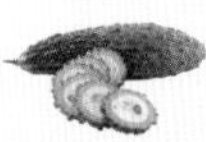

苦瓜 多食易致消化不良，影响营养物质的吸收。

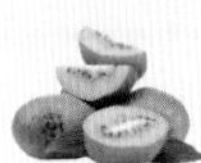

猕猴桃 性凉，多食易导致多汗小儿肠胃不适。

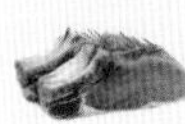

羊肉 属腥膻之物，多食易加重多汗症状。

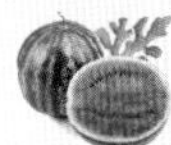

西瓜 性寒，食之易引起多汗小儿肠胃不适。

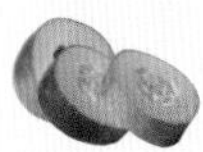

冬瓜 性寒，多食不利于小儿多汗症状的缓解。

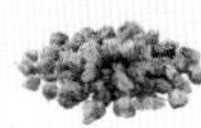

菊花 性寒，易导致肠胃不适，对病情不利。

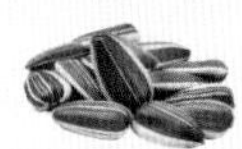

瓜子 属坚硬食物，多食会加重消化系统负担。

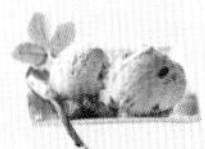

冰激凌 属冰冷食物，易导致多汗小儿消化不良。

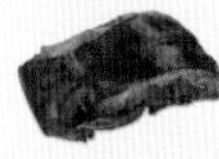

狗肉 属大热食物，食用后易加重病情。

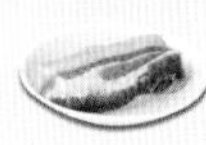

肥肉 属油腻之物，对改善患儿多汗的症状不利。

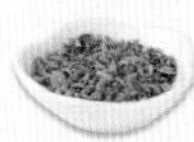

茴香 具有刺激性，不利于病情的康复。

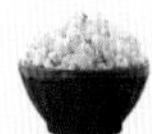

爆米花 燥热伤阴，食之对多汗小儿的病情无益。

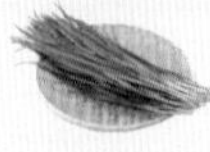

韭菜 属粗纤维食物，食后易增加患儿肠胃负担。

芥末 属辛辣食物，具有刺激性，有助热的作用。

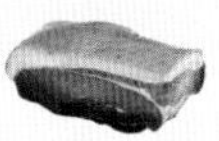

腊肉 属腌制食品，患儿食后会增加肾脏负担。

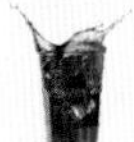

冰冻饮料 具有刺激性，会使小儿出汗现象加重。

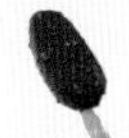

雪糕 易对消化系统造成不良影响，加重病情。

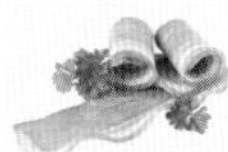

培根 属熏制食品，食后易助热上火。

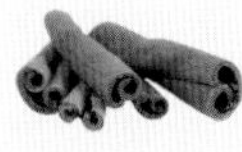

桂皮 具有刺激性，会增加多汗患儿的肠胃负担。

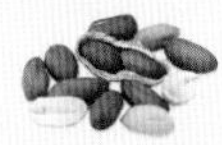

花生 属坚硬食物，不利于肠胃的消化吸收。

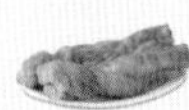

油条 属油炸食品，多食会加重患儿肠胃负担。

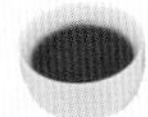

浓茶 其所含的茶碱具有刺激性，对病情不利。

其他忌吃食物：墨鱼、芋头、竹笋、菱角、方便面、八角、油饼、咖喱等。

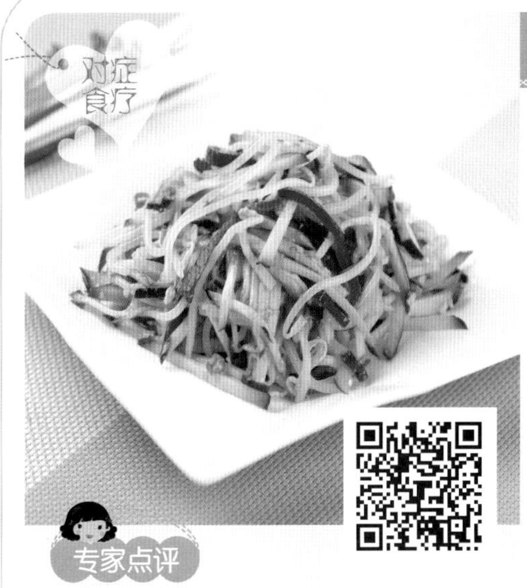

黄瓜拌绿豆芽

◐原料：

黄瓜200克，绿豆芽80克，红椒15克，蒜末、葱花各少许

◐调料：

盐2克，鸡粉2克，陈醋4毫升，芝麻油、食用油各适量

◐做法：

1.将洗净的黄瓜、红椒切丝。
2.锅中注水烧开，加食用油，放入洗好的绿豆芽、切好的红椒，拌匀，煮至熟。
3.把焯煮好的食材捞出，装入碗中。
4.放入切好的黄瓜丝，加盐、鸡粉。
5.放入蒜末、葱花，加陈醋、芝麻油，把碗中的食材搅拌至入味。
6.将拌好的材料装入盘中即成。

专家点评

绿豆芽含有维生素E、维生素B_2、纤维素等，能保护皮肤和血管的正常功能，帮助抑制小儿过度出汗，适合阴虚多汗的幼儿食用。

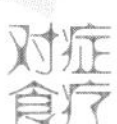

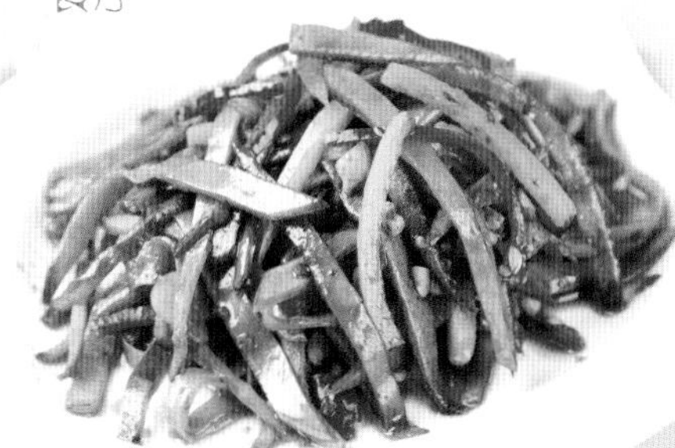

鱼香扁豆丝

◐原料：

扁豆200克，彩椒35克，姜片、蒜片、葱段各少许

◐调料：

豆瓣酱5克，白糖3克，陈醋10毫升，辣椒油5毫升，食用油适量

◐做法：

1.将洗净的彩椒切细丝。
2.洗好的扁豆切粗丝，备用。
3.用油起锅，倒入姜片、蒜片，炒匀，放入葱段，炒匀。
4.放入豆瓣酱，炒香，倒入扁豆，炒至变软，放入彩椒，炒匀，加白糖、陈醋，淋入辣椒油，炒匀。
5.关火后盛出炒好的菜肴即可。

扁豆含有多种维生素和矿物质等，具有滋补脾脏、养胃益气、提神除倦的作用，对缓解小儿多汗症状有一定的食疗作用，可经常食用。

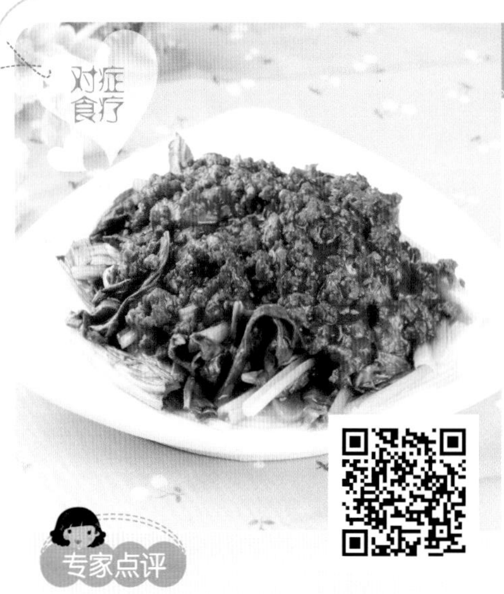

小白菜中含有的维生素C以及牛肉中所含的氨基酸都能起到增加机体抗病能力的作用并帮助调理脾胃，特别适合多汗儿童食用。

小白菜拌牛肉末

原料：

牛肉100克，小白菜160克，高汤100毫升

调料：

盐少许，白糖3克，番茄酱15克，料酒、水淀粉、食用油各适量

做法：

1.将洗好的小白菜切段，洗净的牛肉剁成肉末。

2.锅中注水烧开，加食用油、盐，放入小白菜，焯煮1分钟，至其熟透。

3.将小白菜捞出，沥干水分，待用。

4.用油起锅，倒入牛肉末，淋料酒，炒匀炒香，倒入高汤，加番茄酱、盐、白糖、水淀粉，快速搅拌均匀。

5.牛肉末盛在装好盘的小白菜上即可。

对症食疗

专家点评

蛤蜊含有蛋白质、维生素、氨基酸和牛磺酸等，可滋阴润燥，适用于五脏阴虚消渴等症，小儿多汗患者适当食用，有助于缓解多汗症状。

豆腐蛤蜊汤

原料：

蛤蜊肉100克，豆腐块150克，姜片、葱花各少许

调料：

胡椒粉、鸡粉各3克，盐2克，三花淡奶5毫升，食用油少许

做法：

1.锅中注入适量清水烧开，倒入洗净切好的豆腐块、蛤蜊肉、姜片，搅拌匀。

2.盖上盖，煮约2分钟。

3.揭开盖，加入适量食用油、胡椒粉、鸡粉、盐，搅拌匀。

4.倒入备好的三花淡奶，搅拌均匀。

5.盛出煮好的汤料，装入碗中，撒上葱花即可。

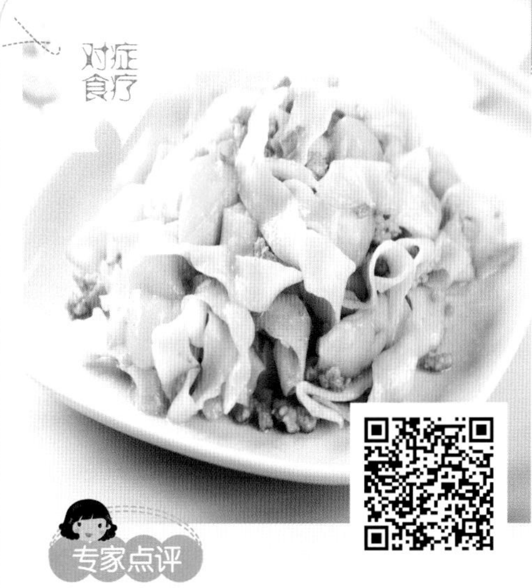

丝瓜肉末炒刀削面

◐原料：

刀削面200克，丝瓜150克，肉末150克

◐调料：

盐、鸡粉各2克，料酒3毫升，生抽5毫升，食用油适量

◐做法：

1.洗好去皮的丝瓜切滚刀块，备用。
2.锅中注水烧开，放入刀削面，搅散。
3.淋食用油，煮3分钟至面条熟软。
4.捞出煮好的刀削面，过一下凉开水，装碗待用。
5.用油起锅，倒入肉末，炒至变色。
6.加料酒、生抽，倒入丝瓜、刀削面，加盐、鸡粉，炒至食材入味。
7.关火后盛出炒好的食材即可。

专家点评

丝瓜含有蛋白质、植物黏液、B族维生素、维生素C、膳食纤维等营养成分，具有清热解毒、促进消化吸收的作用，可补充小儿因流汗损失的热量。

糯米糍

◐原料：

莲蓉150克，椰蓉、澄面各100克，樱桃若干，糯米粉500克，猪油150克，白糖175克

◐调料：

食用油适量

◐做法：

1.澄面加开水拌匀，倒扣静置20分钟；将发好的澄面揉搓匀制成澄面团。
2.糯米粉加白糖、清水，揉搓至纯滑，放猪油、澄面团，混合匀，制成面团。
3.将面团分成数个小剂子，压成饼状，放入莲蓉，揉搓成圆球状，制成生坯。
4.将生坯放入刷好食用油的蒸盘上，放入蒸锅中，大火蒸约10分钟至熟透。
5.取糯米糍，蘸椰蓉，点缀上樱桃粒即可。

专家点评

糯米中含有蛋白质、矿物质及多种维生素，是一种温和的滋补品，具有补中益气、健脾暖胃、止汗等作用。本品尤其适合阴虚多汗的患儿食用。

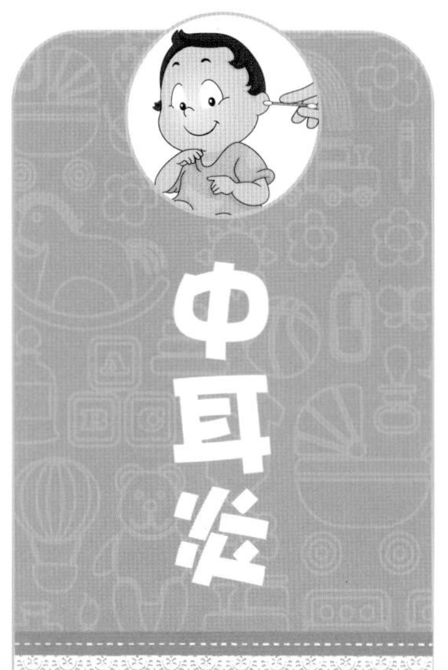

中耳炎

中耳炎是因中耳内发生细菌感染所致，分急性和慢性两种。小儿机体抵抗力较弱，容易患急性鼻炎、扁桃体炎等上呼吸道感染，而某些传染病如麻疹、流感等常常会引起鼻咽部的分泌物增多，进而导致急性化脓性中耳炎。此外，给小儿掏挖耳朵，不小心损伤了外耳道黏膜或鼓膜导致的感染，也可能蔓延到中耳发生炎症。

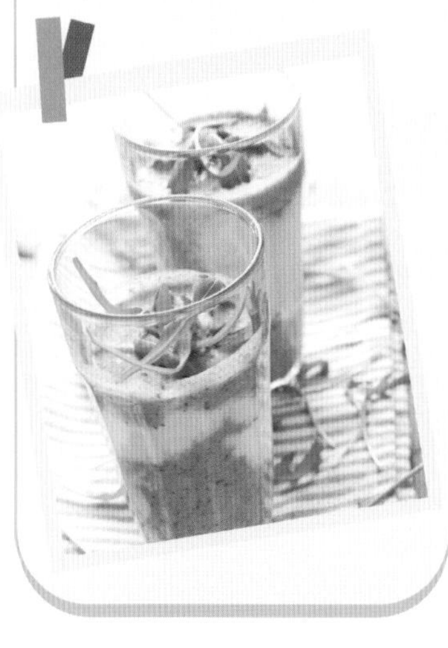

主要症状

一般临床常表现为耳区胀痛、耳内闷胀感或堵塞感、听力下降及耳鸣，有时头位变动可觉听力改善。儿童常表现为听话迟钝或注意力不集中。可伴有发热、头痛等全身症状，一旦鼓膜穿孔，可见脓液从耳中流出，此时肿胀的症状反而减轻。急性化脓性中耳炎未及时治疗或治疗不当，一旦转变为慢性中耳炎，不仅会导致听力下降，甚至还会出现严重的并发症。

饮食调理

1.饮食宜清淡，宜吃易咀嚼、易消化、营养丰富的食物，如米粥、馒头、牛奶、豆腐、豆浆等。

2.多吃具有清热消炎作用的新鲜蔬菜，如芹菜、丝瓜、茄子、荠菜、黄瓜、苦瓜等。

3.忌食腥荤发物，如蟹、虾、羊肉、韭菜等。这些食物容易生热化火，使炎症扩展。

4.忌食辛辣刺激性食物，如咖喱、花椒等。这些食物温热辛燥，化火伤阴，易使中耳炎加重。

5.忌食过咸或腌制的食物，如腌制的咸菜、咸鸭蛋、酸菜、腊肉等。

6.避免食用坚硬难咬的食物，如花生、西瓜子、开心果、油条等。这些食物对小儿来说难以咀嚼，会加重中耳炎疼痛。

日常防护

1.小儿患感冒，尤其是有鼻塞时，家长切勿轻视，要及早治疗，以免加重中耳炎病情。

2.小儿感冒流鼻涕时，家长应用干净的手帕或餐巾纸帮助其轻轻地揩去鼻涕等分泌物，以防止鼻涕倒流进入耳内。

3.对于较大的儿童，要指导其正确的揩鼻涕方法，即交替将左右鼻翼压向鼻中隔，不要用手捏紧双侧鼻孔擤鼻涕，以免增加鼻、咽部压力。

宜吃食物

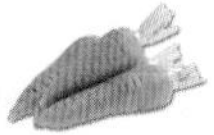
胡萝卜 含胡萝卜素、维生素C，有助于抵抗病毒感染。

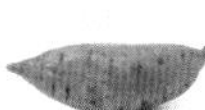
红薯 营养丰富，有提高免疫力、解毒、止血之效。

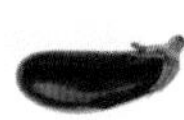
茄子 能清热凉血、消肿解毒，有抗感染功效。

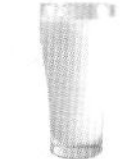
牛奶 含钙丰富，可提高患者的身体抵抗力。

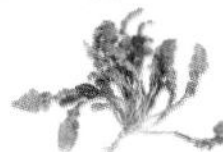
荠菜 具有清热解毒、抗菌消肿的作用。

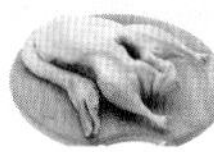
鸭肉 维生素丰富，能有效抵抗多种炎症。

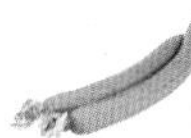
丝瓜 有清热败火、消肿之功效，可缓解病情。

银耳 有清热滋阴之效，适合中耳炎患者食用。

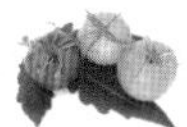
西红柿 可清热解毒，对中耳炎患儿有调理作用。

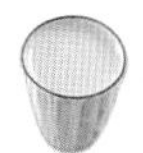
豆浆 可滋阴润燥，常饮有助于缓解疼痛。

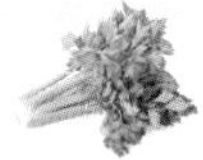
芹菜 富含B族维生素，有清热解毒之功效。

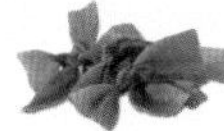
海带 具有清热滋阴之效，对炎症有较好的效果。

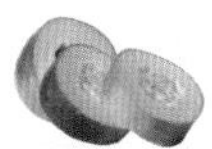
冬瓜 含丰富的维生素C，可清热、消肿、解毒。

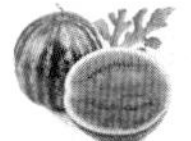
西瓜 有助于中耳炎患者清热泻火，缓解病情。

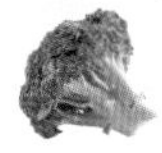
西蓝花 具有解毒消肿之功效，还可抗感染。

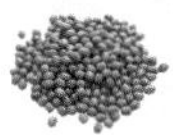
绿豆 有清热解毒、利水消肿之功效。

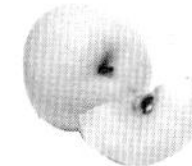
梨 有清热降火的作用，对炎症有很好的疗效。

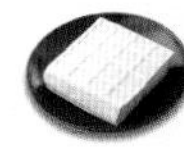
豆腐 能补脾益胃、清热润燥、解热毒。

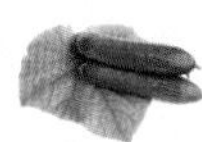
黄瓜 性凉，味甘，有消肿之效，可缓解疼痛。

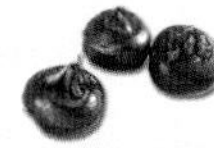
马蹄 具有清热解毒、凉血生津之功效。

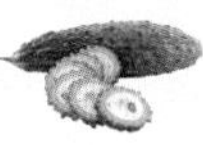
苦瓜 可清热益气，对中耳炎有一定的功效。

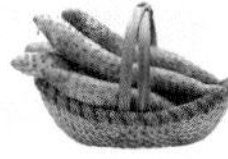
山药 含维生素B_1、维生素B_2，对炎症有缓解作用。

其他宜吃食物：猕猴桃、藕粉、小米、玉米、小麦、黑木耳、苹果、葡萄等。

忌吃食物

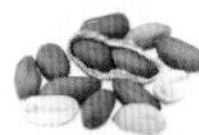

✖ **花生** 属坚硬食物，患者食用后易加剧疼痛。

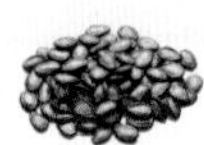

✖ **西瓜子** 难以咀嚼，多食会加重中耳炎疼痛。

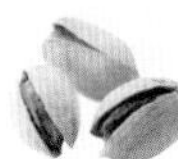

✖ **开心果** 属坚硬食物，咀嚼过多不利于病情的缓解。

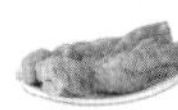

✖ **油条** 易化火生热，引起口渴，使中耳炎加重。

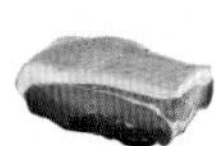

✖ **腊肉** 属腌制食物，多食易加重患者病情。

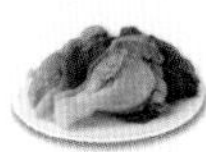

✖ **酸菜** 属温热辛燥之物，易使中耳炎加重。

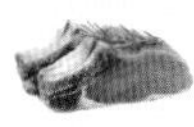

✖ **羊肉** 有助热生火的作用，会加重病情。

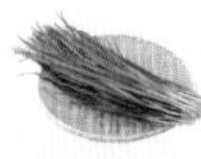

✖ **韭菜** 可辛温助阳，阴虚火盛的患儿不宜食用。

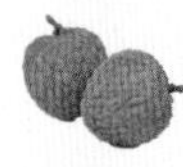

✖ **荔枝** 多食易生内热，不利于病情的缓解。

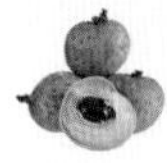

✖ **桂圆** 性温，多食会积温成热，加重病情。

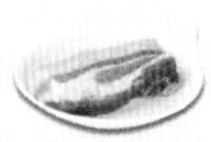

✖ **肥肉** 易加重消化负担，对患儿病情不利。

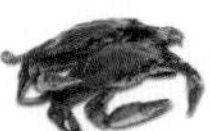

✖ **螃蟹** 蟹肉性寒凉，脾胃虚弱的患儿不宜食用。

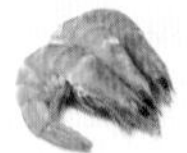

✖ **虾** 属发物，多食易加重疼痛症状。

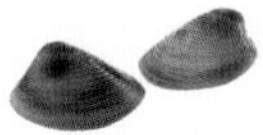

✖ **鲜贝** 属腥荤发物，易生热化火，使炎症扩展。

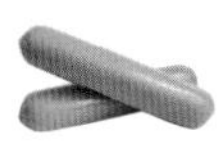

✖ **香肠** 属腌制食品，中耳炎患儿食用易加重病情。

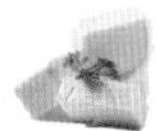

✖ **奶油** 不易被消化，会影响中耳炎患儿的食欲。

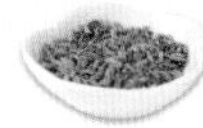

✖ **茴香** 属辛辣之品，患儿食用后易加重炎症症状。

✖ **芥末** 属温热辛辣之物，食用后易生热助热。

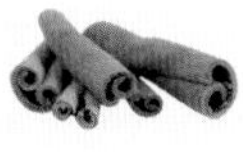

✖ **桂皮** 有较强刺激性，多食会加重炎症症状。

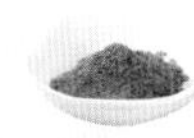

✖ **咖喱** 具有辛辣刺激性，多食易助热，影响治疗。

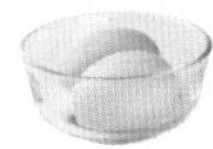

✖ **咸鸭蛋** 易化火生热，多食易使炎症加重。

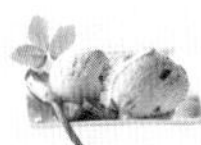

✖ **冰激凌** 冷冻食品易伤肠胃，会加重炎症症状。

其他忌吃食物：八角、烤翅、腌肉、薯条、臭豆腐、爆米花、碳酸饮料等。

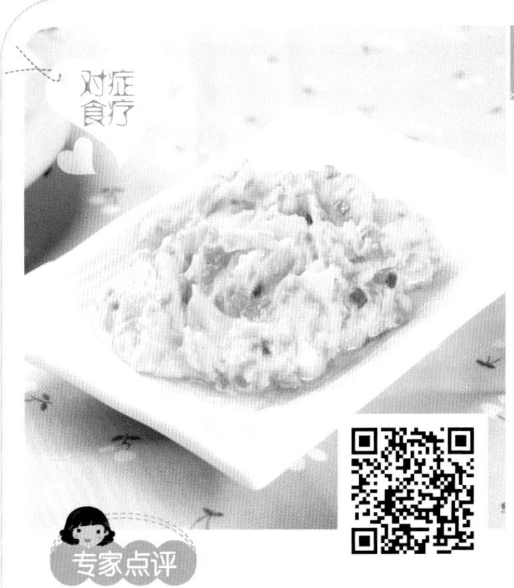

胡萝卜炒蛋

原料：

胡萝卜100克，鸡蛋2个，葱花少许

调料：

盐4克，鸡粉2克，水淀粉、食用油各适量

做法：

1.将去皮洗净的胡萝卜切粒。

2.鸡蛋打入碗中，打散调匀，备用。

3.锅中注水烧开，加2克盐，倒入胡萝卜粒，焯煮半分钟至其八成熟，捞出。

4.把胡萝卜粒倒入蛋液中，加入2克盐、鸡粉、水淀粉。

5.再撒入少许葱花，搅拌匀。

6.用油起锅，倒入调好的蛋液。

7.搅拌，翻炒至成型。

8.将炒好的鸡蛋盛出，装盘即可。

专家点评

胡萝卜有健脾和胃、清热解毒的作用，有助于抵抗病毒感染，对中耳炎具有较好的缓解作用；鸡蛋含多种人体所需的营养物质，可增强患儿免疫力。

对症食疗

茄子焖牛腩

原料：

茄子200克，红椒、青椒各35克，熟牛腩150克，姜片、蒜末、葱段各少许

调料：

豆瓣酱7克，盐3克，鸡粉2克，老抽2毫升，料酒4毫升，生抽6毫升，水淀粉、食用油各适量

做法：

1.锅中注油烧热，放入茄子丁，炸约1分钟，捞出；用油起锅，放姜片、蒜末、葱段，爆香，倒入牛腩、茄子、红椒、青椒，炒匀，加豆瓣酱、盐、鸡粉、老抽、料酒、生抽、清水，翻炒匀。

2.中火煮至食材入味；倒入水淀粉，翻炒至食材熟透、入味，关火后盛出即成。

专家点评

茄子含有蛋白质、维生素A、B族维生素、维生素C、维生素P等营养物质，有活血化瘀、清热消肿的功效，对小儿中耳炎患者有很好的调理作用。

专家点评

大豆具有清热解毒、润燥消水、益气的功效；红薯营养丰富，可增强患儿免疫力。两者搭配食用，对中耳炎患儿具有较好的食疗作用。

红薯豆浆

◐原料：

水发黄豆50克，红薯块50克

◐调料：

白糖适量

◐做法：

1.将已浸泡8小时的黄豆倒入碗中，注入适量清水，用手搓洗干净。
2.把洗好的黄豆倒入滤网中，沥干水分。
3.将备好的红薯、黄豆倒入豆浆机中。
4.注入适量清水，至水位线即可，选择“五谷”程序，按“开始”键打浆。
5.待豆浆机运转约15分钟，即成豆浆。
6.把煮好的豆浆倒入滤网中，滤取豆浆。
7.将滤好的豆浆倒入杯中，加白糖。
8.搅拌均匀，至白糖溶化即可。

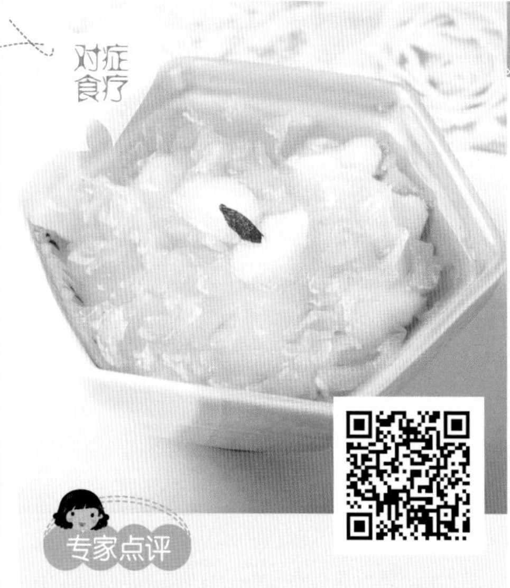

专家点评

马蹄具有清热解毒、凉血生津、利尿通便的作用，与具有滋阴润肺作用的银耳同食，既有助于病情的缓解，又可增进患儿食欲。

马蹄银耳汤

◐原料：

马蹄100克，水发银耳120克

◐调料：

冰糖30克，食粉适量

◐做法：

1.洗净去皮的马蹄切成片，洗好的银耳切片，备用。
2.锅中注水烧开，倒入银耳，加食粉，拌匀，煮1分钟，捞出，备用。
3.砂锅中注水烧开，放入银耳、马蹄。
4.盖上盖，用小火煮30分钟。
5.揭开盖，放入冰糖。
6.搅拌匀，煮至冰糖完全溶化。
7.将煮好的甜汤盛出，装入碗中即可。

莲藕海带汤

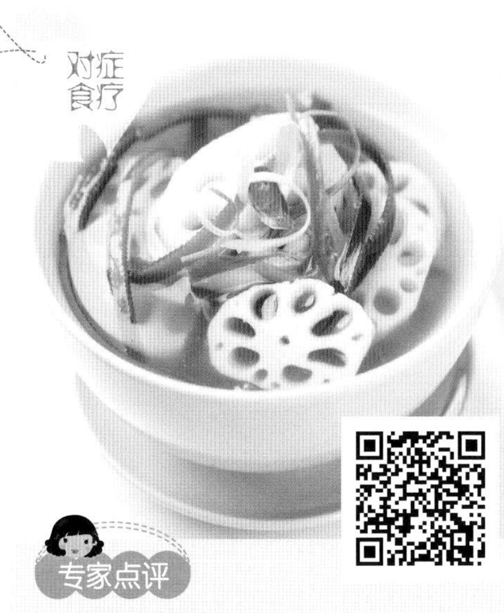

专家点评

莲藕具有健脾养胃、益气补血、清热祛瘀等功效，海带具有清热解毒、利尿消肿的作用，两者搭配食用，对炎症有很好的食疗功效。

◐原料：

莲藕160克，水发海带丝90克，姜片、葱段各少许

◐调料：

盐、鸡粉各2克，胡椒粉适量

◐做法：

1.去皮洗净的莲藕切厚片，备用。
2.砂锅中注水烧热，倒入洗净的海带丝，放入藕片，撒姜片、葱段，搅散。
3.盖上盖，烧开后用小火煮约25分钟，至食材熟透。
4.揭盖，加入盐、鸡粉，撒上适量胡椒粉，拌匀调味。
5.关火后盛出煮好的海带汤，装入碗中即成。

豆腐四季豆碎米粥

对症
食疗

专家点评

四季豆含胡萝卜素、B族维生素、蛋白质和多种氨基酸，具有利水消肿的作用。小儿中耳炎患者适量食用，不仅有助于炎症的缓解，而且可增进食欲。

◐原料：

豆腐85克，四季豆75克，大米65克

◐调料：

盐少许

◐做法：

1.锅中注水烧开，放入切好的四季豆，煮2分30秒至熟，捞出。
2.榨汁机选择搅拌刀座组合，把四季豆放入榨汁机中，加清水，选择“搅拌”功能，榨取四季豆汁。
3.再选择干磨刀座组合，放入大米，选择“干磨”功能，磨成米碎。
4.把四季豆汁、米碎倒入汤锅中，搅拌匀，煮成米糊，加入豆腐、盐，煮沸、调味；关火后将米粥盛出即可。

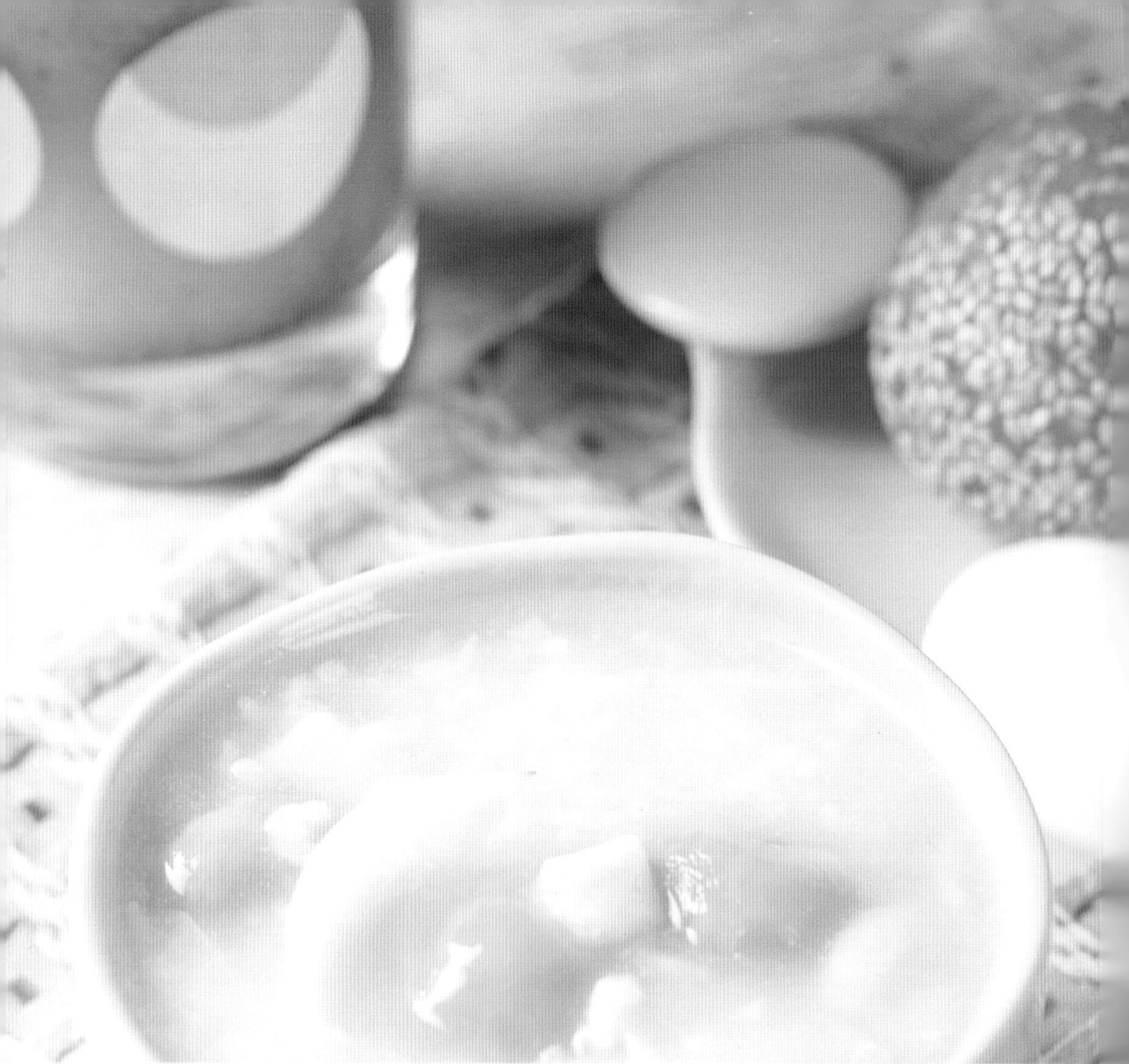

孩子生病期间更需要营养丰富的食物来增强抵抗力，抵御疾病的侵袭。然而患病期间，孩子的消化功能多少会受到影响，孩子食欲不佳的情况时有发生。基于此，本章重点介绍了适宜儿童在患病期间食用的膳食，包括流质膳食、半流质膳食、软食和普通膳食四大类，为父母提供膳食指导的同时，制定出一份较为科学的三餐饮食方案，推荐多种备受儿童喜爱且营养丰富的膳食，让父母不再因孩子患病期间的饮食问题而发愁。

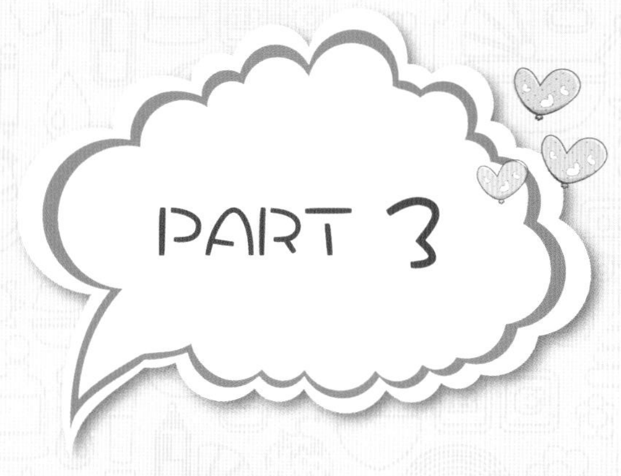

稳操胜券，正确选择患病期膳食

流质膳食

半流质膳食

软食

普通膳食

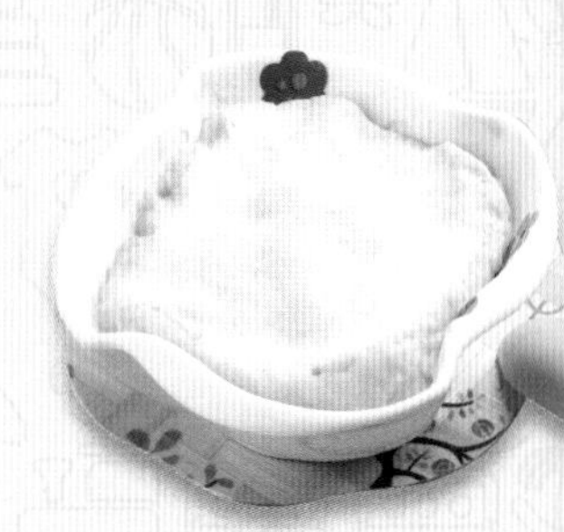

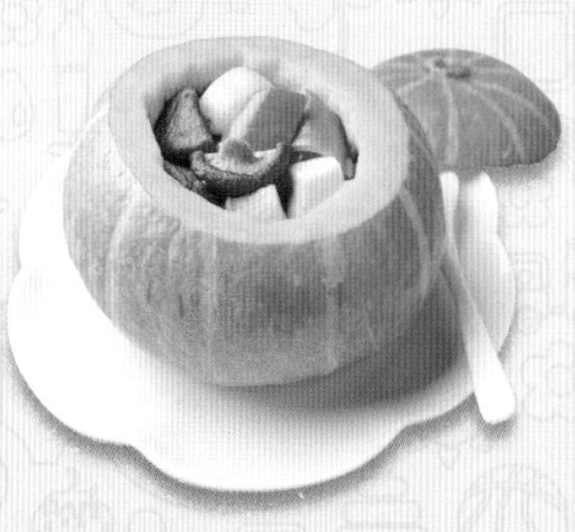

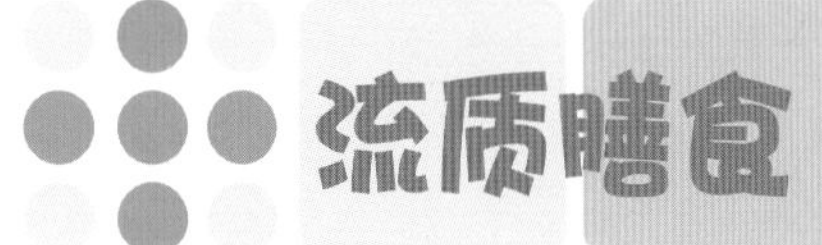

流质膳食

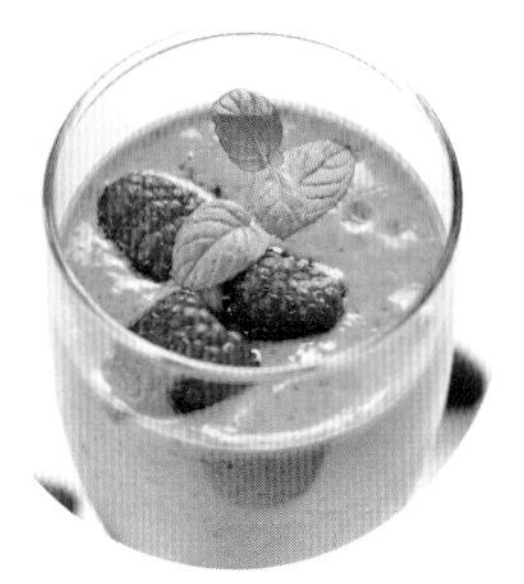

流质膳食，是指食物呈液体状态或在口腔内能融化为液体，易于吞咽和消化的一种膳食形态。流质膳食所提供的热量、蛋白质及其他营养素均不足以满足人体的营养需求，只能短期或在过渡期食用；如需较长时间食用，则需增加各类营养素制剂的摄入，以维持机体各项功能正常运转。

食物举例：米汤、排骨汤、鸡汤、鱼汤、瘦肉汤、蔬菜汤、豆浆、牛奶、鲜榨蔬果汁、藕粉等无渣饮食。

适用范围

流质膳食适用于高热、急性消化道炎症、消化性溃疡、身体极度虚弱、无力咀嚼、大手术前后、急性重症的患儿。

膳食指导

1.少量多餐，每2～3小时供应一次，每日进食6～7次。
2.宜在食物中加入适量的糖，以满足儿童的热量需求。
3.宜选择富含优质蛋白的食物，如牛奶、鱼汤、肉汤等，且所有汤品都应去渣留汤。
4.不添加油腻厚味、刺激性的食物及调味品。
5.腹部手术者及腹泻患儿，为避免胀气不宜喂食牛奶、豆浆及过甜的液体。
6.凡用鼻管喂入的流食，忌用蛋花、浓米汤，以免堵塞管道。
7.如果病情允许，可选择添加少量易消化的脂肪食物，如芝麻油、花生油等。

食谱举例

进餐时间	食物选择
7：30	豆浆加糖
9：00	清肉汤、藕粉
11：30	西红柿蛋花汤（去渣）
14：30	牛奶加糖
17：00	浓米汤、鸡汤
19：30	排骨汤、牛奶藕粉

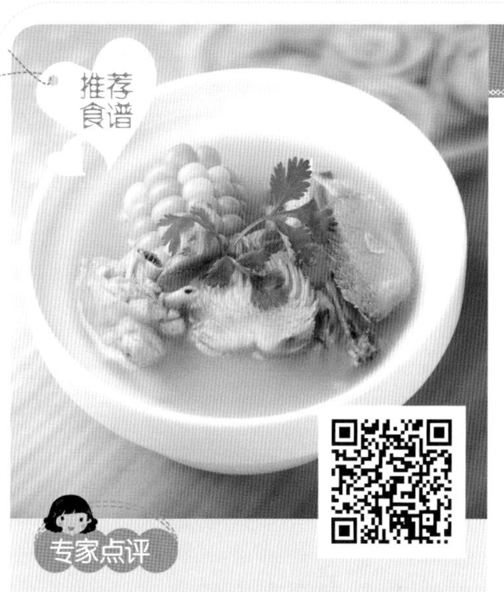

猴头菇煲鸡汤

◐原料：

水发猴头菇50克，玉米块120克，鸡肉块350克，姜片少许

◐调料：

鸡粉2克，盐2克，料酒8毫升

◐做法：

1.猴头菇切成小块；锅中注水烧开，倒入鸡块、4毫升料酒，汆去血水，捞出。
2.砂锅中注水烧开，放入玉米块、猴头菇，倒入汆过水的鸡肉块，放入姜片。
3.淋入4毫升料酒，搅拌匀；烧开后用小火煮30分钟，至食材熟透。
4.放入鸡粉、盐，用勺拌匀调味。
5.关火后盛出，装入汤碗中即可。

专家点评

猴头菇与鸡肉煮汤食用，有益气养血之效，是一道补虚佳品，对辅助治疗小儿消化道疾病、缓解感冒症状、增强人体免疫力十分有效。

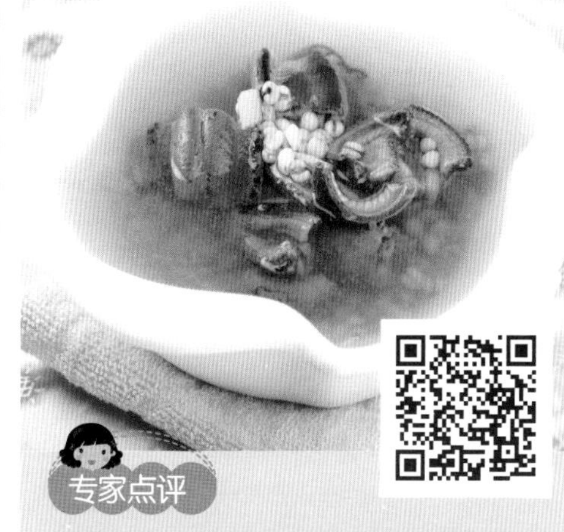

薏米鳝鱼汤

◐原料：

鳝鱼120克，水发薏米65克，姜片少许

◐调料：

盐3克，鸡粉3克，料酒3毫升

◐做法：

1.鳝鱼切成小块；把鳝鱼装入碗中，加1克盐、1克鸡粉、料酒，腌渍至入味。
2.汤锅中注水，用大火烧开，放入洗好的薏米，搅匀。
3.盖上盖，烧开后用小火煮20分钟至熟软；揭盖，放入鳝鱼、姜片，搅匀。
4.盖上盖，用小火续煮约15分钟，至食材熟烂；再揭开盖子，放入2克盐、2克鸡粉，拌匀调味；将煮好的粥盛出，装入碗中即可。

专家点评

薏米有健脾除湿、清热镇咳之效，鳝鱼有益气血、补肝肾、强筋骨之效，两者搭配煮汤，对缓解小儿疳积、风热咳嗽等症有食疗作用。

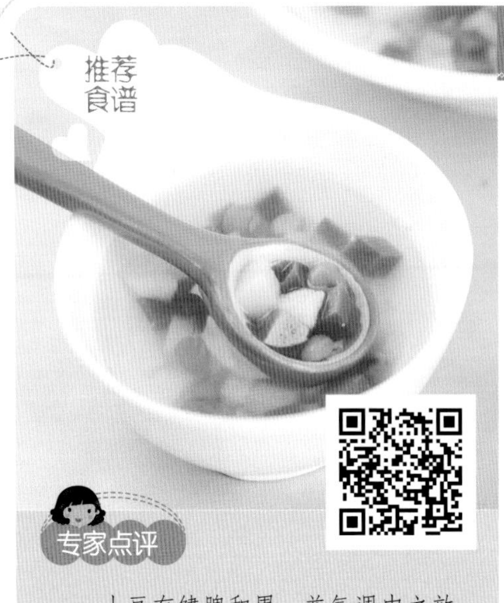

鳕鱼土豆汤

◐原料：

鳕鱼肉150克，土豆75克，胡萝卜60克，豌豆45克，肉汤1000毫升

◐调料：

盐2克

◐做法：

1.开水锅中倒入豌豆，煮2分钟捞出。
2.豌豆切开，土豆、胡萝卜切小丁块。
3.鳕鱼肉去鱼骨、鱼皮，再剁成细末。
4.锅置于火上烧热，倒入肉汤，用大火煮沸，倒入胡萝卜、土豆、豌豆。
5.放入鳕鱼肉，用中火煮约3分钟，至食材熟透，加盐，拌匀调味，煮至入味。
6.关火后盛出煮好的土豆汤即可。

土豆有健脾和胃、益气调中之效，鳕鱼能益气补血、补钙，两者搭配煮汤，对缓解小儿消化不良、促进机体新陈代谢、增强机体抗病能力有益。

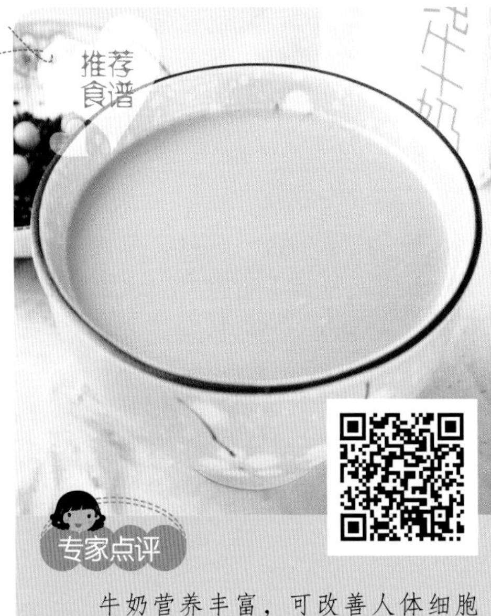

牛奶芝麻豆浆

◐原料：

水发黄豆60克，黑芝麻10克，牛奶80毫升

◐做法：

1.已浸泡8小时的黄豆倒入碗中，加水搓洗干净，倒入滤网中，沥干水分。
2把黄豆、芝麻、牛奶倒入豆浆机中，注入适量清水，至水位线即可。
3.盖上豆浆机，选择“五谷”程序，开始打浆；待豆浆机运转约15分钟，即成豆浆。
4.将豆浆机断电，取下机头，把煮好的豆浆倒入滤网中，用汤匙略微搅拌，滤取豆浆。
5.将豆浆倒入碗中，待稍微放凉后即可饮用。

牛奶营养丰富，可改善人体细胞活性，促进大脑发育；黑芝麻有乌发润发、益气补血的作用，两者搭配，对改善幼儿贫血、辅助其智力发育有效。

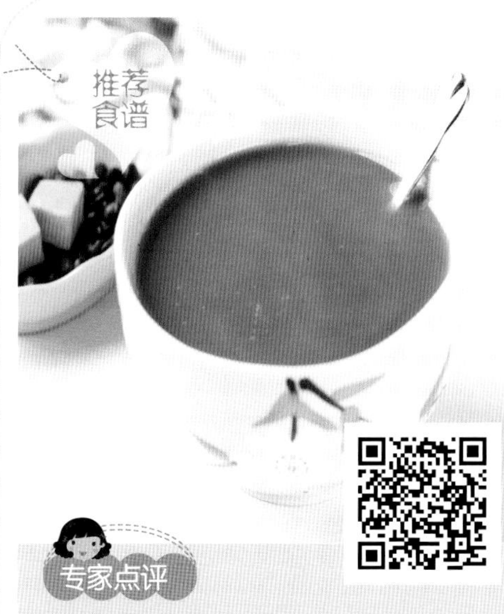

黑米南瓜豆浆

◐原料：

水发黑豆、黑米、南瓜块各80克

◐调料：

白糖适量

◐做法：

1.将已浸泡好的黑豆、黑米倒入碗中，注水搓洗干净，再倒入滤网中，沥干。
2.取豆浆机，倒入备好的黑豆、黑米、南瓜块，倒入清水，至水位线即可。
3.盖好豆浆机机头，选择“五谷”程序，再选择“开始”键，开始打浆。
4.待豆浆机运转约20分钟，即成豆浆；倒入滤网中，用勺子搅拌，滤取豆浆。
5.将过滤好的豆浆倒入碗中，加入白糖拌匀调味；待稍微放凉后即可饮用。

专家点评

南瓜具有润肺益气、保肝护肾等功效；黑米能清除自由基、改善缺铁性贫血、调节免疫力，两者搭配食用，能有效提高幼儿的抗病能力。

推荐食谱

香蕉牛奶甜汤

◐原料：

香蕉60克，牛奶少许

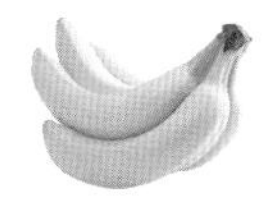

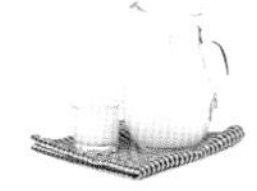

◐调料：

白糖适量

◐做法：

1.香蕉去皮，切成小块，备用。
2.锅中注水烧开，将香蕉倒入锅中，搅拌片刻，盖上盖，用小火煮15分钟。
3.揭开锅盖，倒入备好的牛奶。
4.加入适量白糖，搅拌片刻至其溶化。
5.关火后，将煮好的香蕉甜汤盛出，装入碗中即可。

专家点评

香蕉营养丰富，含有蛋白质、葡萄糖、膳食纤维、维生素E等营养成分，且易消化、口感软绵，对幼儿有增进食欲、润肠通便、清热解毒等功效。

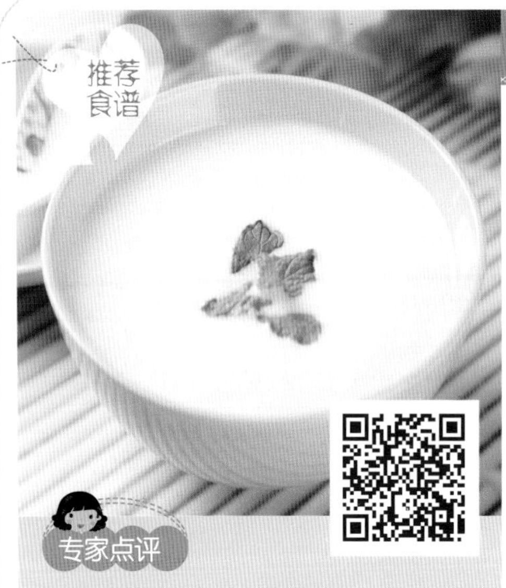

牛奶藕粉

◐ 原料：

鲜牛奶300毫升，藕粉20克

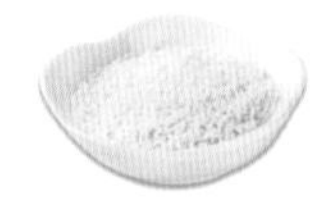

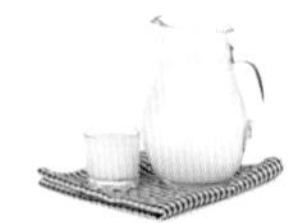

◐ 做法：

1.把部分牛奶倒入藕粉中，搅拌均匀，备用。

2.锅置火上，倒入余下的牛奶。

3.煮开后关火，待用。

4.锅中倒入调好的藕粉，拌匀。

5.再次开火，煮约2分钟，搅拌均匀至其呈现糊状。

6.关火后盛出煮好的牛奶藕粉，装入碗中即可。

专家点评

藕粉含蛋白质、维生素C、氧化酶等营养成分，具有健脾开胃、益血补心、消食、生津等功效；搭配含钙丰富的牛奶食用，还能促进幼儿生长发育。

黄瓜苹果汁

推荐食谱

◐ 原料：

黄瓜120克，苹果120克

◐ 调料：

蜂蜜15克

◐ 做法：

1.洗好的黄瓜切条，改切成丁。

2.洗净的苹果切瓣，去核，再切成小块，备用。

3.取榨汁机，选择搅拌刀座组合，倒入切好的黄瓜、苹果，倒入适量矿泉水。

4.盖上盖，选择“榨汁”功能，榨取果蔬汁；揭盖，加入蜂蜜。

5.盖上盖，选择“榨汁”功能，搅匀。

6.揭开盖，将榨好的果蔬汁倒入杯中，即可饮用。

专家点评

黄瓜含有的丙醇二酸能抑制糖类转化为脂肪，搭配苹果食用，还有润肠之效，对缓解小儿便秘、预防小儿肥胖有一定的功效。

流质膳食食谱荟萃

关注“掌厨”——更多流质膳食食谱可在“掌厨”中找到

红枣枸杞豆浆	西蓝花番茄豆浆	西瓜黄桃苹果汁
小墨鱼豆腐汤	木耳胡萝卜豆浆	莲香豆浆
山药绿豆豆浆	薏米南瓜汤	黑豆玉米须瘦肉汤
红豆鸭汤	杏仁大米豆浆	黑米核桃黄豆浆
莲藕海带汤	小麦玉米豆浆	芹菜苹果汁
圣女果芒果汁	芒果藕粉	杏仁榛子豆浆
藕粉汤	桂圆红枣豆浆	苹果雪耳瘦肉汤
山药红枣鸡汤	蚕豆瘦肉汤	荷叶小米黑豆豆浆
四色豆浆	马蹄藕粉	柠檬薏米豆浆
红薯牛奶甜汤	米香豆浆	核桃芝麻豆浆
黄豆胡萝卜豆浆	桑叶猪肝汤	藕粉糊
芝麻玉米豆浆	黄瓜芹菜苹果汁	枸杞核桃豆浆
美味莴笋蔬果汁	红豆黑米豆浆	黄米豆浆
牛奶黑芝麻豆浆	莲藕柠檬苹果汁	核桃大米豆浆
冰糖雪梨豆浆	绿豆海带豆浆	奶香苹果汁

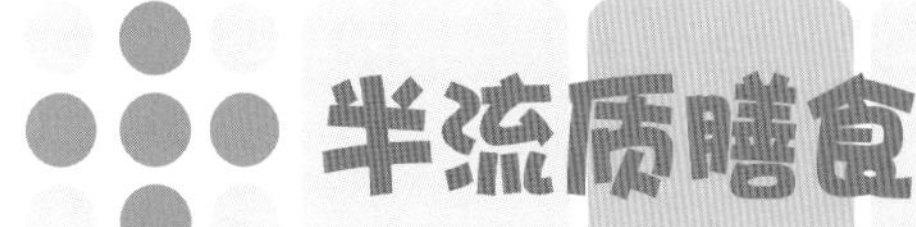

半流质膳食

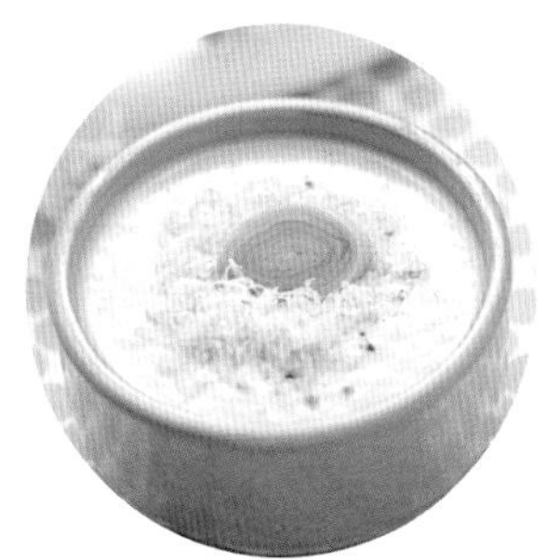

半流质膳食，是一种较稀软、易消化、易咀嚼、含粗纤维少、无强烈刺激、呈半流质状态的食物。半流质膳食含水分较多，热量较少，营养素供给较低，不能满足儿童日常所需的营养素及热量。故在选择食材时，应选择高热量、高蛋白、低脂肪的食物。

食物举例：米粥、馄饨、面包、烂面条、鸡蛋羹、豆腐脑、水果泥、蔬菜泥、面糊、米糊、各类肉末、肉泥等。

适用范围

半流质膳食适用于高热、发热、胃肠道消化疾病、口腔疾病或咀嚼困难、外科手术前后、身体较虚弱、缺乏食欲的患儿。

膳食指导

1.少量多餐、每日进食5～6次，两餐之间间隔2～3小时。

2.忌用粗纤维含量高且不易消化的食材，如高粱、红薯、竹笋等。

3.饮食多样化、平衡合理，以满足孩子日常所需的大量营养素。

4.伤寒及痢疾病人不能给予含粗纤维及易造成胀气的食物，如蔬菜汁、生水果等。痢疾病人还不能给予牛奶及过甜的食物。

5.消化道出血的患儿，应该给予少渣、少纤维素的半流质食物。

6.禁止摄入刺激性的食物、调味品及含油脂多的食物。

食谱举例

进餐时间	食物选择
早餐	肉末粥、面包片
加餐	米糊
午餐	肉末烂面条、水果泥
加餐	豆腐脑
晚餐	白菜小蘑菇馄饨、蛋羹

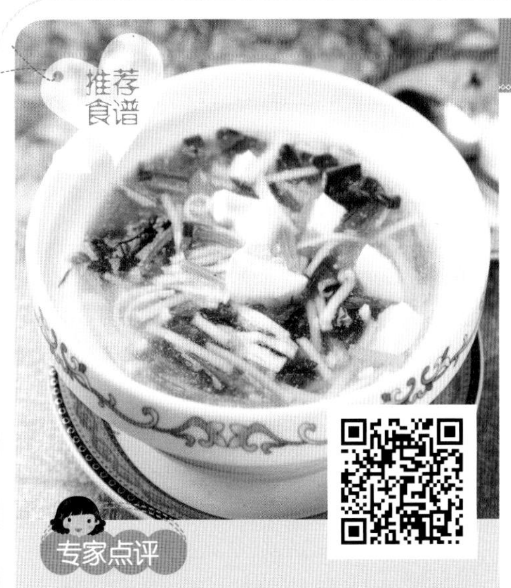

菠菜鸡蛋面

◐原料：

面条80克，菠菜65克，奶粉35克，熟鸡蛋1个

◐做法：

1.面条切成小段；熟鸡蛋切开，再切成瓣，改切成小块，待用。
2.锅中注入适量清水烧开，倒入洗好的菠菜，拌匀，略煮片刻至其变软。
3.将煮好的菠菜捞出，沥干水分，放凉；把放凉的菠菜切成小段，备用。
4.锅中注水烧开，倒入奶粉，略煮片刻，放入面条，搅散，煮至熟软。
5.倒入菠菜，搅拌均匀，煮至沸，再倒入鸡蛋块，搅拌匀。
6.关火后盛出煮好的鸡蛋面即可。

专家点评

菠菜含有胡萝卜素、维生素C、铁、钙等营养成分，搭配营养丰富的鸡蛋及奶粉食用，具有开胃消食、促进新陈代谢、增强免疫力等功效。

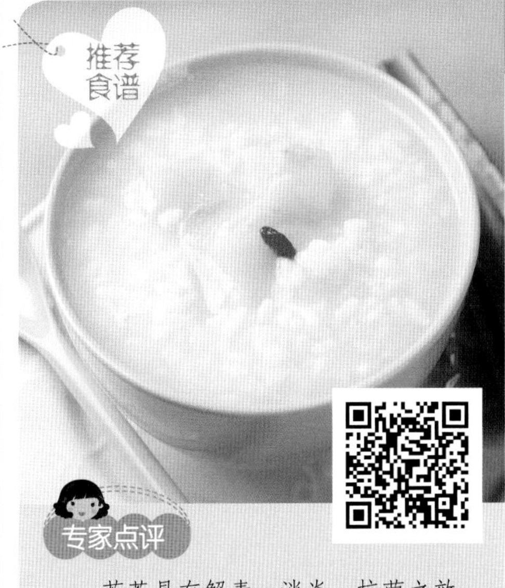

芦荟雪梨粥

◐原料：

水发大米180克，芦荟30克，雪梨170克

◐调料：

白糖适量

◐做法：

1.雪梨切开，去核，去皮，果肉切小块；芦荟切开，取果肉，再切小段。
2.砂锅中注入适量清水烧热，倒入洗净的大米，搅拌匀。
3.烧开后用小火煮约30分钟，至米粒变软，倒入芦荟，放入雪梨块，拌匀。
4.用小火续煮约15分钟，至食材熟透，加入白糖，拌匀，用中火煮至溶化。
5.关火后盛出煮好的粥，装入碗中，即可食用。

专家点评

芦荟具有解毒、消炎、抗菌之效；雪梨能清心润肺、止咳润燥，两者搭配食用，对促进伤口愈合、缓解小儿咳嗽、预防病毒性感染等有作用。

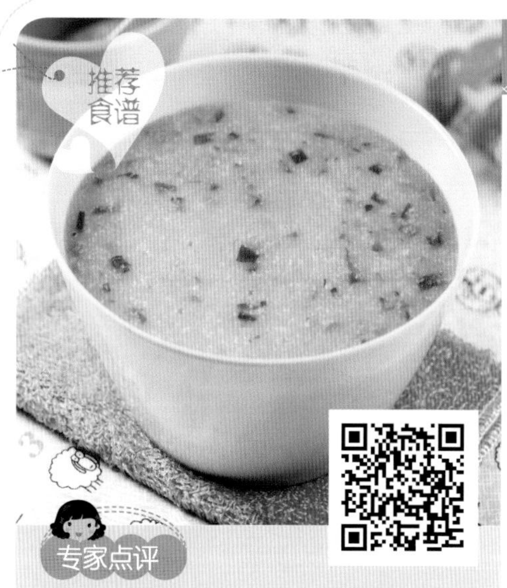

牛肉具有补中益气、滋养脾胃、强健筋骨、增强免疫力等功效；搭配含碘丰富的海带食用，对改善幼儿缺铁性贫血、预防甲状腺肿大有益。

牛肉海带碎米糊

◐原料：

牛肉45克，上海青60克，海带70克，大米65克

◐调料：

盐2克

◐做法：

1.上海青、海带切粒，牛肉剁成肉末。
2取榨汁机，选干磨刀座组合，放入大米，选择“干磨”功能，磨成米碎。
3.汤锅中注水烧热，倒入米碎，拌匀，使其溶于热水中，再倒入海带，略搅。
4.放入牛肉末，略搅至牛肉断生。
5.转用中火煮干水分，制成米糊，调入盐，再倒入上海青，续煮至熟透。
6.关火后盛出，装入碗中即可。

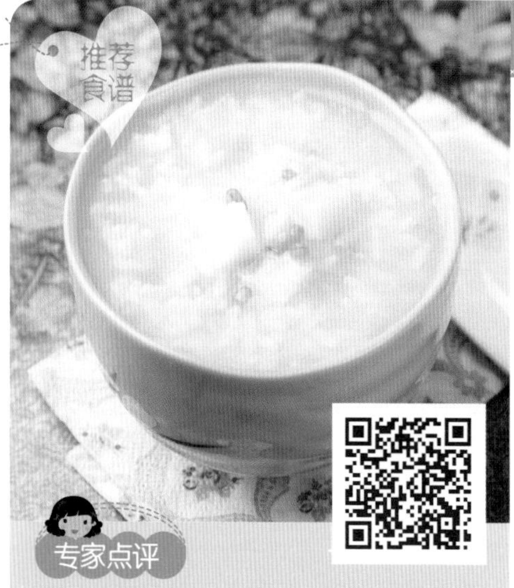

山药具有健脾养胃、助消化、益肺止咳等功效；小麦对辅助治疗小儿体虚、自汗、盗汗、多汗十分有利，两者搭配食用，能提高幼儿抗病能力。

山药小麦粥

◐原料：

水发大米150克，水发小麦65克，山药80克

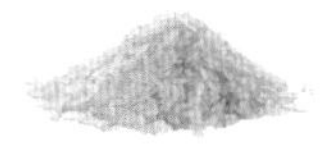
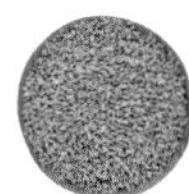

◐调料：

盐2克

◐做法：

1.洗净去皮的山药切片，再切条形，改切成丁，备用。
2.砂锅中注入适量清水烧开，放入洗好的大米、小麦，放入山药，拌匀。
3.盖上盖，烧开后用小火煮约1小时。
4.揭开盖，加入盐，拌匀调味。
5.关火后盛出煮好的粥即可。

胡萝卜白米香糊

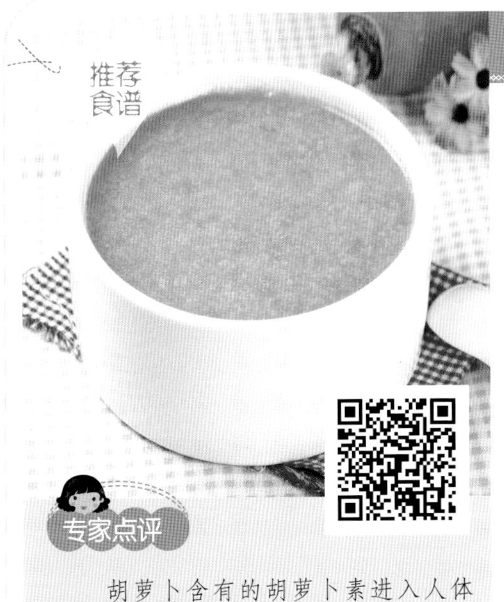

专家点评

胡萝卜含有的胡萝卜素进入人体后，可转变为维生素A，可保护眼睛、辅助免疫系统正常运转，对促进幼儿生长发育十分有益。

◐原料：

胡萝卜100克，大米65克

◐调料：

盐2克

◐做法：

1.胡萝卜切丁；取榨汁机，选搅拌刀座组合，胡萝卜放杯中，加入适量清水。

2.盖上盖，选择“搅拌”功能，将胡萝卜榨成汁，再盛入碗中，备用。

3.选干磨刀座组合，将大米放杯中，将大米磨成米碎，盛出备用。

4.锅置于火上，倒入胡萝卜汁，用大火煮沸，轻搅，倒米碎，搅拌2分钟，至煮成米糊，调入盐，快搅至米糊入味。

5.起锅，将米糊盛出，装入碗中即可。

绿豆糊

推荐食谱

专家点评

绿豆含有蛋白质、膳食纤维、钙、铁、维生素B_1和维生素B_2等成分，幼儿食用绿豆有清热消暑、利尿消肿、润喉止咳的功效。

◐原料：

熟绿豆130克，水发大米120克

◐调料：

白糖7克

◐做法：

1.取榨汁机，选搅拌刀座组合，把熟绿豆倒入榨汁机中。

2.盖上盖子，选择“搅拌”功能，榨成绿豆汁；把绿豆汁倒入碗中，待用。

3.锅中水烧开，倒入水发大米，拌匀。

4.盖上盖，用小火煮30分钟至大米熟软；揭盖，倒入绿豆汁，拌匀。

5.盖上盖，用小火煮10分钟至食材熟烂；揭盖，放入白糖，煮至完全溶化。

6.盛出煮好的米糊，装入碗中即可。

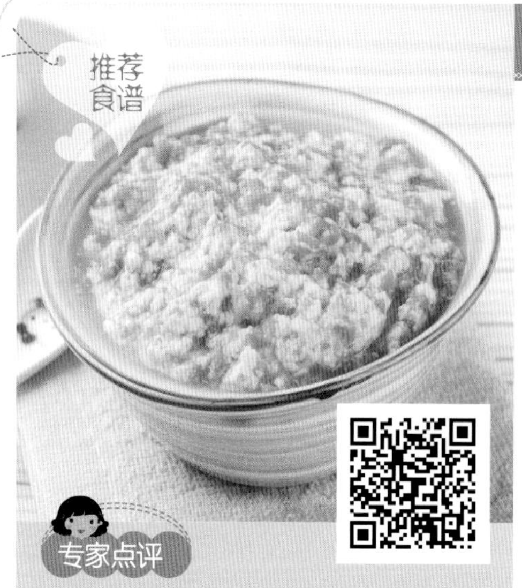

胡萝卜豆腐泥

◐原料：

胡萝卜85克，鸡蛋1个，豆腐90克

◐调料：

盐少许，水淀粉3毫升

◐做法：

1.鸡蛋打散，调匀；胡萝卜切成丁，豆腐切成小块。

2.胡萝卜放入烧开的蒸锅中，中火蒸10分钟至七成熟；把豆腐放入蒸锅中，中火蒸5分钟至熟透，取出，剁成泥状。

3.汤锅中注入适量清水，放入盐，倒入胡萝卜泥，用锅勺轻轻搅拌一会儿。

4.放入豆腐泥，搅拌均匀，煮沸，倒入备好的蛋液，搅匀，煮开。

5.加入水淀粉，搅匀，盛出装碗即可。

专家点评

胡萝卜含有丰富的胡萝卜素，豆腐和鸡蛋含有丰富的蛋白质及钙、锌等营养素；搭配食用，能够保护视力、增强抵抗力，促进幼儿生长发育。

推荐食谱

水果泥

◐原料：

哈密瓜120克，西红柿150克，香蕉70克

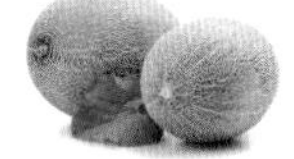

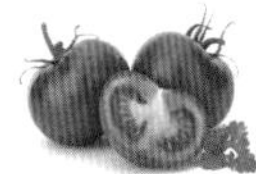

◐做法：

1.洗净去皮的哈密瓜去子，切成小块，剁成末。

2.洗好的西红柿切开，切成小瓣，再剁成末，备用。

3.洗净的香蕉去除果皮，把果肉压碎，剁成泥，备用。

4.取一个大碗，倒入西红柿、香蕉。

5.再放入哈密瓜，搅拌使其混合均匀。

6.取一小碗，盛入拌好的水果泥即可。

专家点评

西红柿、香蕉、哈密瓜都是富含维生素的食物，能够有效维持胃肠道健康、调节身体免疫力、增进食欲、促进消化等。

半流质膳食食谱荟萃

关注“掌厨”——更多半流质膳食食谱可在“掌厨”中找到

红豆山药羹	鸡蛋燕麦糊	小米胡萝卜泥
鸡蛋木耳粥	肉末茄泥	鱼泥西红柿豆腐
乳酪香蕉羹	板栗桂圆粥	燕麦南瓜泥
猴头菇香菇粥	紫菜豆腐羹	肉末碎面条
蔬菜蛋黄羹	鱼肉玉米糊	黑豆生蚝粥
花菜香菇粥	草莓土豆泥	莲子核桃米糊
蔬菜牛奶羹	香蕉泥	水果藕粉羹
鸡汁土豆泥	薯泥鱼肉	山药小米粥
牛肉南瓜粥	枣泥肝羹	鸡肉南瓜泥
糯米稀粥	牛肉菠菜碎面	白菜焖面糊
三鲜玉米羹	土豆胡萝卜肉末羹	香蕉奶昔
莲子葡萄干粥	芝麻芋泥	蛋黄青豆糊
红枣核桃米糊	香菇蒸蛋羹	薏米海藻粥
小米芝麻糊	南瓜泥	牛奶黑芝麻糊
玉米面糊	山药杏仁糊	蔬菜豆腐泥

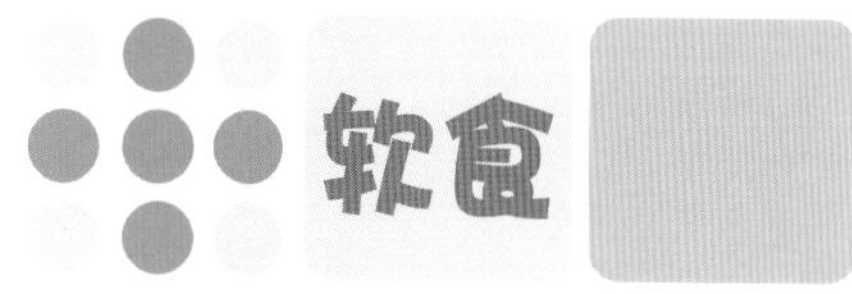

软食

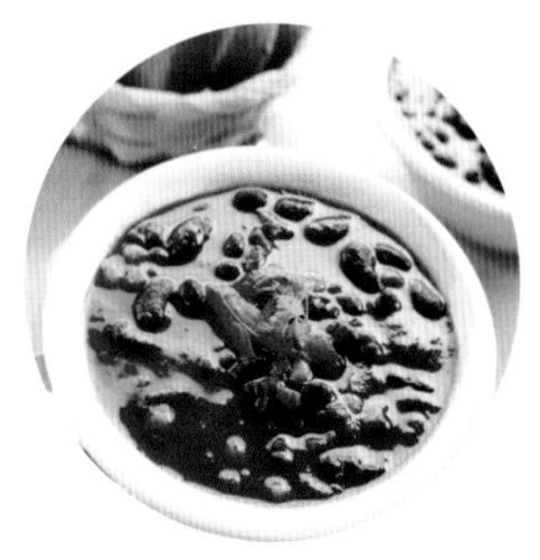

软食是一种介于普通膳食和半流质膳食之间的膳食，其特点是质软、易咀嚼、比普通膳食更容易被人体消化吸收。软食的每日膳食总热量应该达到7535～9209千焦，蛋白质应达到70～80克；营养素的供给应与普通膳食一样，全面而丰富；对食物的选择也可多样，以达到患儿的营养需要。

食物举例：面条、软饭、饺子、包子、馒头、豆腐、瘦肉泥、动物肝脏、鱼虾类、蛋奶类、含膳食纤维少的蔬菜、水果等。

适用范围

软食适用于有轻微发热、牙齿咀嚼不便、不能食用大块食物、消化吸收能力减弱、痢疾、急性肠炎恢复期的患儿。

膳食指导

1.因膳食中水分含量较一般食物高，根据患儿病情一天可安排4～5餐，加餐可在不影响正餐进食的情况下进行。

2.长期食用软食的患儿，因蔬菜都是切碎、煮烂的，会损失较多的维生素，所以要适当补充富含维生素的食物，如西红柿、新鲜水果等。

3.食物应少含植物纤维及较硬肌肉纤维，或将其软化后再给患儿食用。

4.禁用油炸、油煎、硬果类及具有刺激性的调味品。

5.制备方法要适当，应剁碎、煮烂、少调料、少油腻。

食谱举例

进餐时间	食物选择
早餐	青菜包、牛奶
加餐	蒸苹果
中餐	鱼肉粥、鸡肝泥
加餐	西红柿
晚餐	鸡汤面条、肉末豆腐

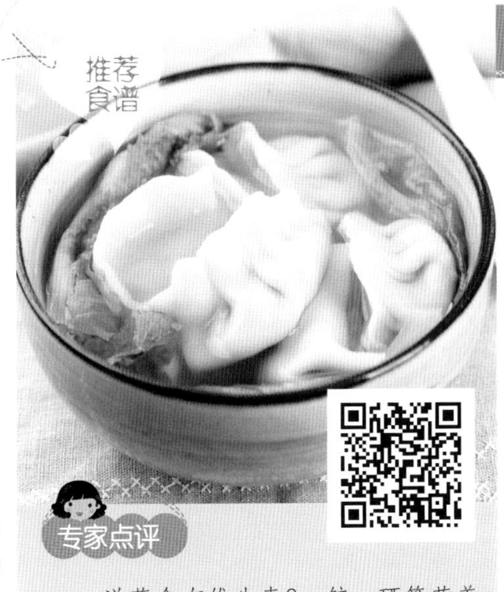

饺子汤

原料：

白菜65克，豆腐70克，南瓜80克，洋葱45克，肉末75克，鸡蛋1个，饺子皮适量

调料：

盐2克，鸡粉2克，生粉适量

做法：

1.南瓜切粒，洋葱切末，豆腐、白菜切碎。
2.取一碗，倒入豆腐、南瓜、白菜、洋葱、肉末，拌匀，加入盐、鸡粉腌制。
3.鸡蛋搅散成蛋液，倒入碗中腌好的食材，拌匀，加生粉，拌至起劲，制成馅料。
4.取饺子皮，放馅料，包好，收紧口，制成数个饺子生坯，待用。
5.锅中注水烧开，放生坯，轻轻拌匀。
6.加冷水，用中火煮约10分钟即可。

专家点评

洋葱含有维生素C、锌、硒等营养成分，能增强机体代谢能力；鸡蛋含维生素D，能促进钙吸收。两者搭配，能辅助儿童长高，提高抗病能力。

双色包

原料：

低筋面粉1000克，酵母粉10克，白糖100克，熟南瓜泥200克，肉末120克

调料：

盐、鸡粉、老抽、料酒、生抽、水淀粉、芝麻油、食用油各适量

做法：

1.面粉、酵母粉混匀，分别加白糖、清水，揉搓至纯滑，放入保鲜袋静置10分钟。
2.面粉、酵母粉混匀，加白糖、熟南瓜泥、水，制成面团，放入保鲜袋静置10分钟。
3.用油起锅，倒肉末，加盐、白糖、鸡粉、老抽、料酒、生抽，炒透；再加水、水淀粉、芝麻油，炒匀，制成馅料。
4.白色面团、南瓜面团揉成面卷，再放上馅料，制成生坯，蒸熟即可。

专家点评

南瓜中含有丰富的维生素C及胡萝卜素，对预防小儿胃肠疾病有益；猪瘦肉含优质蛋白，两者搭配食用，能增强幼儿的抗病能力。

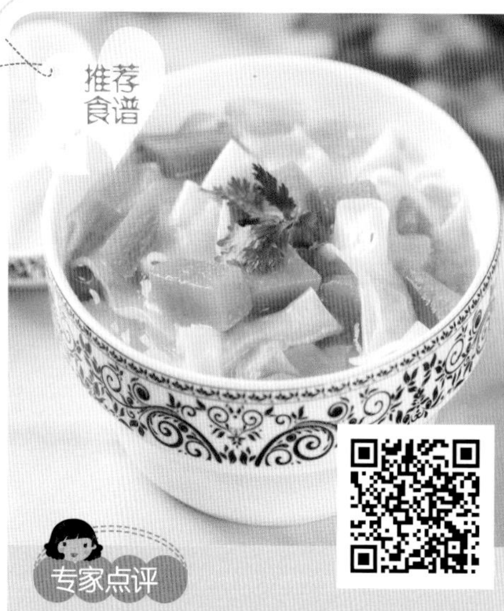

南瓜面片汤

◐原料：

馄饨皮100克，南瓜200克，香菜叶少许

◐调料：

盐、鸡粉各2克，食用油适量

◐做法：

1.洗好去皮的南瓜切厚片，再切条，改切成丁，备用。
2.用油起锅，倒入切好的南瓜，炒匀。
3.加入适量清水，煮约1分钟。
4.放入馄饨皮，搅匀。
5.加入盐、鸡粉，拌匀，煮约3分钟至食材熟软。
6.关火后盛出煮好的面汤，装入碗中。
7.点缀上香菜叶即可。

专家点评

南瓜含有的维生素A能保护胃肠黏膜，预防小儿胃肠道疾病；含有的维生素D能促进钙、磷两种矿物元素的吸收，进而可强筋壮骨，预防小儿佝偻病。

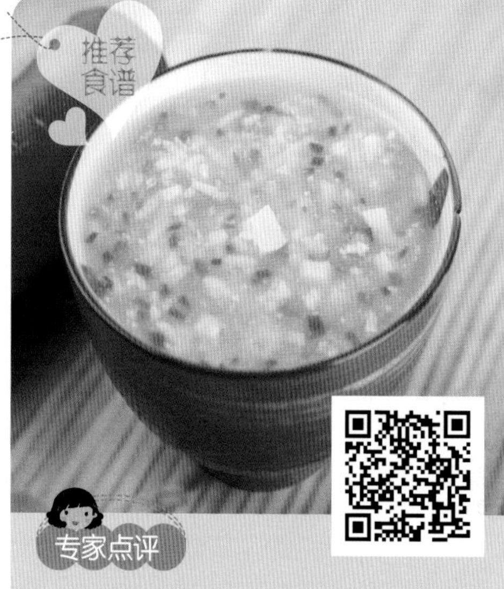

鲜鱼豆腐稀饭

◐原料：

草鱼肉80克，胡萝卜50克，豆腐100克，洋葱25克，杏鲍菇40克，稀饭120克，海带汤250毫升

◐做法：

1.蒸锅注水烧开，放入草鱼肉，中火蒸约10分钟至熟，取出鱼肉，放凉待用。
2.胡萝卜、杏鲍菇切粒，洋葱切末。
3.豆腐切成小方块；将放凉的草鱼肉去除鱼皮、鱼骨，把鱼肉剁碎，备用。
4.砂锅注水烧热，倒入海带汤，煮沸。
5.放入草鱼、杏鲍菇，拌匀，倒入胡萝卜、豆腐、洋葱、稀饭，拌匀、搅散。
6.烧开后小火煮约20分钟，搅匀；关火后盛出煮好的稀饭即可。

专家点评

此道膳食营养丰富而全面，尤其是其含有的蛋白质、不饱和脂肪酸、硒等营养素，可促进血液循环、调节机体免疫力；幼儿常食，有开胃、滋补的功效。

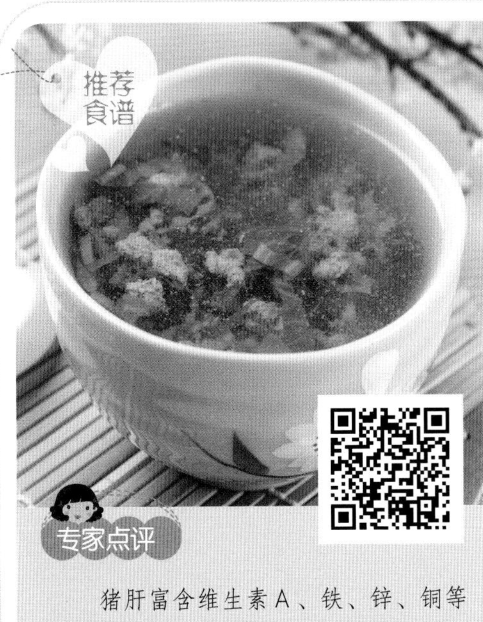

青菜猪肝末

◐原料：

猪肝80克，芥菜叶60克

◐调料：

盐少许

◐做法：

1.汤锅中注入适量清水烧开，放入芥菜叶，煮约半分钟至熟，捞出，放凉；将芥菜叶切成粒，剁碎。

2.洗好的猪肝切片，切碎，再剁成末。

3.汤锅中注入适量清水，大火烧开，放入切好的芥菜叶。

4.再倒入切好的猪肝，用大火煮沸，加入适量盐，用锅勺搅拌均匀。

5.将煮好的青菜猪肝末盛出，装入碗中，即可食用。

猪肝富含维生素A、铁、锌、铜等成分，有补血健脾、养肝明目的功效，婴幼儿适量食用不仅有利于视力发育，而且还能预防缺铁性贫血。

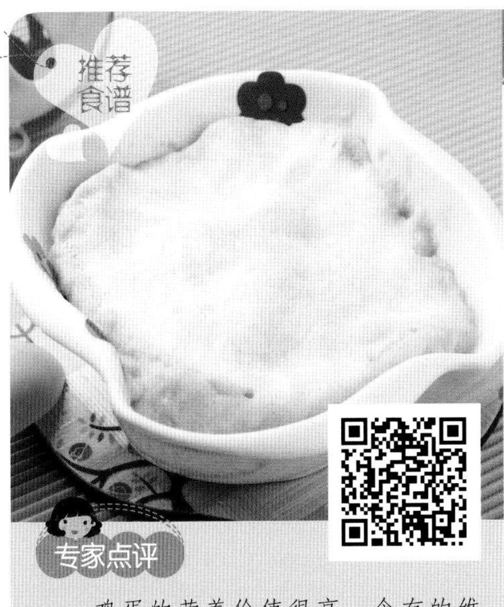

水蒸鸡蛋糕

◐原料：

鸡蛋2个，玉米粉85克，泡打粉5克

◐调料：

白糖5克，生粉、食用油各适量

◐做法：

1.将鸡蛋打裂，蛋清和蛋黄分别装碗中。

2.再取一碗，放玉米粉、蛋黄、白糖、泡打粉、水，拌至起劲，发酵15分钟。

3.取蛋清，用打蛋器快速搅匀，加生粉，搅至起白色泡沫。

4.另取一碗，抹上食用油，放玉米面糊，中间处挤压出一个盆地形状小窝。

5.蛋清倒入窝中，静置片刻，制成鸡蛋糕生坯；放入蒸锅中蒸熟即可。

鸡蛋的营养价值很高，含有的维生素B_2、钙、磷、铁等成分，对促进幼儿生长发育十分有益。鸡蛋还含有卵磷脂，对幼儿的大脑发育也很有帮助。

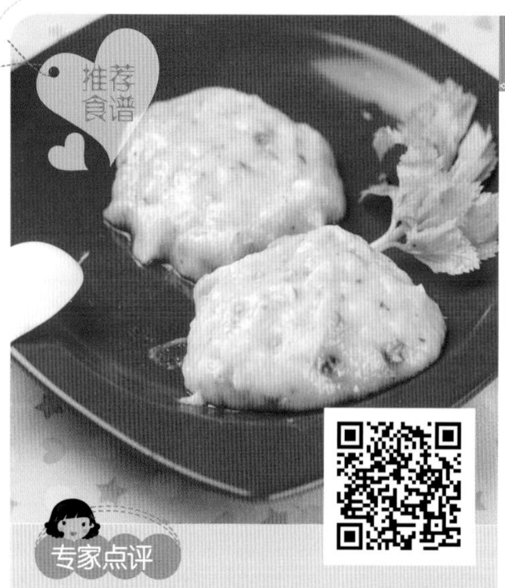

山楂饼

◐原料：

山药120克，山楂15克

◐调料：

白糖6克，食用油少许

◐做法：

1.去皮山药切成丁，山楂剁碎，备用。

2.蒸锅注水烧开，放入装有山药丁、山楂末的蒸盘，中火蒸约15分钟，取出。

3.取来榨汁机，选搅拌刀座组合，倒入山药、山楂，再加白糖，盖上盖子。

4.通电后选择“搅拌”功能，搅至泥状；断电后取出食材。

5.取一小碟子，抹上少许食用油，再倒入食材，压平，铺匀，放入盘中，制成饼状，摆好盘即可。

专家点评

山药含有大量的黏液蛋白、维生素及微量元素，小儿食用，有益智安神的功效；搭配山楂食用，对幼儿还有增进食欲、促进消化的作用。

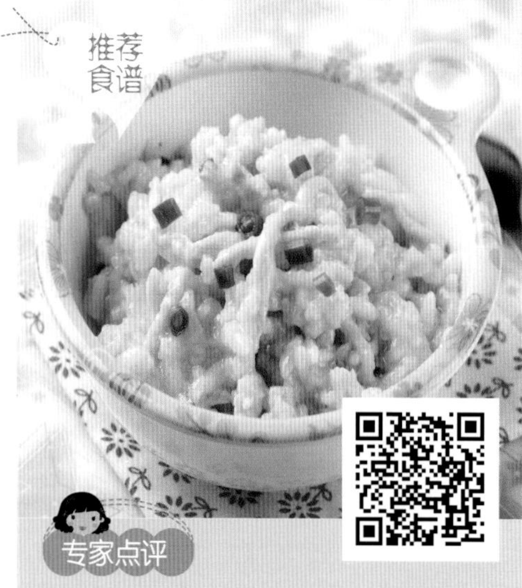

鸡肉丝炒软饭

◐原料：

鸡胸肉80克，软饭120克，葱花少许

◐调料：

盐2克，鸡粉2克，水淀粉2毫升，生抽2毫升，食用油适量

◐做法：

1.将洗净的鸡胸肉切片，改切成丝。

2.鸡肉丝装碗中，放1克盐、水淀粉，拌匀。

3.再加入少许食用油，腌渍10分钟。

4.用油起锅，倒鸡肉丝，翻炒至转色。

5.加少许清水，搅匀煮沸，加入生抽、鸡粉、1克盐，搅匀调味。

6.倒入备好的软饭，快速将其翻炒松散，使米饭入味。

7.放入葱花，炒匀；关火，盛出即可。

专家点评

鸡肉含有较多的蛋白质、钾、钙、磷、铁等成分，其中钙、磷是构成骨骼和牙齿的重要成分，幼儿常食，可有效预防软骨病或佝偻病。

软食膳食食谱荟萃

关注“掌厨”——更多软食膳食食谱可在“掌厨”中找到

马齿苋薏米绿豆汤	荞麦馒头	花生卷
蔬菜骨汤面片	紫菜馄饨	豆沙卷
什锦面片汤	菠汁馒头	芝麻香芋饺子
五彩蔬菜烩面片	黑豆玉米窝头	水晶包
鸡汁面条紫菜馄饨	牛肉馄饨	菠汁香菇肉饺子
白菜香菇饺子	鸡汤菌菇焖饭	肉末西红柿煮面片
猪肝杂菜面	鸭血粉丝汤	猪肉馄饨
嫩豆腐稀饭	鲷鱼稀饭	菠菜疙瘩汤
南瓜西红柿面疙瘩	桂圆红枣糯米稀饭	生菜鸡蛋面
西红柿疙瘩汤	鸡肉口蘑稀饭	奶香馒头
全麦红豆包	土豆稀饭	土豆疙瘩汤
南瓜面包	牛肉海带汤饭	南瓜荞麦疙瘩汤
黑米杂粮小窝头	豆干肉丁软饭	白萝卜粉丝汤
豆沙包	青菜烫饭	南瓜馒头
生菜鸡丝面	葱花肉卷	猪血炖豆腐

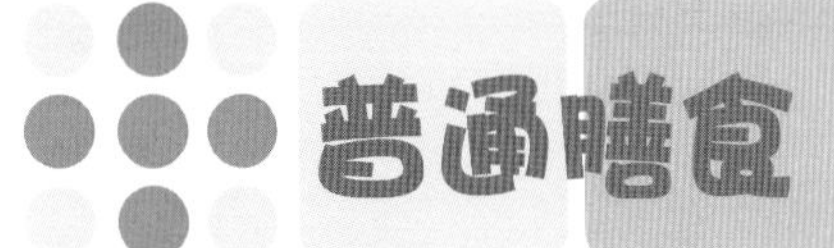

普通膳食

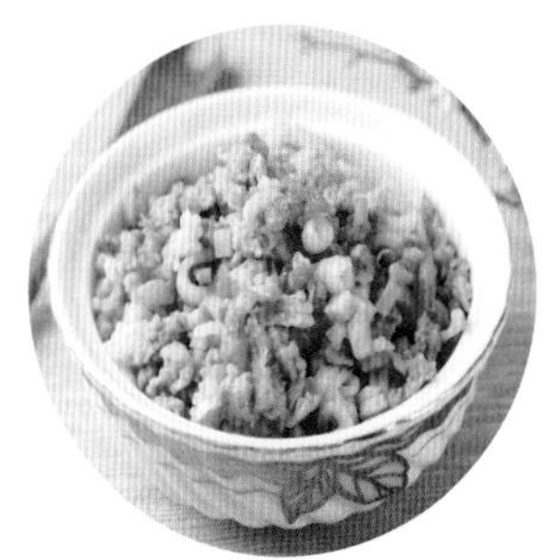

普通膳食又称正常膳食，与正常人平时所用的膳食基本相同。普通膳食的营养必须充分，其总能量、蛋白质、无机盐、维生素、水分等必须满足患儿的营养需要。在食谱设计与食物选择上，要符合平衡膳食的要求。膳食制作时，应尽量制作得美味可口，注重膳食的色、香、味及多样化，以提高患儿的食欲。

食物举例：面包、米饭、杂粮饭、拌面、水煮鸡蛋、禽畜类食物、大部分水果及蔬菜等。

适用范围

普通膳食主要适用于体温正常、在治疗上无特殊膳食要求又不要限制饮食、消化功能无障碍、咀嚼能力无问题、疾病恢复期的患儿。

膳食指导

1.一日三餐正常安排餐次，若有饥饿感，可在不影响正餐进食的情况下适当加餐。
2.忌用难消化、易导致肠胃不适的食物，如高脂肪食品，油炸、油煎食品等。
3.避免刺激性的食物和调味品，如尖椒、芥末等。
4.膳食应保持适当的体积，以便产生饱腹感。
5.烹饪方式应多变，尽可能地保留食物中的各类营养素。
6.注意食物的过敏因素，部分疾病的恢复期应该避免食用易使疾病复发的食物。
7.注重膳食原料的安全性，尽可能地选择应季的食物，少食反季食物。

食谱举例

进餐时间	食物选择
早餐	西红柿鸡蛋拌面、豆浆
午餐	大米饭、鱼片豆腐汤、清炒莴笋片
加餐	香蕉
晚餐	香菇肉末水饺、玉米粒炒鸡丁、原味冬瓜汤

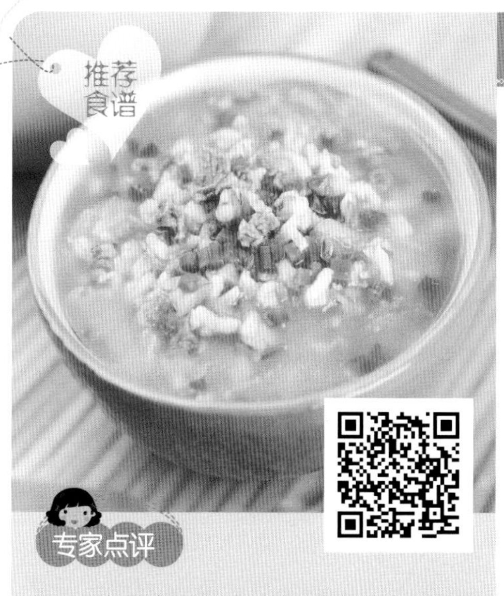

牛肉白菜汤饭

◐原料：

牛肉110克，虾仁60克，胡萝卜55克，白菜70克，米饭130克，海带汤300毫升

◐调料：

芝麻油少许

◐做法：

1.锅中注水烧开，放入牛肉，煮约10分钟至其断生，捞出，放凉待用。
2.沸水锅中倒入虾仁，煮至变色，捞出。
3.去皮胡萝卜切成粒，白菜切丝，牛肉切成粒，虾仁剁碎，备用。
4.砂锅置于火上，倒入海带汤、牛肉、虾仁、胡萝卜，烧开后小火煮10分钟。
5.倒入米饭、白菜，拌匀，中火续煮10分钟至熟透，淋芝麻油，搅匀，盛出。

专家点评

牛肉中不仅含丰富的蛋白质，而且还有促进蛋白质合成的维生素B_6，能有效增强幼儿免疫力；此外，搭配白菜食用，还有开胃消食、通便排毒等功效。

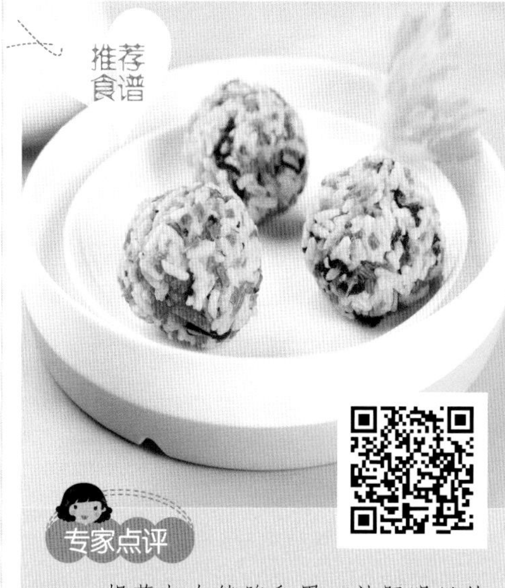

三色饭团

◐原料：

菠菜45克，胡萝卜35克，冷米饭90克，熟蛋黄25克

◐做法：

1.熟蛋黄切碎，碾成末；胡萝卜切薄片，再切细丝，改切成粒。
2.锅中注水烧开，倒入洗净的菠菜，拌匀，煮至变软；捞出菠菜，沥干水分，放凉待用。
3.沸水锅中放入胡萝卜，焯煮一会儿。
4.捞出胡萝卜，沥干水分，待用；将放凉的菠菜切开，待用。
5.取一大碗，倒入米饭、菠菜、胡萝卜，放入蛋黄，和匀至其有黏性。
6.将拌好的米饭制成几个大小均匀的饭团，放入盘中，摆好即可。

专家点评

胡萝卜有健脾和胃、补肝明目的功效，草鱼有滋补益气、益智健脑等功效；故此道膳食，对缓解幼儿肠胃不适、便秘、智力发育迟缓等症有益。

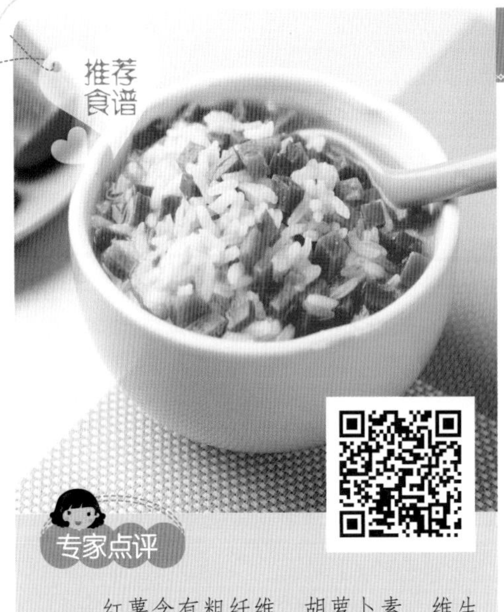

红薯核桃饭

◐原料：

红薯80克，胡萝卜95克，水发大米120克，海带汤300毫升，核桃粉适量

◐做法：

1.去皮胡萝卜切成粒；洗好去皮的红薯切片，再切条形，改切成丁，备用。
2.砂锅中注入适量清水烧开，倒入海带汤，用大火煮沸。
3.放入备好的大米、红薯、胡萝卜，搅拌均匀。
4.烧开后用小火煮约20分钟至食材熟软，撒上备好的核桃粉，搅匀。
5.盖上锅盖，用小火续煮约15分钟至食材熟透。
6.揭开锅盖，搅拌片刻，盛出即可。

专家点评

红薯含有粗纤维、胡萝卜素、维生素、钙、磷、铁等营养成分，具有促进胃肠蠕动、预防便秘、增强免疫力、维持眼睛及皮肤健康等功效。

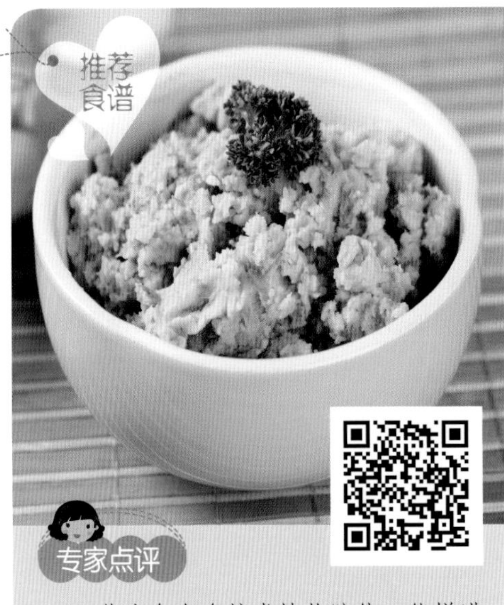

芝麻拌芋头

◐原料：

芋头300克，熟白芝麻25克

◐调料：

白糖7克，老抽1毫升

◐做法：

1.洗净去皮的芋头切成小块，装入蒸盘中。
2.蒸锅注水烧开，放入蒸盘，用中火蒸约20分钟，至芋头熟软后取出，放凉。
3.取一大碗，倒入蒸好的芋头，压成泥状，加入白糖、老抽、白芝麻，搅拌至白糖完全溶化。
4.另取一碗，盛入拌好的材料即可。

专家点评

芋头含有多糖类植物胶体，能增进食欲，帮助消化，且有止泻的作用；搭配芝麻食用，可提高小儿的机体抗病能力，有助于增强体质。

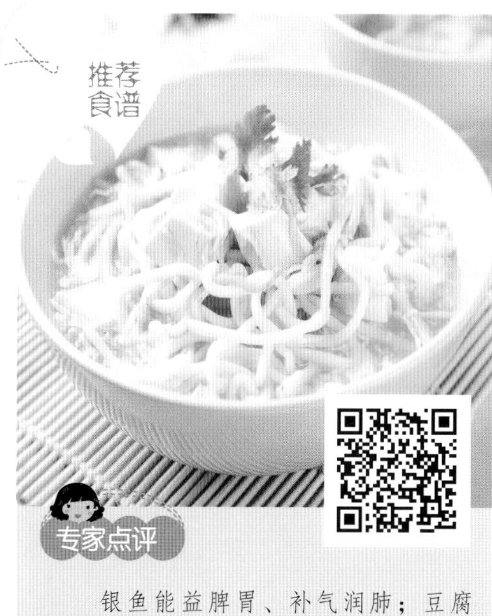

银鱼豆腐面

◐原料：

面条160克，豆腐80克，黄豆芽40克，银鱼干少许，柴鱼片汤500毫升，蛋清15克

◐调料：

盐2克，生抽5毫升，水淀粉适量

◐做法：

1.豆腐切小方块；锅中注水烧开，倒入面条，中火煮4分钟至熟透，捞出。

2.另起锅，放入柴鱼汤、银鱼干，拌匀，大火煮沸，加盐、生抽，再倒入黄豆芽、豆腐块，拌匀。

3.淋水淀粉，拌匀，煮至食材熟透。

4.再倒入蛋清，边倒边搅拌，制成汤料，待用。

5.取一汤碗，放面条，盛入汤料即成。

专家点评

银鱼能益脾胃、补气润肺；豆腐具有补中益气、生津止渴、清洁肠胃等功效，两者搭配，对小儿疳积、营养不良、干咳无痰等症都有食疗作用。

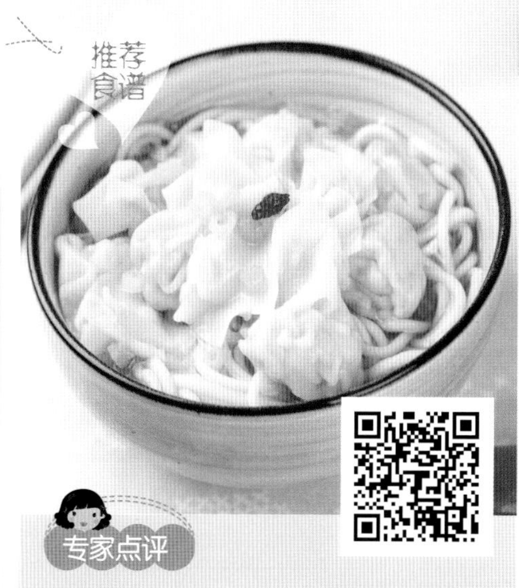

馄饨面

◐原料：

面条180克，馄饨皮80克，肉馅85克，红葱头、芹菜各少许，高汤180毫升

◐调料：

盐、鸡粉各2克，胡椒粉、食用油各少许

◐做法：

1.红葱头切碎末，芹菜切细末；取馄饨皮，盛肉馅，收口捏紧，制成生坯。

2.用油起锅，倒入红葱头，炒熟后盛出。

3.锅中注水烧开，放面条，大火煮约3分钟，至其熟软，捞出；沸水锅中放馄饨生坯，中火煮4分钟，盛出，放面条上。

4.另起锅，注入高汤，加盐、鸡粉、胡椒粉，煮沸，撒芹菜末，煮至断生。

5.盛出浇在馄饨上，撒上红葱头即成。

专家点评

面条易于消化吸收，含有蛋白质、糖类、镁、锌、磷等营养成分，搭配肉末、芹菜等食用，对幼儿有改善贫血、增强免疫力、促进营养吸收等功效。

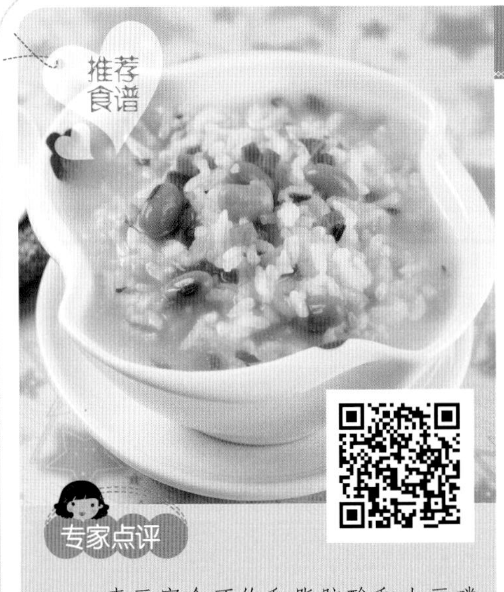

什锦菜粥

◐原料：

上海青30克，青豆35克，洋葱30克，胡萝卜25克，水发大米110克

◐调料：

盐少许

◐做法：

1.洋葱、胡萝卜、上海青切粒，备用。
2.锅中注水，倒入大米，拌匀，烧开后用小火煮20分钟至大米熟软。
3.再倒入青豆、胡萝卜，用小火煮15分钟至食材熟烂；放入洋葱、上海青，搅拌匀，加盐，拌匀调味。
4.再用小火煮3分钟至食材熟烂；将煮好的粥盛出，装入碗中即可。

专家点评

青豆富含不饱和脂肪酸和大豆磷脂，有健脑的作用；胡萝卜含有的胡萝卜素能保护幼儿视力；上海青含钙丰富，能促进幼儿长高，适合幼儿食用。

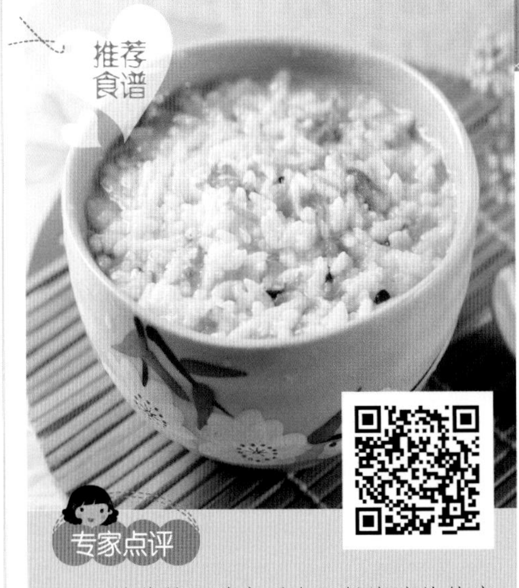

鳕鱼香菇青菜粥

◐原料：

鳕鱼70克，鲜香菇50克，生菜40克，水发大米120克

◐调料：

盐少许，料酒2毫升

◐做法：

1.鳕鱼中加盐、料酒，腌渍10分钟。
2.把鳕鱼放入烧开的蒸锅中，盖上盖，大火蒸8分钟至熟，取出，剁成肉末。
3.洗净的生菜切碎；洗好的香菇切片，改切成粒。
4汤锅中注水烧开，倒入大米，搅匀。
5.用小火煮30分钟至大米熟烂，倒入香菇，搅匀，倒入鳕鱼肉，加盐、生菜，拌匀；盛出装入碗中即可。

专家点评

香菇是一种高蛋白、低脂肪的健康食品，有补肝肾、健脾胃之功效；鳕鱼含有丰富的维生素D，能促进钙、磷吸收，有助于幼儿骨骼和牙齿的发育。

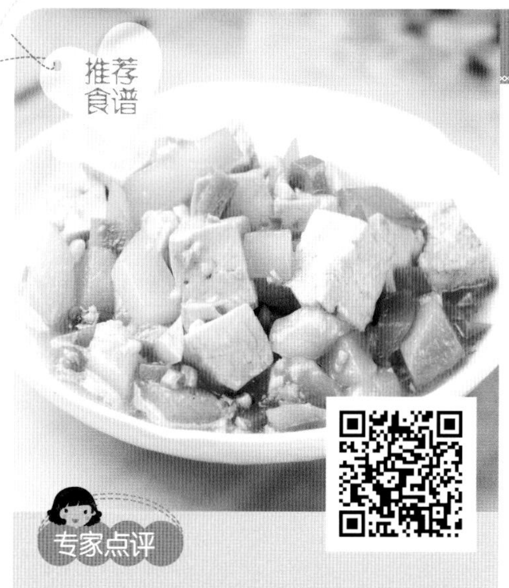

葫芦瓜炖豆腐

◐原料：

葫芦瓜150克，豆腐200克，胡萝卜30克，蒜末、葱花各少许

◐调料：

盐3克，蚝油10克，鸡粉2克，生抽5毫升，水淀粉5毫升，食用油适量

◐做法：

1.豆腐切块，胡萝卜切粒，葫芦瓜切丁。
2.开水锅中加盐、油、葫芦瓜、胡萝卜，煮1分钟，捞出；再放豆腐煮去豆腥味。
3.用油起锅，放蒜末、葫芦瓜、胡萝卜，炒匀，加水、豆腐、2克盐、蚝油、鸡粉、生抽，调味；转小火，焖2分钟。
4.再用大火收汁，倒入水淀粉勾芡，放入葱花，翻炒均匀；盛出，装盘即可。

专家点评

葫芦瓜可调节人体代谢、增强免疫力；豆腐有帮助消化、增进食欲的功效，且含钙丰富，对牙齿、骨骼的生长发育也颇为有益，故适合幼儿食用。

推荐食谱

佛手瓜炒肉片

◐原料：

佛手瓜120克，猪瘦肉80克，红椒30克，姜片、蒜末、葱段各少许

◐调料：

盐3克，鸡粉2克，食粉少许，生粉7克，生抽3毫升，水淀粉、食用油各适量

◐做法：

1.佛手瓜、猪瘦肉切片，红椒切小块。
2.肉片中加1克盐、食粉、生粉、食用油，腌渍10分钟至入味。
3.锅中注油烧热，倒入肉片、生抽，炒透；用油起锅，放姜片、蒜末、葱段、佛手瓜，翻炒至其变软。
4.加2克盐、鸡粉，调味，注水，快炒，倒入肉、红椒块，用水淀粉勾芡即可。

专家点评

佛手瓜的锌含量较高，可改善幼儿厌食、异食的症状；搭配猪瘦肉食用，还有滋阴润燥、补虚强身的功效，对幼儿的成长发育极为有益。

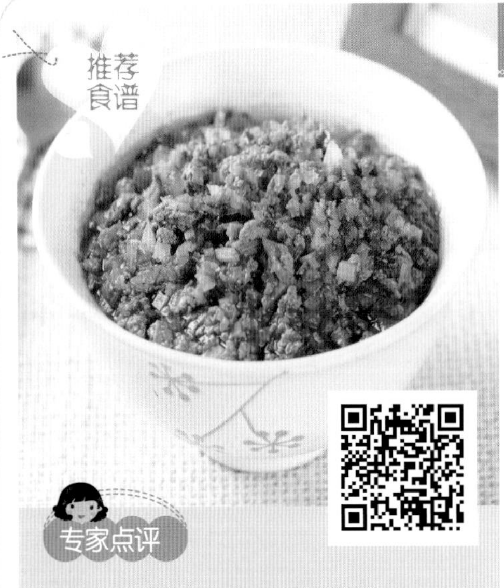

猪肝中含有丰富的维生素A、铁、锌等营养素，搭配西红柿食用，不仅能改善幼儿缺铁性贫血的症状，还有健胃消食、生津止渴、增进食欲等功效。

三色肝末

◐原料：

猪肝100克，胡萝卜60克，西红柿45克，洋葱30克，菠菜35克

◐调料：

盐、食用油各少许

◐做法：

1.洋葱切片，改切成粒，再剁碎；去皮的胡萝卜切成薄片，改切丝，再切粒。
2.西红柿切片，再切丁，剁碎；菠菜切碎；处理好的猪肝切片，剁碎，备用。
3.锅中注水烧开，加食用油、盐，倒入胡萝卜、洋葱、西红柿，搅拌均匀。
4.放入猪肝，搅拌均匀至其熟透。
5.撒上菠菜，搅匀，用大火略煮至熟。
6.关火后盛出，装入碗中即可。

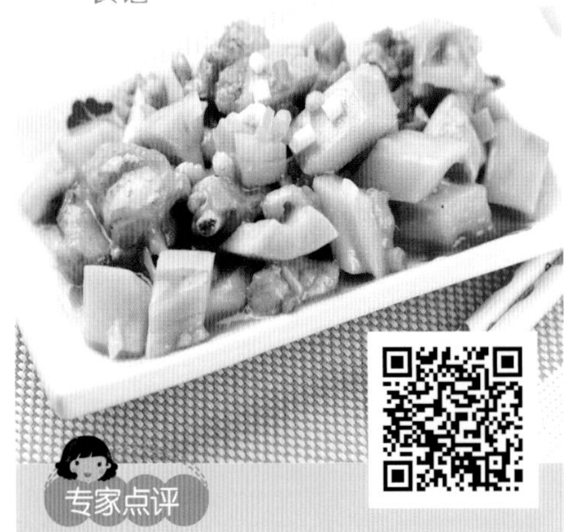

此道膳食营养价值很高，其富含铁、钙、优质蛋白、维生素等，有补益气血、补虚强身的作用；幼儿常食本品，能增强机体免疫力、促进消化。

莲藕炖鸡

◐原料：

莲藕80克，光鸡180克，姜末、蒜末、葱花各少许

◐调料：

盐3克，鸡粉2克，生抽、料酒各6毫升，白醋10毫升，水淀粉、食用油各适量

◐做法：

1.去皮莲藕切丁；鸡肉斩小块；鸡块中加盐、鸡粉、生抽、料酒，腌渍15分钟。
2.锅中水烧开，倒莲藕丁、白醋，煮1分30秒，捞出；用油起锅，倒姜末、蒜末，爆香，放鸡块，快炒至鸡肉转色。
3.放入生抽、料酒、藕丁、水、盐、鸡粉，小火焖煮约15分钟，转大火收汁，倒水淀粉勾芡，盛出，撒上葱花即成。

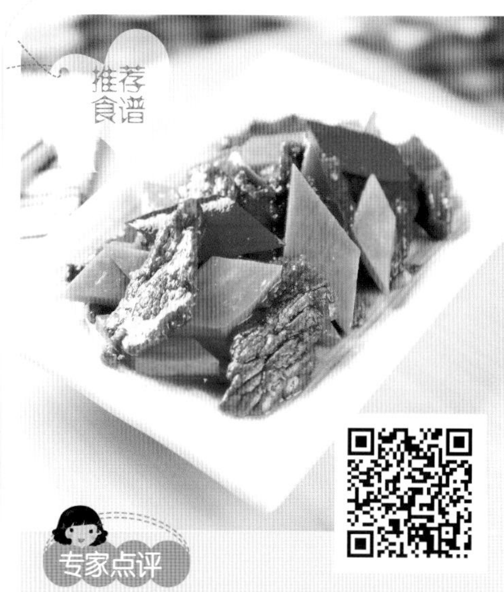

红薯炒牛肉

◐原料：

牛肉200克，红薯100克，青椒20克，红椒20克，姜片、蒜末、葱白各少许

◐调料：

盐4克，食粉、鸡粉、味精、生抽、料酒、水淀粉、食用油各适量

◐做法：

1.牛肉、红薯、青椒、红椒切好；牛肉加食粉、生抽、盐、味精、水淀粉、油腌渍。
2.锅中水烧开，加盐、红薯、青椒、红椒、食用油，焯约半分钟，捞出；牛肉汆半分钟至转色，捞出；用油起锅，倒姜片、蒜末、葱白、牛肉、料酒，翻炒。
3.再倒红薯、青椒、红椒，炒匀，加生抽、盐、鸡粉、水淀粉调味，炒熟盛出即可。

专家点评

红薯属碱性食品，常吃红薯有利于维持人体的酸碱平衡，辅助机体各项功能正常运转；搭配牛肉食用，还有益气补血、强身健体之效，适合儿童食用。

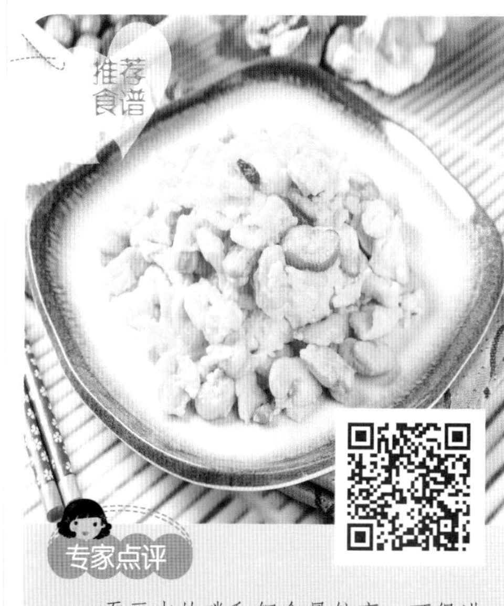

蚕豆炒蛋

◐原料：

水发蚕豆120克，鸡蛋3个

◐调料：

盐3克，鸡粉2克，食用油少许

◐做法：

1.锅中注水烧热，加入少许食用油、盐，煮片刻至沸。
2.倒入备好的蚕豆，搅拌片刻，大火煮10分钟至煮熟软。
3.掀开锅盖，将蚕豆捞出，沥干水分。
4.鸡蛋打入碗中，加盐、鸡粉，搅拌成蛋液；炒锅中倒入食用油，倒入蚕豆。
5.翻炒片刻，倒入搅好的蛋液。
6.快速翻炒片刻使其均匀。
7.将炒好的食材盛出，装入盘中即可。

专家点评

蚕豆中的磷和钾含量较高，可促进机体正常生长发育，维持钙磷平衡，有助于儿童骨骼和牙齿的发育；鸡蛋能健脑益智，故此道膳食适合幼儿食用。

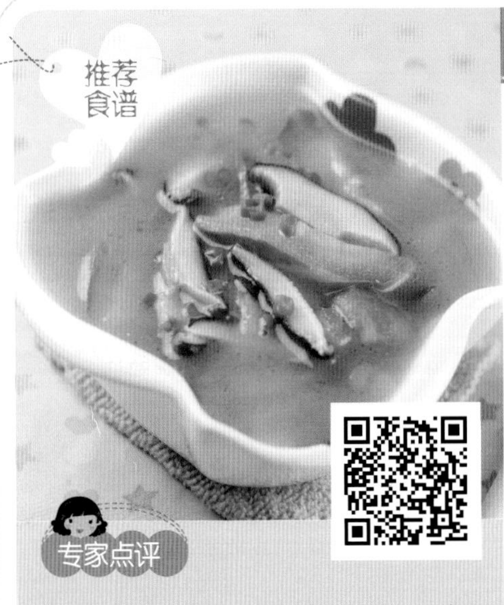

丝瓜含有蛋白质、脂肪、钙、磷、铁及维生素B_1、维生素C、木糖胶、瓜氨酸等，有清热解渴、补充人体水分、促进大脑发育的功效，幼儿可常食。

香菇丝瓜汤

◐原料：

鲜香菇30克，丝瓜120克，高汤200毫升，姜末、葱花各少许

◐调料：

盐2克，食用油少许

◐做法：

1.洗好的香菇切粗丝；去皮洗净的丝瓜对半切开，再切成条形，改切成小块。
2.用油起锅，下入姜末，用大火爆香。
3.放入香菇丝，翻炒几下至其变软，放入切好的丝瓜，翻炒匀。
4.待丝瓜析出汁水后注入高汤，搅匀。
5.再盖上盖，大火煮片刻至汤汁沸腾。
6.取盖，加盐调味，续煮至入味。
7.关火后盛出食材，撒上葱花即成。

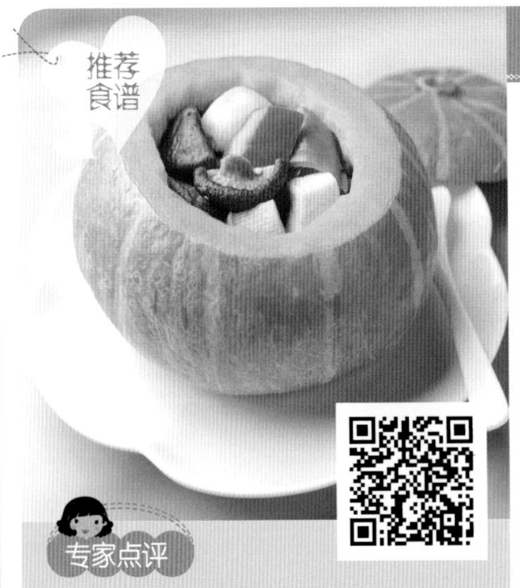

香菇有化痰理气、益胃和中之效，金瓜有补中益气、消炎止痛、解毒杀虫等功效，两者搭配，对缓解小儿厌食、便秘、寄生虫病等有益。

金瓜杂菌盅

◐原料：

金瓜650克，鸡腿菇65克，水发香菇95克，草菇20克，青椒15克，彩椒10克

◐调料：

盐、鸡粉各2克，白糖3克，食用油适量

◐做法：

1.香菇切小块，草菇对半切开，青椒切菱形块，彩椒切小块，鸡腿菇切小块。
2.金瓜去顶部，掏空，制成盅；锅中注水烧开，倒草菇、鸡腿菇，煮断生，捞出。
3.用油起锅，倒入香菇、彩椒块、青椒块，放入焯过水的食材，注水，略煮。
4.加盐、鸡粉、白糖，炒匀调味；关火后盛出，装入金瓜盅内，待用；蒸锅注水烧开，放金瓜盅，中火蒸40分钟，取出即可。

普通膳食食谱荟萃

关注“掌厨”——更多普通膳食食谱可在“掌厨”中找到

大白菜煮牛肉	金针菇豆腐炖鱼头	海藻墨鱼汤
鹌鹑蛋鸡肝汤	西红柿炖鲫鱼	胡萝卜猪蹄汤
丝瓜香菇鸡片汤	薏米炖冬瓜	马蹄海蜇汤
带鱼南瓜汤	白萝卜炖鹌鹑	黄鱼蔬菜汤
鲜奶白菜汤	清炖羊肉汤	冬瓜菠菜汤
土豆丝炒米饭	红枣煮鸡肝	青豆蒸肉饼
西红柿炒山药	大麦杂粮饭	鸡肉蒸豆腐
清蒸冬瓜生鱼片	水煮鱼片	山楂蒸鸡肝
草菇花菜炒肉丝	黄豆芽煮粉条	清蒸草鱼段
西红柿鸡蛋炒牛肉	丝瓜煮荷包蛋	彩蔬蒸蛋
芦笋炒猪肝	雪梨山楂百合汤	清蒸排骨饭
南瓜炒牛肉	肉丝黄豆汤	玉米炒鸭丁
西红柿青椒炒茄子	西红柿豆芽汤	清蒸莲藕丸子
白菜木耳炒肉丝	脱脂奶红豆汤	生蚝蒸饭
莲子炖猪肚	上汤冬瓜	水煮猪肝

附录1　儿童家庭急救常识

怎样进行热敷

热敷可以使肌肉松弛、血管扩张，促进血液循环，对患部有消炎、消肿、减轻疼痛以及保暖的作用。一般适用于小儿受凉引起的腹痛、关节炎以及软组织损伤等病症。同时，也可用于促进注射后的药物吸收或减轻非急性化脓、外伤、腹部肿胀等。

热敷分为干热敷和湿热敷两种。干热敷常用热水袋进行，方便易行。首先，在开水中加适量冷水，使水温控制在50～60℃，将水灌装至热水袋的1/2或1/3处，将气排出，拧紧盖子，擦去热水袋表面的水后，检查是否有漏水的情况。然后，用干毛巾包好，放于宝宝需要的部位，同时注意观察宝宝热敷部位的皮肤变化，防止宝宝烫伤。

湿热敷穿透力强、消炎效果更好。首先，在需要热敷的部位涂上一层凡士林油，再在上面盖上一块纱布或者薄布。然后将毛巾折叠多次，放在60～70℃的热水中浸湿后拧至不滴水即可，用手腕试一下温度，以不觉烫为宜，每隔3～5分钟换一次毛巾。

注意：局部急性出血、过敏性皮炎、局部感染以及未确诊的急腹症，禁止热敷。给肢体麻木、水肿、血液循环不良或昏迷的患儿使用热水袋热敷时，水温应低于50℃。

怎样进行冷敷

冷敷可使局部毛细血管收缩，缓解局部血管充血的现象，能够消肿、止血、止痛、解痉、降温等。一般适用于高热、局部炎症、内出血及扭伤早期的患儿。

冷敷分为冰袋冷敷和湿冷敷两种。冰袋冷敷要先将冰块砸成核桃大小的碎块放入盆内，使冰块稍微融去棱角，以免划破冰袋，刺伤皮肤，再装入冰袋中，约占冰袋容积的一半即可。接着倒入适量的冷水，将冰袋用毛巾包裹起来，置于患儿需要的部位，每次冷敷的时间不宜过长，以免冻伤。湿冷敷要准备两条干毛巾，分别折叠几次后，放在冷水或冰水中浸湿，或放在冰箱中冷冻数秒，拧至不滴水为宜。然后敷于局部，每隔2～3分钟更换一次，连续做15～30分钟。

注意：无论哪种冷敷方法，都要仔细观察患儿的变化，若冷敷部位周围皮肤出现花纹，或患儿出现寒战，或患儿言明有麻木感时，都应立即停止。

气管吸入异物急救法

当幼儿将纽扣、小笔帽、小玩具等放入口中玩弄时，或咀嚼花生米、豆类食物时，大笑、哭闹或惊恐而深吸气时，这些物件就易吸入气管。这种情况非常危险，必须马上实施急救：①让患儿俯卧在大人的两腿间，头低脚高，然后在患儿的两肩胛骨间适当用力拍击4次。②若上述方法无效，可让患儿平卧，救护者两腿分开跪在患者大腿外侧的地面上，双手掌叠放在患者脐与剑突之间，有节奏地向上向内快速挤压，压后随即放松。③也可以用手指按舌根部，使患儿产生呕吐反射，呕出异物。④如果是婴幼儿，也可倒提他的两腿，使其头向下垂，同时轻拍其背部，通过异物的自身重力和呛咳时胸腔内气体的冲力，迫使异物向外咳出。

注意：气管吸入异物后，千万不要用手去掏，以免异物越陷越深，更不易取出。

怎样处理儿童烫伤

烫伤处理不当，严重时会危及儿童的生命安全，家长应该具备一定的防烫伤及处理烫伤的常识，以备不时之需。烫伤的处理方法因烫伤的程度不同而不同，应由烫伤的深度与宽度来决定。

如果烫伤轻微，可先用自来水冲洗，以降低伤处的热度；然后把伤处放入凉水中浸泡半小时。一般来说，冲洗、浸泡时间越早、水温越低（不能低于5℃，以免冻伤），效果越好。但是，伤处已经起泡并破损的，不可浸泡，以防感染。

手足皮肤烫伤后，若伤处没有破损，可立即把酒精倒在盆内或桶内，将伤处全部浸入酒精中，即可止痛消红，防止起泡。浸1~2小时，烫伤的皮肤可逐渐恢复正常。若伤处在不容易浸泡的部位，可用一块药棉浸入酒精中，取出贴敷在伤处，并随时将酒精淋在药棉上，以防干燥，数小时后也可收到较好的效果。如若没有酒精，也可以用白酒代替，但白酒的效果不如酒精。

注意：烫伤后应立即将伤处衣服脱掉，如果烫伤处与衣服黏在一起，切不可勉强脱或撕开衣服，应赶紧连着衣服将伤处一起泡入凉水或酒精中，去医院请医护人员处理。同时，家长应注意，当水泡比1元硬币的面积大时，就要带幼儿去医院就诊。

怎样急救溺水儿童

儿童溺水5~6分钟后，心跳呼吸就可能因缺氧太久而停止。因此，儿童溺水后，在专业救护人员到来之前，必须进行现场急救。

首先要将溺水儿童呛入口、鼻腔内的泥沙、杂草及分泌物清除干净，保持其呼吸畅通。如尚有心跳、呼吸，可使溺水者俯卧在救护人员的肩上或腿上，使头低脚高，帮助其排出呼吸道及胃部的积水。如果溺水患儿呼吸、心跳停止，应立即进行口对口人工呼吸和胸外心脏按压。在实施口对口呼吸法时，首先让溺水儿童仰卧，在颈下垫上软枕或衣服，使头尽量后仰，救援人员先吸一口气，然后将嘴对着小儿的鼻或嘴吹气。每吹一次，腹部要进行按摩，以避免气体由口或鼻排出，吹气次数以每分钟16~18次为宜，直至恢复呼吸。

注意：在送医的过程中，要密切注意溺水儿童的身体变化，因为在心跳恢复后，极易出现肺部、心脏及脑的并发症，不能错过最佳的抢救时间。

附录2 儿童家庭用药常识

家庭药箱配置

一般家庭药箱应该包括急救物品和急救药品两类。常备药品应具有较强的实用性、针对性及可靠的疗效性。药品不要贪多求全、面面俱到，要少而精。

物品

体温计、剪刀、镊子、钳子、纱布、棉球、创可贴、止血带、热水袋、冰袋、绷带、胶布、医用口罩等。

药物

外用药：2％碘酒、75％酒精、双氧水、红药水、风油精、红花油、甲紫、红霉素软膏、0.25％氯霉素眼药水、开塞露、冰硼散、云南白药等。

退热药：小儿退热栓、小儿APC、复方氨基比林、臣功再欣等。这类药物对胃肠道有刺激作用，因此，最好饭后服用，服用后多饮水，出汗后立即换衣服，胃溃疡患儿忌用。

助消化药：四磨汤、小儿消食片、妈咪爱、思密达、乳酸菌素片等。这类药物一般用于小儿因消化功能紊乱或喂养不当造成的消化不良、腹胀、腹泻等症。

止咳平喘药：小儿止咳糖浆、止咳露、蜜炼川贝枇杷膏、舒喘灵等。这类药物一般用于小儿因外感病邪引发呼吸道疾病出现的咳嗽、咳喘等症。

正确认识药品

急症宜采用药效迅速的汤剂、气雾剂、栓剂、注射剂；若需要药物作用持久，可采用混悬剂、片剂，缓释、控释制剂；皮肤疾病一般可用软膏剂、糊剂、硬膏剂等。

药物剂型种类繁多，但使用途径不外乎下面介绍的这两大类型：

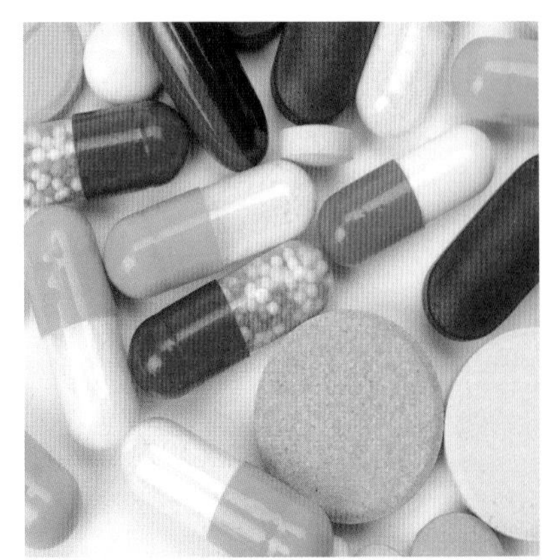

①经胃肠给药，这一类主要是指用于口服的药物，如溶液剂、糖浆剂、冲剂、片剂、丸剂、胶囊剂等，还有经直肠给药的栓剂、灌肠剂等；

②不经胃肠道给药的剂型，其中最主要的是注射给药，如各种不同途径注射应用的注射剂。

一般来说，注射给药比口服给药吸收快，药效迅速、显著，是急重症的主要用药途径；呼吸道给药如气雾剂、吸入剂等，药物可直接到达作用部位，且药物分布均匀，因而奏效快，还可避免胃肠道给药的副作用；皮肤给药，如洗剂、擦剂、软膏剂等，多是起局部作用的剂型，随着医药科学技术的发展，这类剂型中又成功地开发出可透皮吸收发挥全身作用的贴膏剂，如防治心绞痛的硝酸甘油贴剂；其他还有适宜眼科、耳鼻喉科、口腔科应用的各种剂型，如滴眼剂、滴鼻剂、滴耳剂、含漱剂等。

儿童用药原则

儿童用药有着诸多的特殊性，而不是单纯地将成人剂量减小。儿童在成长发育的过程中，身高体重不断增加，生理功能也日趋成熟，用药时要充分兼顾其特点。

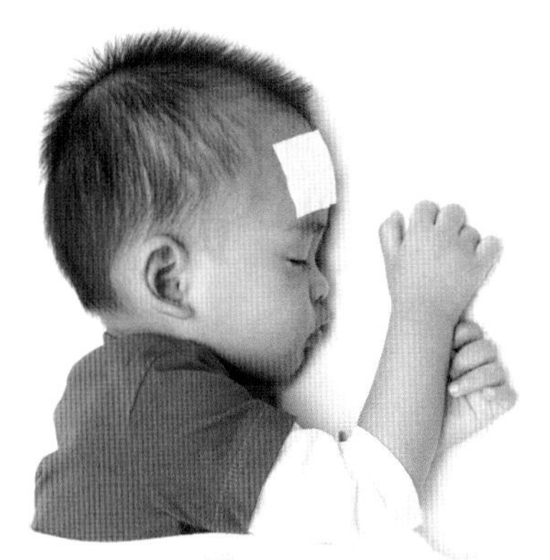

新生儿器官发育不成熟，肝脏对药物的代谢与肾脏对药物的排泄功能比成人低，要严格按照体重计算药物用量。婴幼儿生长发育迅速，要密切注意药物对生长发育的影响。避免使用四环素类药物、类固醇或某些含有激素的制剂等。

此外，还需警惕某些中枢抑制药物对幼儿智力的影响。尤其是不会说话或表达不明确的婴幼儿，对药物的毒副作用观察比较困难，如链霉素和庆大霉素，成人可通过耳鸣、晕眩等症状来发现其毒副作用。但是，婴幼儿却难以发现，即使耳聋也难以察觉。因此，婴幼儿用药一定要慎重，严密观察，及早发现副作用。小儿患病后，用药要及时准确、按时按量，并且小儿用药要讲究适应症，当用则用，可不用时不能乱用。

成人吃的药小儿不一定能吃，即使是常用药也是如此。如成人用的咳必清、止咳糖浆等，内含麻黄素、鸦片等成分，不能随便给小儿服用；又如阿司匹林类解热镇痛药适于成人，如果给患儿服用则不易掌握用量，一旦过量，会因出汗过多而造成虚脱。此外，凡是说明书上注明小儿不宜使用的，就一定不能给患儿用。

儿童使用抗生素要注意：一般由病毒引起的感冒及流感，没有必要使用抗生素，用了也无效；抗生素尽量不要叠加使用，因为有些抗生素作用相互拮抗，对人体产生危害，并可产生耐药性和不良反应；不要任意加大抗生素的用量，用量过大会导致患儿药物中毒。

儿童用药禁忌

由于儿童具有特殊的生理特点，所以家庭用药不当受害最大的便是儿童。以下3点是家长在给孩子用药时需要注意的：

“一忌”诊断之前随意用药。许多家长在没有得到明确诊断前，便凭借一些粗浅的认识给孩子用药，有时掩盖了病情，不仅影响正确诊断和治疗，而且还容易引起不良反应。另有一些家长只要孩子稍有不适便给服药，以作“预防”。更有家长轻信宣传，给孩子大量服用含药食品，由此而引起蓄积中毒等不良反应，给儿童造成伤害。

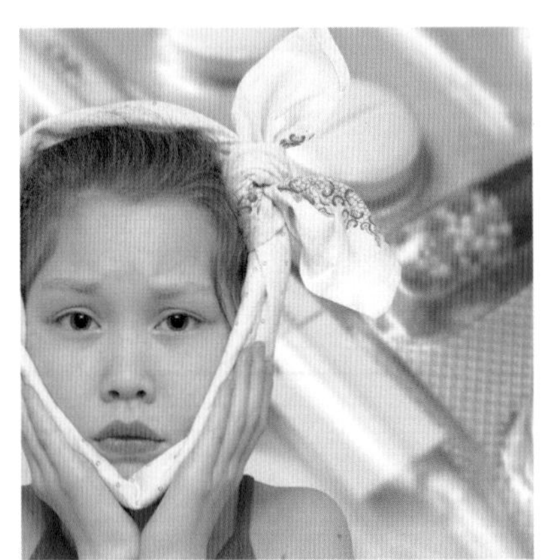

“二忌”求愈心切盲目加大药量。有些家长求愈心切，盲目给孩子加大服药剂量。殊不知，药物服用剂量越大，副作用就越容易出现，且后果十分严重。

“三忌”急盼药效频繁换药。有些家长在给孩子治疗时，一种药物才用几天，甚至几次，见不到明显效果便认为该药物效果不好，于是频频更换药物。这样既延误了病情，还会使治疗更趋复杂化。

小儿口服剂型药物的注意事项

口服给药虽然方便，但要安全有效，还要注意如下一些问题：

1.酊剂中含有乙醇，小儿尽可能不要使用，特别是需长期使用的，更应谨慎。

2.使用混悬剂时，为保证服用剂量准确，用前应充分摇匀。

3.肠溶片是指在胃中不溶解，在碱性的十二指肠液中才溶解的一种固体剂型。这种剂型既可保证对酸不稳定的有效成分不被胃酸破坏，又可保护胃黏膜免受药物刺激，如红霉素肠溶衣片。应用肠溶衣片要保证其完整性，不能掰开或压碎后服用。为保肠溶衣不被破坏，不能同服抗酸剂（碱性药物）。牛奶也可破坏肠溶衣，所以一般也不主张肠溶衣片与牛奶同时服用。

4.缓释片、控释片是使药物延缓释放或控制释放的固体剂型，服用时应避免咀嚼和粉碎，以免影响药效。

5.胶囊剂有软、硬之分。当患儿吞服硬胶囊有困难时，可去掉硬的胶囊外壳，将药物混合于适当的赋形剂中服用。

家庭安全用药歌

家庭用药虽方便，安全用药请记牢；先读药品说明书，说明内容要知晓。
自购药品多隐患，咨询医生不可少；饭前饭后或空腹，医生嘱咐莫忘掉。
药物剂量严规定，随意增减都不好；饮食宜忌当配合，莫贪口福要做到。
服药请喝白开水，疗效发挥不干扰；口服肌注打吊针，处方怎说就怎办。
药物尽量少合用，合理用药疗效高；解热镇痛（药）莫常服，过期药品不能要。
话说是药“三分毒”，吃药养生不可靠；安全用药做得好，治病康复不弯道。